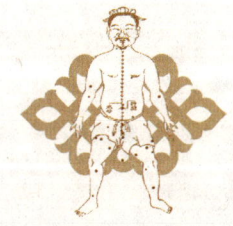

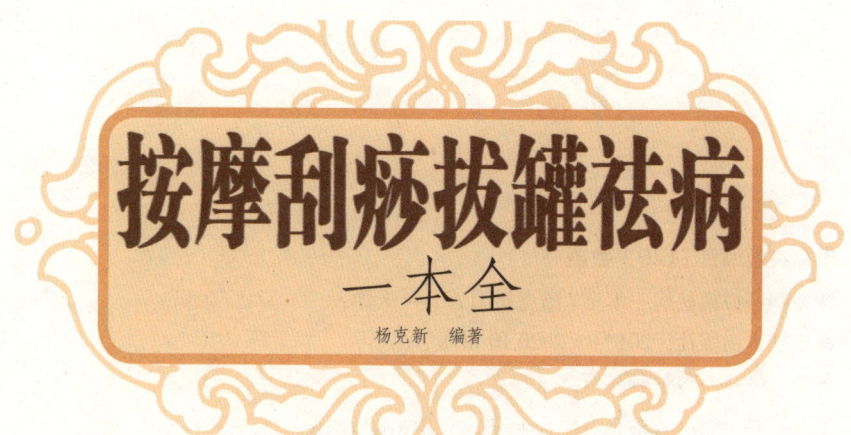

按摩刮痧拔罐祛病
一本全

杨克新 编著

中医保健疗法采用按摩、刮痧、拔罐等外在手段,遵从五行相生相克原理来治疗疾病,在医学界被称为最舒适、最简捷、最安全的治疗手法。

天津出版传媒集团

天津科学技术出版社

图书在版编目（CIP）数据

按摩刮痧拔罐祛病一本全 / 杨克新编著 . -- 天津：天津科学技术出版社，2013.9（2020.10重印）

ISBN 978-7-5308-8134-7

Ⅰ.①按… Ⅱ.①杨… Ⅲ.①按摩疗法（中医）- 图解 ②刮搓疗法 - 图解 ③拔罐疗法 - 图解 Ⅳ.① R244-64

中国版本图书馆 CIP 数据核字（2013）第 168120 号

按摩刮痧拔罐祛病一本全
ANMO GUASHA BAGUAN QUBING YIBENQUAN

策 划 人：	杨 譞
责任编辑：	袁向远
责任印制：	兰 毅
出　　版：	天津出版传媒集团 天津科学技术出版社
地　　址：	天津市西康路 35 号
邮　　编：	300051
电　　话：	（022）23332490
网　　址：	www.tjkjcbs.com.cn
发　　行：	新华书店经销
印　　刷：	德富泰（唐山）印务有限公司

开本 720×1020　1/16　印张 19　字数 176 000
2020 年 10 月第 1 版第 2 次印刷
定价：55.00 元

头颈部 常用穴位图

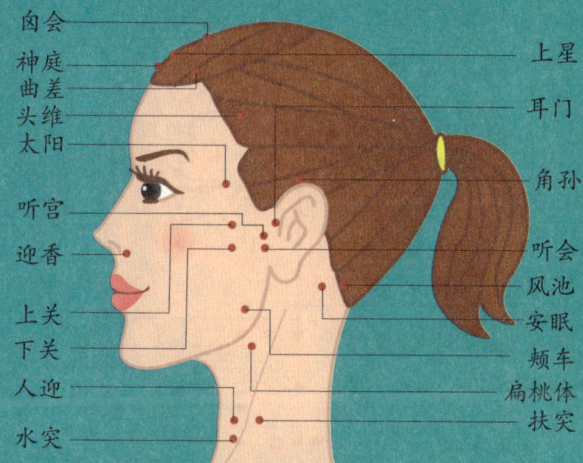

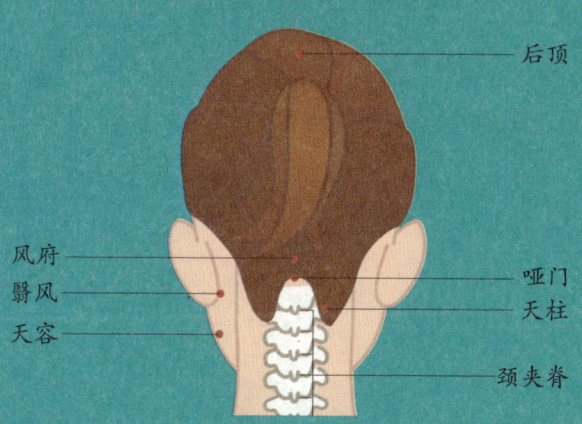

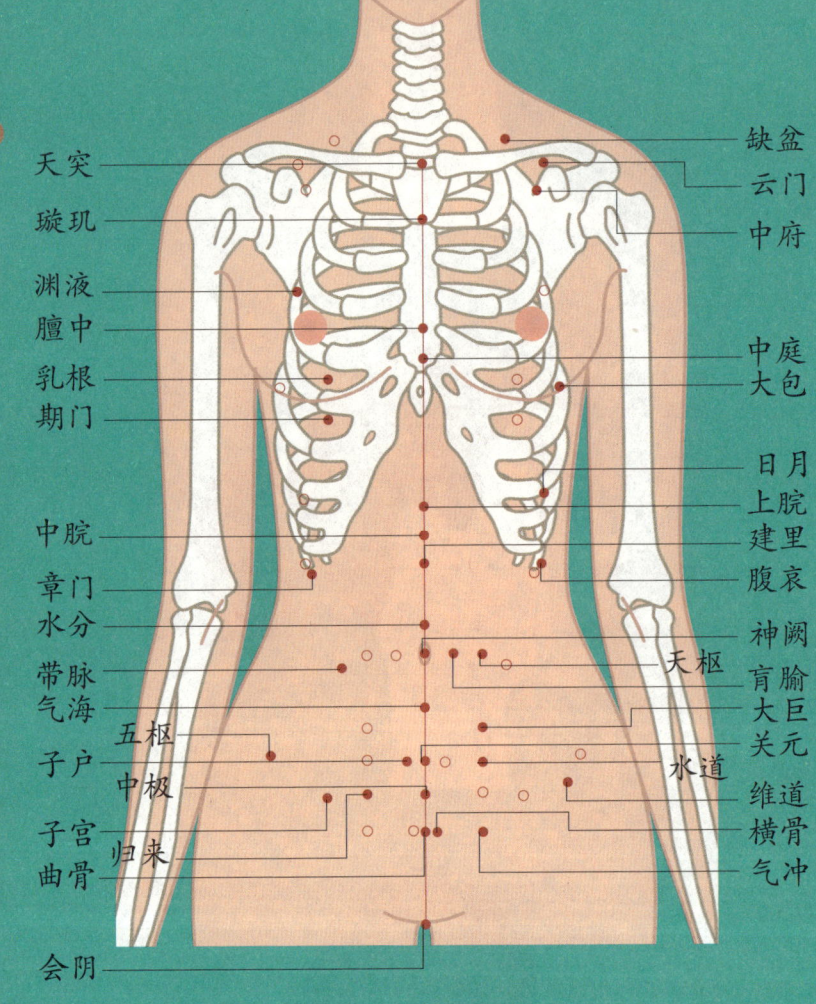

背腰部 常用穴位图

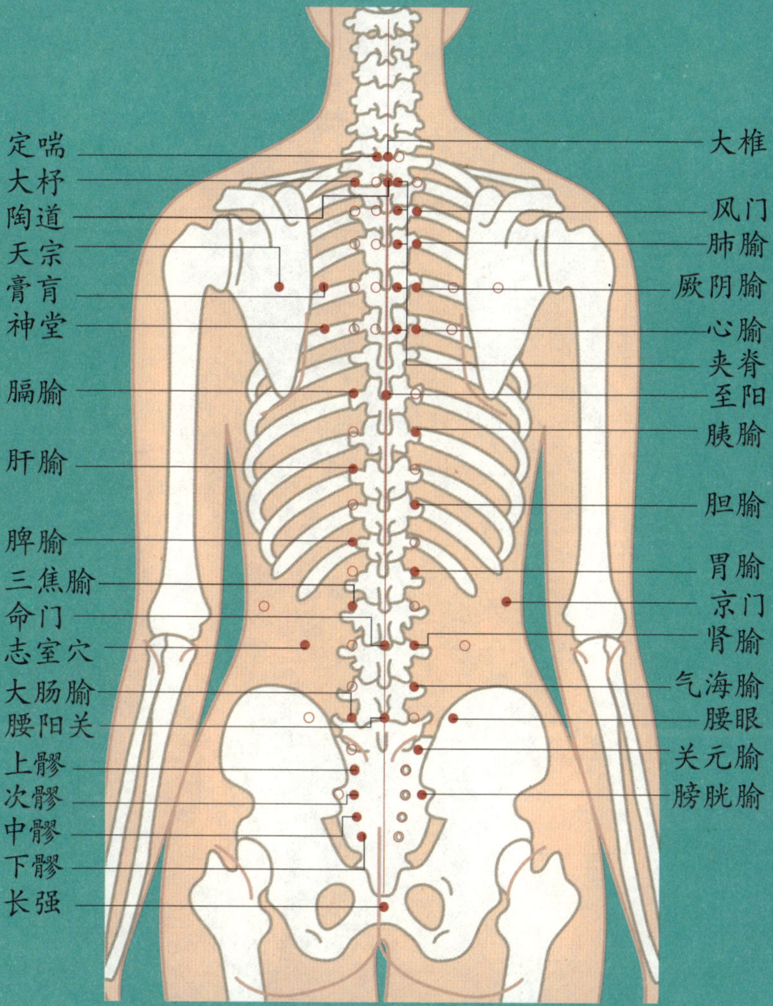

定喘
大杼
陶道
天宗
膏肓
神堂
膈俞
肝俞
脾俞
三焦俞
命门
志室
大肠俞
腰阳关
上髎
次髎
中髎
下髎
长强

大椎
风门
肺俞
厥阴俞
心俞
夹脊
至阳
胰俞
胆俞
胃俞
京门
肾俞
气海俞
腰眼
关元俞
膀胱俞

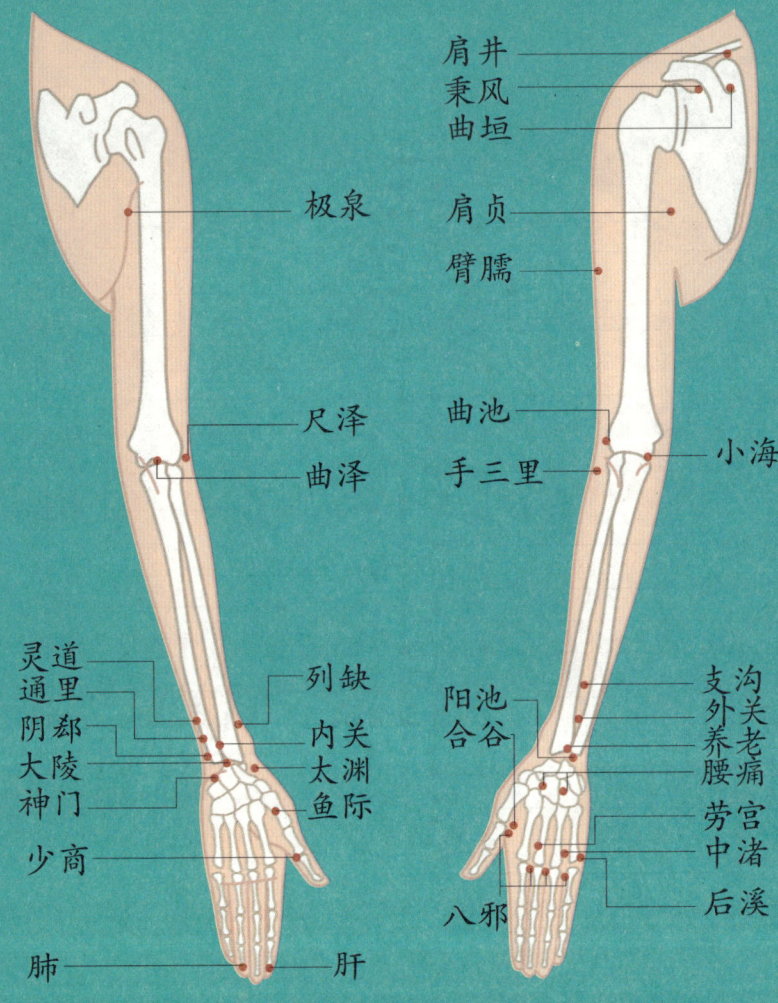

下肢常用穴位图

- 秩边
- 承扶
- 箕门
- 殷门
- 血海
- 委中
- 阴陵泉
- 合阳
- 承山
- 蠡沟
- 三阴交
- 复溜
- 太溪
- 照海
- 水泉
- 公孙
- 隐白
- 然谷
- 八风
- 涌泉

- 环跳
- 髀关
- 伏兔
- 风市
- 梁丘
- 犊鼻
- 胆囊
- 阳陵泉
- 足三里
- 飞扬
- 丰隆
- 下巨虚
- 光明
- 悬钟
- 申脉
- 丘墟
- 解溪
- 内庭
- 太冲
- 行间
- 大敦
- 昆仑

人体经络图

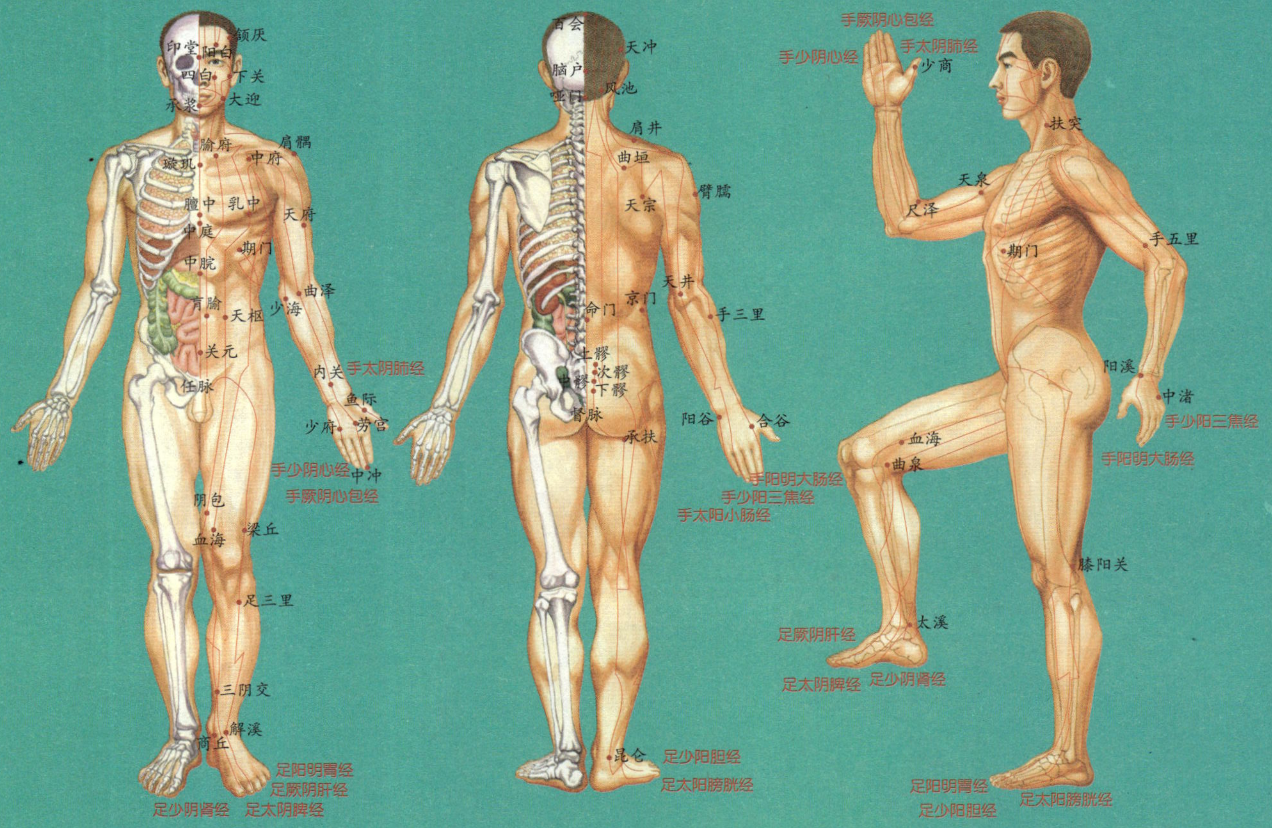

额厌
印堂
阳白
四白
下关
承浆
大迎
俞府
肩髃
璇玑
中府
膻中
乳中
天府
中庭
期门
中脘
曲泽
肓俞
天枢
少海
关元
内关
手太阴肺经
任脉
鱼际
少府
劳宫
手少阴心经
中冲
手厥阴心包经
阴包
梁丘
血海
足三里
三阴交
解溪
商丘
足阳明胃经
足厥阴肝经
足少阴肾经
足太阴脾经
百会
天冲
脑户
风池
哑门
肩井
曲垣
臂臑
天宗
天井
京门
命门
手三里
上髎
次髎
中髎
下髎
督脉
阳谷
合谷
承扶
手阳明大肠经
手少阳三焦经
手太阳小肠经
昆仑
足少阳胆经
足太阳膀胱经
手厥阴心包经
手太阴肺经
手少阴心经
少商
扶突
天泉
尺泽
手五里
期门
阳溪
中渚
手少阳三焦经
血海
手阳明大肠经
曲泉
膝阳关
太溪
足厥阴肝经
足太阴脾经
足少阴肾经
足阳明胃经
足少阳胆经
足太阳膀胱经

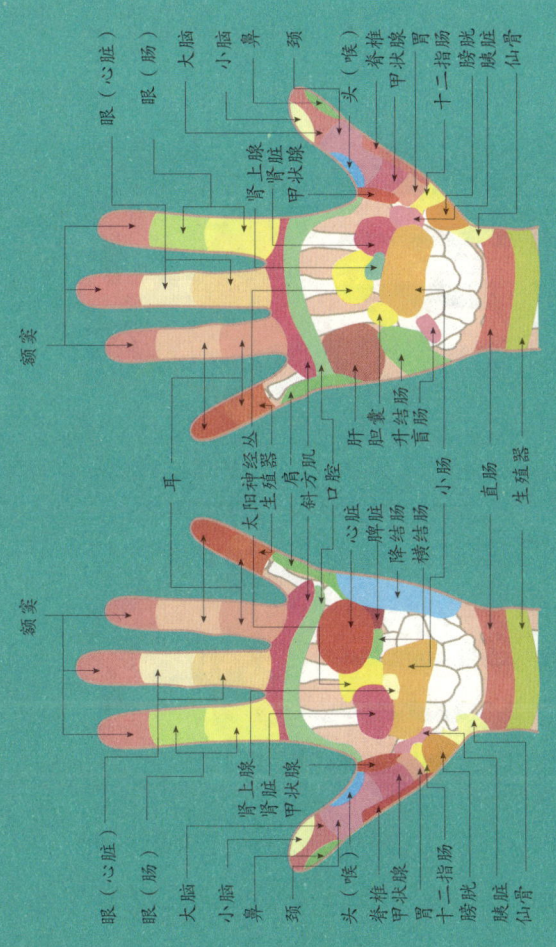

手部

反射区

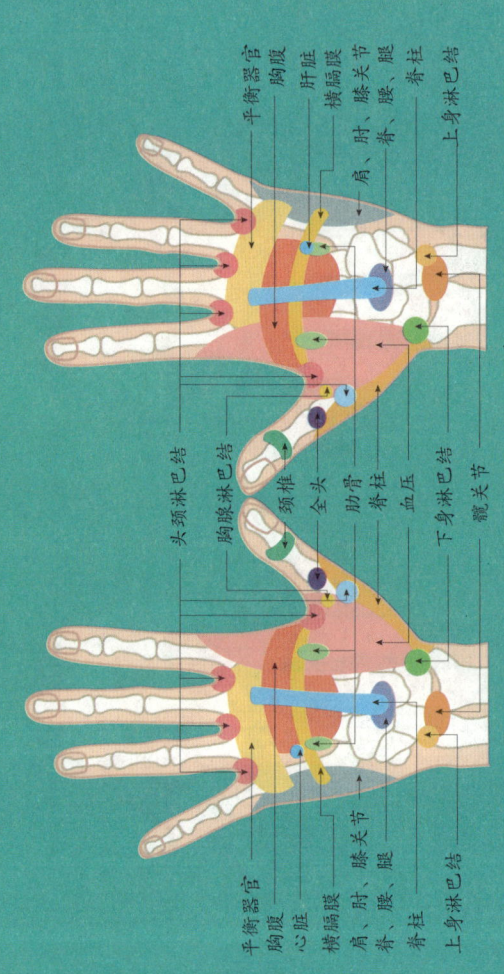

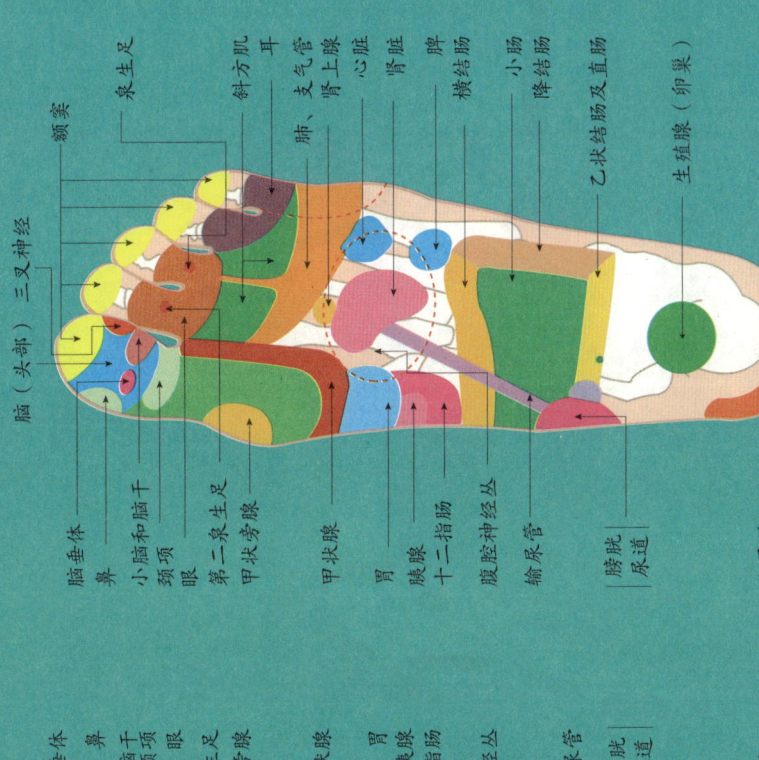
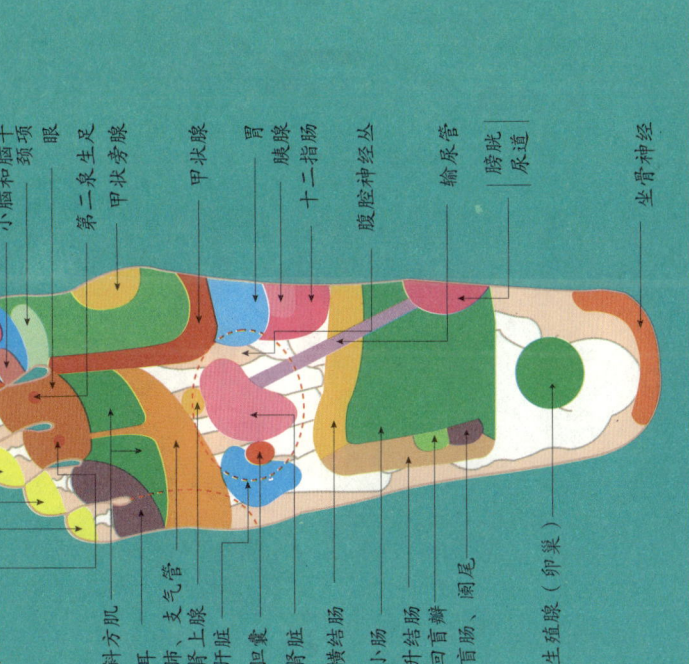
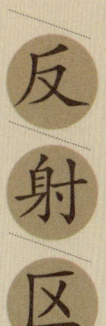

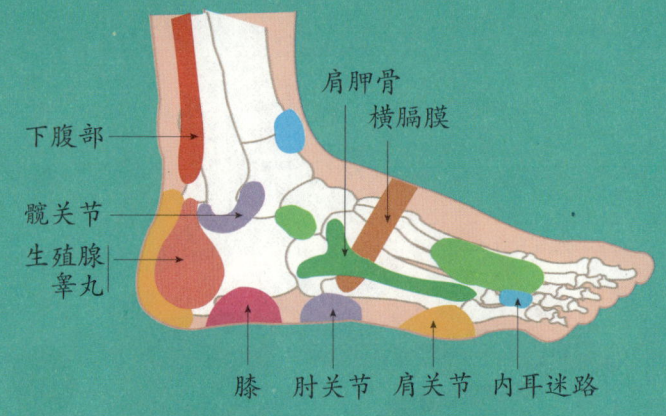
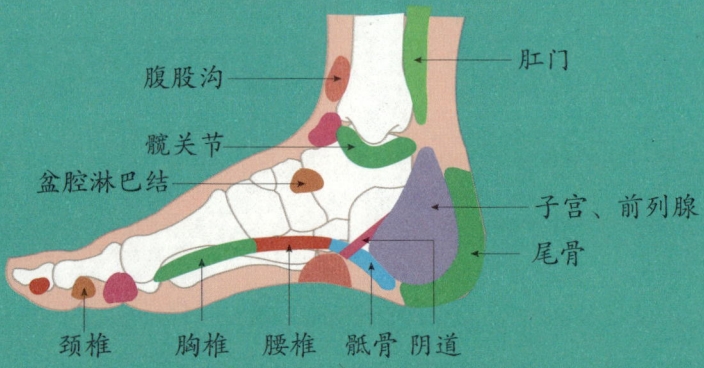
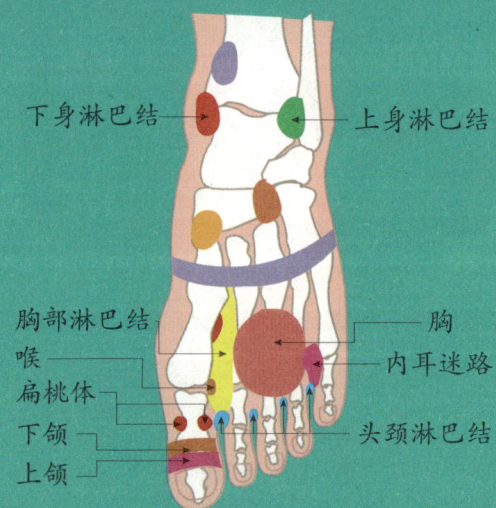
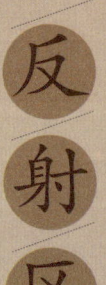

前言

随着现代社会的飞速发展，人们生活水平逐步提高，医疗条件也大为改善，人们对生活质量、自我保健的要求也越来越高。但与之相对的是，现代人的身体素质却不断下降，体质日益衰弱：过分讲究卫生、讲究舒适，使机体接触病原体的机会减少，抵抗力下降；环境污染，生态失衡，威胁到人类的生存和繁衍；交通便捷，来往频繁，使疾病扩散的机会明显增大，新的病原体不断出现。人类的疾病谱发生了结构性变化，人们饱受现代综合征、癌症、身心疾病、医源性疾患等疾病的困扰，现代医学的局限性也日渐凸显。

中国传统医学有着独特的功效和魅力，在某些方面可以弥补现代生物医学的缺陷和不足，而作为其重要组成部分的中医保健疗法更是符合现阶段"保护生态，回归自然"的要求。它作为一种治疗疾病的特色疗法，已经越来越为人们所接受，在医学界被称为最舒适、最

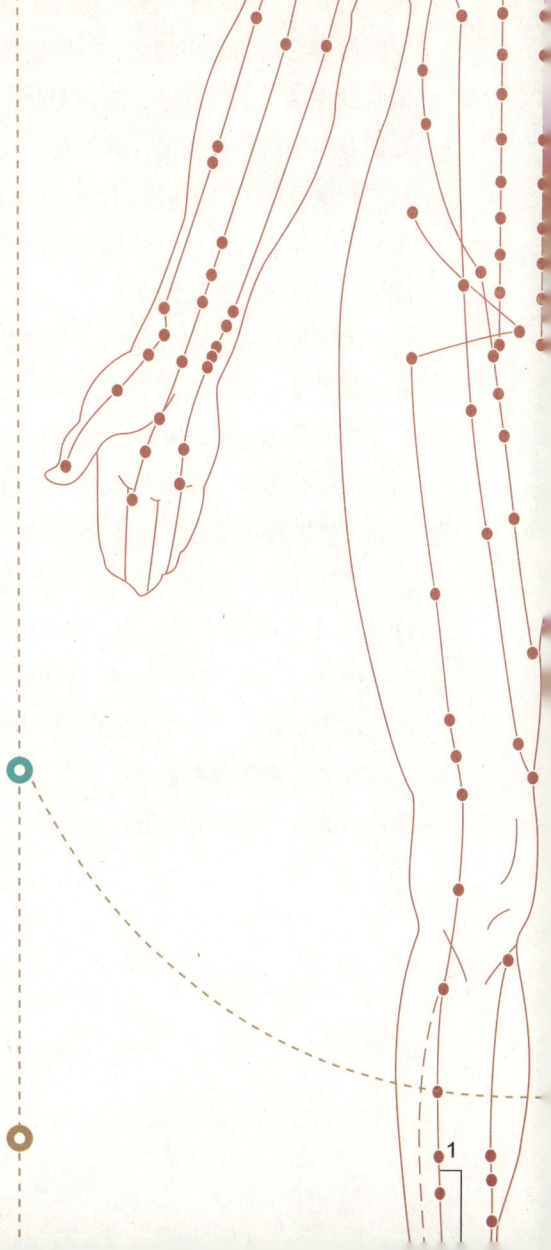

便捷、无毒副作用的治疗方法。在现代人们回归自然、追求自然疗法的过程中，中医保健疗法无疑是人们首选的恢复健康的方法。

为此，我们精心编写了《按摩刮痧拔罐祛病一本全》一书。本书列举了实际应用中安全有效、方便经济的穴位按摩、刮痧、拔罐、手疗、足疗等几种中医保健疗法，选取了一些常见、多发的中医保健疗法的适应病症，以期读者在紧张的生活、工作之余，能参照此书，方便及时地进行自我治疗和保健，以便从"健康负债"之中解脱出来。我们也希望中医保健疗法这一传统自然疗法，能够更广泛地服务于大众。

为方便读者学习和使用，本书以浅显易懂的文字、生动形象的图片，向读者介绍和展示了每种疗法针对某一疾患的实际操作过程，其实用性强，适用面广，可供医疗、家庭保健参考。

中国传统医学博大精深，中医特色疗法更是有着悠久的历史，我们仅就自己所知，撷取沧海之一粟，整理出来以飨读者。我们希望本书的问世，能给广大读者带来帮助和裨益。书中不足之处，恳请广大读者批评指正。

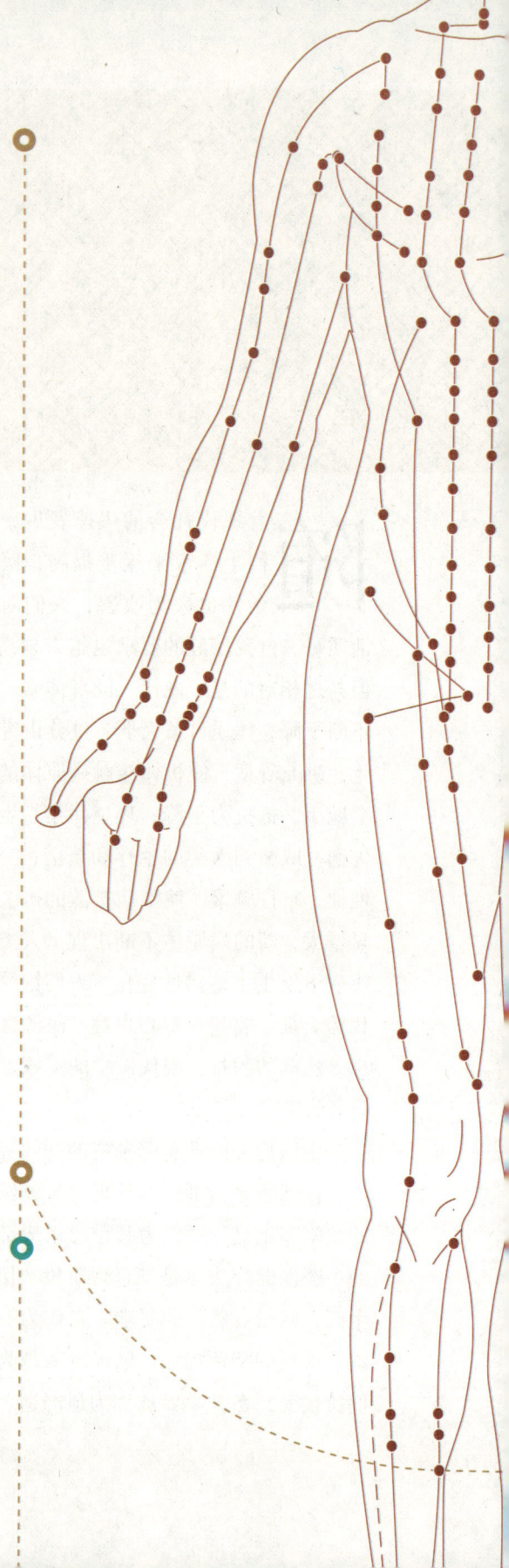

目录

绪 论
中医自我保健疗法 //// 1
自我保健疗法的优点 //// 1
中医自我保健疗法的基本方法 //// 2

第一章 穴位按摩治百病

- 14种常用穴位按摩手法 ……………… 7
- 穴位按摩的注意事项 ………………… 15
- 穴位按摩治疗32种常见病 …………… 18

头　痛	18		
高血压	21		
冠心病	24	颈椎病	59
高脂血症	28	肩周炎	63
肥胖症	32	腰椎间盘突出症	66
咳喘病	39	颈背痛	72
腹　泻	43	腰　痛	73
便　秘	45	近　视	75
胃　痛	48	耳鸣耳聋	78
胃肠炎	51	鼻　炎	81
失　眠	55	咽喉炎	86

阳　痿……………………………91	月经不调…………………………110
早　泄……………………………95	痛　经……………………………114
遗　精……………………………97	闭　经……………………………117
前列腺病…………………………101	不孕症……………………………121
更年期综合征……………………104	性冷淡……………………………124
经前期紧张症……………………108	慢性盆腔炎………………………127

第二章　刮痧治百病

- 8种常用的刮痧手法……………135
- 刮痧治病的7个步骤……………137
- 刮痧疗法的8个人体部位………138
- 刮痧的注意事项…………………141
- 刮痧治疗30种常见病……………143

中　暑……………………………143	慢性鼻炎…………………………158
头　痛……………………………144	落　枕……………………………159
贫　血……………………………145	痔　疮……………………………160
慢性肾炎…………………………146	肩周炎……………………………161
泌尿系感染………………………147	阳　痿……………………………162
泌尿系结石………………………148	痛　经……………………………163
前列腺病…………………………149	乳腺增生…………………………164
单纯性肥胖症……………………150	慢性盆腔炎………………………165
早　泄……………………………151	闭　经……………………………166
遗　精……………………………152	百日咳……………………………167
失　眠……………………………153	小儿夜啼…………………………168
慢性腰痛…………………………154	麦粒肿……………………………169
痤　疮……………………………155	晕动病……………………………170
颈椎病……………………………156	鼻出血……………………………171
腰椎间盘突出症…………………157	牙　痛……………………………172

第三章 拔罐治百病

- ⊙ 3种流行的拔罐疗法 175
- ⊙ 7种常用的拔罐手法 179
- ⊙ 拔罐9大操作步骤 180
- ⊙ 拔罐的注意事项 182
- ⊙ 拔罐治疗30种常见病 184

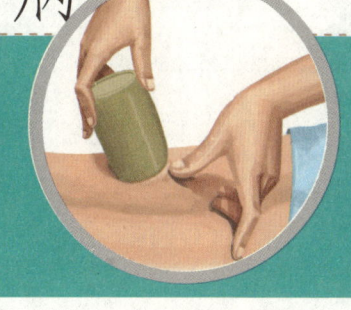

便　秘	184	前列腺病	200
胆结石	185	斑　秃	200
支气管哮喘	186	痛　经	201
慢性支气管炎	187	闭　经	202
坐骨神经痛	188	慢性盆腔炎	203
神经衰弱	189	缺　乳	204
性功能失调	190	脱　肛	204
偏头痛	191	细菌性痢疾	205
流行性感冒	192	肩周炎	206
腰椎间盘突出症	193	慢性腰痛	207
病毒性肝炎	194	百日咳	208
关节痛	195	遗　尿	208
泌尿系结石	196	慢性鼻炎	209
急性腰扭伤	197	牙　痛	210
落　枕	198	附：家庭常用的拔罐器具	211
更年期综合征	199		

第四章 手疗治百病

- ⊙ 3种流行的手部疗法 215
- ⊙ 手疗的注意事项 216
- ⊙ 手疗治疗15种常见病 218

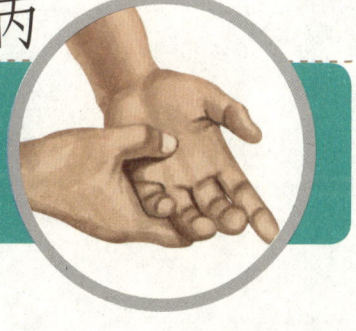

心脏病	218	慢性鼻炎	226
高血压	218	肝胆结石	227
低血压	220	胃溃疡	228
肩周炎	221	胃 炎	229
腰 痛	222	中耳炎	230
感 冒	223	神经衰弱	231
头 痛	224	颈椎病	232
肺 病	225		

第五章 足疗治百病

- ⊙ 3种流行的足部疗法 235
- ⊙ 足疗的注意事项 239
- ⊙ 足疗治疗28种常见病 241

糖尿病	241	失 眠	267
高血压	243	近 视	268
高脂血症	244	耳鸣耳聋	269
肥胖症	245	阳 痿	270
肩周炎	250	遗 精	271
颈背痛	252	前列腺病	272
颈椎病	253	更年期综合征	274
腰 痛	254	月经不调	275
鼻 炎	255	经前期紧张症	277
冠心病	257	痛 经	278
风湿症	259	闭 经	280
咳喘病	261	性冷淡	282
腹 泻	263	慢性盆腔炎	273
便 秘	264		
胃 痛	266		

绪论

中医自我保健疗法

- 中国传统医学是中华民族传统文化的一部分，是一种传统科学和物心合一、高度思辨的哲学。按摩、拔罐、刮痧等中医保健疗法，是我国传统医学的重要组成部分和独具特色的治疗方法，为广大群众的医疗保健起到了非常重要的和不可替代的作用。
- 中医保健疗法，不仅具有医学和自然科学的属性，而且具有哲学和人文社会科学的属性，体现了东方文化的底蕴和思维。其优势主要体现在诊疗方式灵活、疗效确切、无须用药、费用低廉等方面，为中华民族的繁衍昌盛做出了巨大的贡献。
- 中医保健疗法可以弥补现代生物医学的一些缺陷和不足，其理论体系既包含有社会文化的因素，又包含有自然科学的因素；既反映了人体五脏之间不可分割的复杂关系，又反映了人体内"藏"与自然万物外"象"的对应关系，可以说是一门顺应自然的疗法。
- 中医保健疗法还是一门强调自我调节、发掘人体正气潜能的功能医学。它在治疗疾病方面不是单纯针对人的组织结构病变，不是采用以清除组织病灶、抑制致病菌毒为基本特征的对抗性治疗，而是建立了一套针对人体无形的功能关系的自组织、自调节的治疗系统，建立了一种功能动态平衡调节模式，而这种调节又主要落实在五脏功能调节上。它采用按摩、拔罐、刮痧等外在手段，遵从五行相生相克原理，进行五脏功能调节以治疗疾病，最终达到动态平衡的健康状态。
- 中医保健疗法在代谢性、免疫性、功能性疾病以及多组织、多系统、多靶点性疾病或特定病程的治疗方面，在调整亚健康状态、养生摄生、防老抗衰以及保护生态、回归自然等方面有着独特的优势。
- 中医保健疗法在我国社会发展中，经过了长期医疗实践的检验，并在这个检验过程中得到了巩固和发展。它有着比较完整的理论体系，有着丰富的治疗方法，安全有效，经济实用，是一个"伟大的宝库"。中医保健疗法有着明显的东方医学的特色，是我们祖先遗留下来的一份宝贵的文化遗产，是我们民族的瑰宝。

自我保健疗法的优点

- 足疗、按摩、拔罐、刮痧等中医保健特色疗法，使用器械或手法等非药物治疗，发挥着综合调节整体功能和协助人体自然康复的作用，强调因人施用、辨证施用，注重医患双方的互动性和方法的实用性、有效性。作为中医保健疗法，从整体上看，它的最大特色是以人为本，通过调动和调节人机体自身的功能来祛除疾病，具有不伤害和不破坏人体的生理结构等其他疗法所不能比拟的优势。具体表现在以下几个方面：

安全有效

● 一般药物治疗往往会产生一定的副作用，特别是需要长期服用某种药物的患者往往会因此产生很多顾虑，以致影响情绪和疗效。而中医保健疗法强调的是辨证施治，它可以根据不同患者的个体情况灵活治疗，是一种安全可靠的疗法。当然，中医保健疗法并非能包治百病，它也具有一定的适应证范围。不在适应证范围内的患者，绝对禁止使用。

方便简捷

● 只要学会常用的各种手法，在家中便可自行施治。现代人的时间观念越来越强，即使是用在治病上，也会斤斤计较时间的得失。中医保健特色疗法，让人们省去了按时按量吃药的麻烦，免除了每天跑医院的舟车劳顿之苦，相较于其他治疗方法而言，可以说更加简捷和方便。

经济实惠

● 目前，药价虚高，有的患者根本承受不起看病的费用。老百姓看病贵、就医难，已成不争的事实。而中医保健疗法，无须昂贵的药品和奢侈的设备，仅凭借一些简单的器具，甚至只需要自己的一双手就能够看病不花钱、治病不出门，尽显其经济实惠的优势。

中医自我保健疗法的基本方法

按摩疗法

● 按摩，古代称为"导引""按跷""爪幕"等，目前在不同的地域有不同的称谓，如北方称为"按摩"，南方称为"推拿"，中原一带则称为"推按"。按摩是医生用双手在患者身体上施加不同的力量、技巧和功力，刺激某些特定的部位来达到恢复或改善人体的机能、促使病情康复的一种方法，属于现代所崇尚的自然疗法的一种。它是我国劳动人民在长期与疾病作斗争的过程中逐渐认识和发展起来的。

● 中医按摩是中国传统医学的重要组成部分，是研究防治皮肉、筋骨、气血、经络、脏腑损伤疾患的一门科学。它是一种适应证范围十分广泛的物理疗法，适用于伤科、内科、外科、妇科、儿科、五官科等疾病，属中医的外治法范畴。用于骨科疾病的称为正骨按摩，用于软组织损伤的称为伤科按摩，又称小推拿。正骨与伤科按摩相结合称为大推拿。用于儿科疾病称为小儿按摩，也称小儿推拿。以经络理论为指导的称为经络按摩、十四经按摩、经外奇穴按摩、窍穴奇穴按摩等。以脏腑理论为指导的称为脏腑按摩，以急救为目的的称为急救按摩，以保健强身为目的的称为保健按摩。以武术内功为基础，应用武术的技击技巧、擒拿格斗手法、点穴功法进行按摩的称为武术按摩、点穴按摩。按，是单纯地向下用力；摩，是在体表做环形摩按。早期的按摩手法种类很少，适应证也较少，随着时代的推移，由按、摩等手法逐渐发展出推法、拿、摇法等。通过不断实践，人们发现用力方向不同，治疗效果也不同，从而使手法的发展日趋合理，适应证范围逐渐扩大，并在不断的积累和总结中使其逐渐形成为一门独立的学科。

● 目前，按摩疗法已越来越为人们所重视，不仅是因为它在某些疾患中疗效显著，更重要的是它满足了现代人回归自然、在疾患治疗中趋向自然疗法的愿望。基于此，中医按摩在我国不断得到发展、充实和提高，并且越来越受到国外医学界的广泛重视。

刮痧疗法

● 刮痧疗法，是中国劳动人民长期以来在同疾病做斗争的过程中总结出来的一套独特的且行之有效的治疗方法。它以中医基础理论为指导，施术于皮肤、经络、穴位和病变部位，把阻滞在人体内的病理代谢产物通过皮肤排泄出来，使病变的器官、组织及细胞得到氧气的补充而被活化，从而预防疾病及促进机体康复。

● 刮痧疗法是指应用光滑的硬物器具或手指、金属针具、瓷匙、古钱、玉石片等，蘸上食油、凡士林、白酒或清水，在人体表面特定部位，反复进行刮、挤、揪、捏、刺等物理刺激，以造成皮肤表面瘀血点、瘀血斑或点状出血，从而通过刺激体表皮肤及经络，改善人体气血流通状态，达到扶正祛邪、调节阴阳、活血化瘀、清热消肿、软坚散结等功效。

● 刮痧疗法同针灸疗法一样，起源于远古时期，已有几千年的历史。刮痧疗法不但开始在民间广泛地流传和应用，而且也开始为医学界不少名家所重视，使其治疗范围不断扩大，治疗方法不断改进和丰富，就连使用工具也日益多样，从而使其得到了更广泛的普及。其刮法有：羚羊角刮法、瓷器刮法、手指刮法、木针刮法、刮舌抿子刮法、盐刮法、棉线刮法、铜币刮法等。

● 近年来，刮痧疗法愈加受到人们的青睐，成为自我保健、家庭医疗的重要疗法，并且逐步发展成为一门独特的临床保健治疗学科。

拔罐疗法

● 拔罐疗法，是我国古代劳动人民在同疾病作斗争的过程中发明的一种治疗方法。它以罐为工具，利用燃烧、抽吸等方法排除罐内空气，造成负压，使罐吸附于人体病痛部、经穴处的体表，从而达到防病治病、强健身体的目的。拔罐疗法安全有效、简易实用、方便经济，是家喻户晓的常用物理疗法，也是中医非药物民间疗法的一个重要组成部分。

● 拔罐疗法在古代有以兽角或竹筒为工具的，故又称之为"角法""吸筒法"。拔罐疗法在日本为"真空净血法"，法国称为"杯术"，苏联称为"瘀血疗法"，非洲大陆至今沿用"角法"。在学术上拔罐疗法已被载入很多专著，确立了其学术地位。临床从单一的外科（吸毒拔脓），发展到内、妇、儿、骨伤、皮肤、五官等其他学科；操作上从燃烧、煮水排气，发展为抽气、挤压等排气方法，更加方便、安全。科技的发展，极大丰富了拔罐疗法，特别是真空抽吸拔罐法，尤为方便。另外，拔罐疗法与中药外治及磁疗结合应用，进一步提高了疗效。拔罐疗法经过数千年发展、完善与提高，已被越来越多的人所接受，其简、便、廉、验、效等优点，更使人们乐于使用，因此被称为21世纪的绿色治疗方法。

手疗法

● 手疗，即通过对手部的特定部位，施以不同形式的刺激，以疏通经络气血，达到养生保健、防治疾病目的的一种传统医学疗法。它是一种既古老又新颖的治疗方法，是我国广大劳动人民和历代医学家在长期与疾病斗争及医疗实践中通过反复摸索、验证、总结所创立的一门独特的诊断治疗方法。所谓手部特定部位，包括手部的经穴、经外奇穴、手部全息反应区、第2掌骨侧穴位群；刺激的方式有按摩、针刺等，虽然方法很多，但刺激的部位都是在手部区域，所以统称为手疗。

● 从医学的发展来看，手疗的起源远远早于药物疗法。远在原始社会，人类穴居野外，天气寒冷时，人们会本能地搓揉双手，以增进血液循环，防止被冻伤；当身体受伤或出现病痛时，便会有意无意地用手抚摩、按压病痛部位，以求减轻病痛，缓解功能障碍，从而起到一定的治疗作用，这便是手疗的萌芽和雏形。

● 随着科学技术的发展，现代生活水平的不断提高，人们对健康更为关心。因此，能早期诊断、早期治疗，易操作、安全可靠的手疗法，更加深受人们的喜爱。现在，采用自然药物和非药物疗法通过手部治疗疾病，已为世人所瞩目。

足疗法

● 足疗，是通过对足部的相应部位施加影响，或用手按摩或借助某些器具（如针、按摩棒等）刺激或使用某些药物外贴或使用药液洗浴等，来刺激足部穴区，从而调整脏腑虚实，疏通经络气血，防治某些疾病，达到养生保健目的的一种疗法。

● 足部有许多穴位和经络。足三阴经起于足，足三阳经止于足，足三阴经和足三阳经又与手三阴、手三阳经相互联系，奇经八脉中阴、阳维脉，阴、阳跷脉起于足部，这样足部就与全身脏腑器官通过经脉联系起来，为足部治疗提供了理论依据。

● 从医学发展史来看，足疗的起源远远早于其他疗法。在古代，当由于各种原因造成身体损伤，使身体产生疼痛不适等症状时，人们在有意或无意间用手或其他器具触及足部某些部位，发现疼痛缓解，症状减轻，人们逐渐认识到通过对足部进行刺激可治疗疾病。经过长期的探索和总结，这种足部刺激渐渐地演化为现在的足部按摩法、足部贴敷法、足部熏浴法、足部功法等一整套足疗法。

● 足疗广泛应用于内科、外科、妇科、儿科、皮肤科、五官科及一些疑难杂症等，其方法简单，疗效可靠，副作用小，具有极大的推广和使用价值。

第一章
穴位按摩治百病

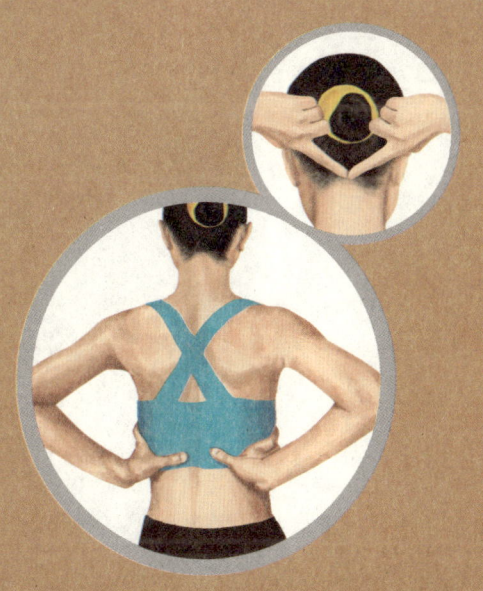
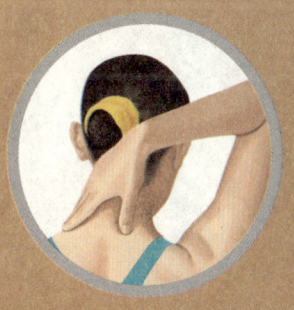

穴位按摩治百病

中医学认为，经络在人体内有运行气血、沟通内外、联络脏腑、贯穿上下的作用。人体通过经络系统把各个组织器官连成一个有机的整体，以进行正常的生命活动。按摩之所以能治病，与其平衡阴阳、调节脏腑功能、舒经活络、祛风除湿散寒等功能密切相关。

按摩疗法，就是根据脏腑经络、营卫气血等学说，并根据疾病发生的不同原因和症状，运用不同的补泻手法，以柔和、轻按之劲，按穴道，走经络，从而：

一、使局部血管扩张，增加血液和淋巴液等循环，改善局部组织的营养状态，促进新陈代谢及滞留体液或病理渗出物的吸收；

二、改善和提高脏腑功能；

三、调节肌肉机能，增强肌肉弹性、张力和耐久性，缓解病理紧张并促进排出有毒代谢产物；

四、影响神经机能，使其兴奋或镇静，振奋精神，或解除疲劳，最终达到扶正气、祛邪气、治疗疾病的目的。

推拿按摩将在21世纪的保健中，扮演一个非常重要的角色。

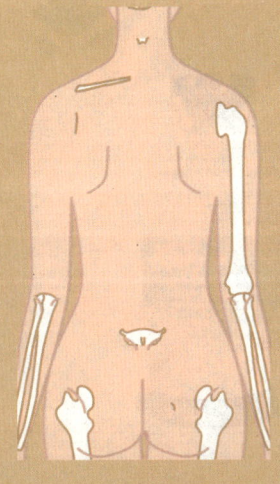

14种常用穴位按摩手法

按摩手法是指施术者进行操作的动作,可以用手指、手掌、肘部以及身体的其他部位作用于受术者的体表,通过施以一定的力度,对患者疾病进行治疗。

按摩手法的种类很多,有的名称一样,但动作有区别;有的动作相同,但名称却有异。在实际应用中也常常把两种或多种手法结合起来形成各种复合手法,如按法常与揉法、压法等结合,组成"按揉法""按压法"等复合手法。其他复合手法还有捏拿法、捏揉法、搓摩法、推挤法、拔伸法、弹拨法、勾点法、梳理法、推擦法、捻揉法等等。虽然按摩手法繁多复杂,但都有其共同的要求,即持久、有力、均匀、柔和。为了方便学习和使用,现列举一些常用的基本手法。

按法

指用手指、掌根或肘部按压体表或穴位,逐渐用力深压的一种手法,主要有指按法、掌按法、肘按法三种。

【操作】

(1)指按法:用拇指端或指腹垂直向下按压穴位(图①)。

(2)掌按法:用手掌向下按压体表的方法,可用单掌或双掌按,也可用双掌重叠按压(图②)。

掌根按法:用掌根着力,向下按患者体表的方法(图③)。

(3)肘按法:肘关节屈曲,以肘关节尺骨鹰嘴突起部着力于施术部位用力按压(图④)。

【要领】

(1)着力部位要紧贴体表,不可移动。

(2)用力要由轻而重,再到轻,可配合重心的移位。

(3)忌用蛮力。

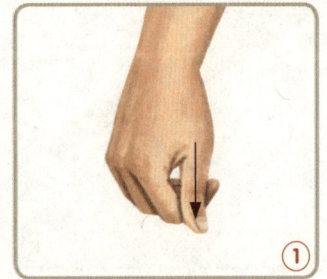

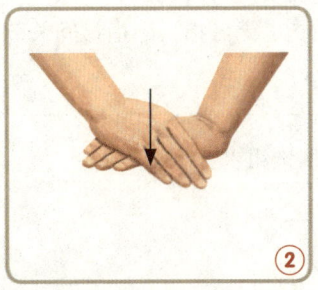

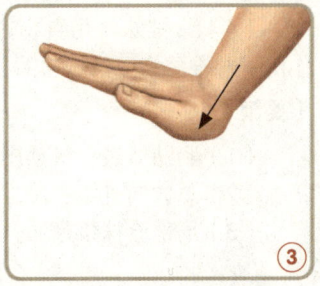

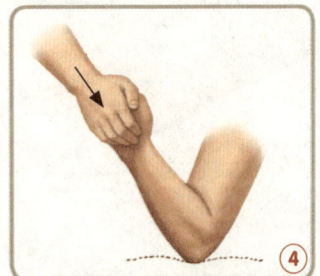

【适用范围】

按法是一种刺激较强的手法。指按法适用于全身各部分的穴位，掌按法常用于背腰、下肢、臀部等部位。按法具有放松肌肉、矫正畸形、安心宁神、镇静止痛等作用。

摩法

用手指或手掌在体表部位做有节律的直线往返或环形移动的手法。

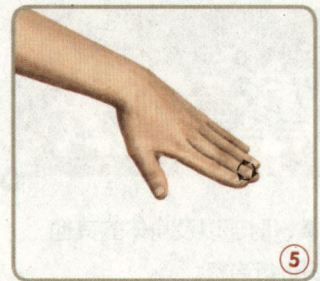

⑤

【操作】

（1）指摩法：用食指、中指、无名指相并，指面附着于体表，做节律性环旋运动（图⑤）。

（2）掌摩法：用手掌面附着于体表，连同前臂做节律性的环旋或往返运动（图⑥）。

（3）四指摩法：以食指、中指、无名指、小指指腹协同作用，以腕关节的活动带动进行环转抚摩的方法（图⑦）。

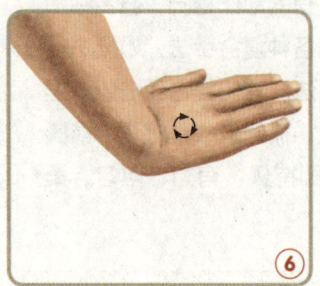

⑥

【要领】

（1）肘关节自然屈曲、腕部放松。

（2）指掌自然伸直。

（3）动作缓和而协调。

（4）指摩法每分钟120次，掌摩法每分钟80次。

【适用范围】

摩法轻柔缓和，常用于胸腹、肋部。具有行气和血、理气和中、祛瘀消肿、清腑排浊、健脾和胃等作用。

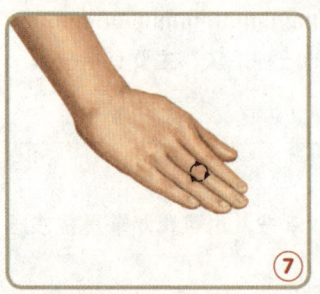

⑦

推法

用手或拳在体表做直线缓慢运动。

【操作】

（1）拇指直推法：用拇指指腹在颈项、手、足等部位做推动或双指重叠加力（图⑧）。

（2）全掌直推法：用全掌着力于背、腰或四肢处做推动，力量深透，单方向直推（图⑨）。

（3）掌根反推法：用掌根作用于背、腰、臀及下肢部，着力深透，单方向直推（图⑩）。

（4）拳推法：用食指、中指、无名指、小指指间关节作用于脊椎两侧做推法（图⑪）。

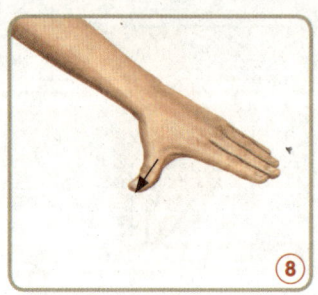

⑧

【要领】

（1）紧贴体表，带动皮下肌肉组织。

（2）单方向直线缓慢运动。

（3）局部涂抹按摩油。

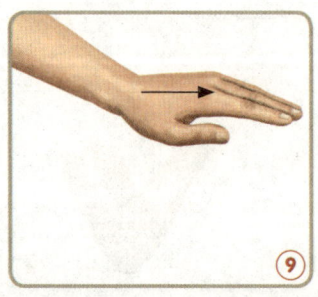

⑨

【适用范围】

推法可在人体各部位使用。具有疏通经络、行气活血、消积导滞、解痉镇痛等作用。

拿法

手指呈钳形,提拿局部肌肉或肌筋的方法。

【操作】

(1)二指拿法:用拇、食指提拿穴位(图⑫)。

(2)三指或四指拿法:用拇、食、中指或拇、食、中、无名指提拿颈项部或上肢及腕、踝关节(图⑬)。

(3)五指拿法:用拇指与其余四指提拿肩、四肢等部位(图⑭)。

(4)掌拿法:掌心紧贴应拿部位,进行较缓慢拿揉动作。掌心与局部贴紧,四指与掌根和拇指合力对拿,着力面要轻重适宜(图⑮)。

(5)抖动拿法:用指拿法或掌拿法提起肌肉,进行较快均匀抖动的方法。指腹与掌根着力,均匀地前后抖动3~8次,然后慢慢松开,反复数次,动作缓和连续,不要掐皮肤(图⑯)。

【要领】

(1)腕关节要放松,摆动灵活。

(2)手指之间相对用力,力量由轻而重。

(3)动作缓和有连贯性。

(4)频率为每分钟60~80次。

【适用范围】

拿法刺激较强,多用于较厚的肌肉筋腱。具有通经活络、行气开窍、祛风散寒、解痉止痛等作用。

捏法

用指腹相对用力挤捏相应部位的手法。

【操作】

用拇指与食指或拇指与其余四指相对用力,捏挤施术部

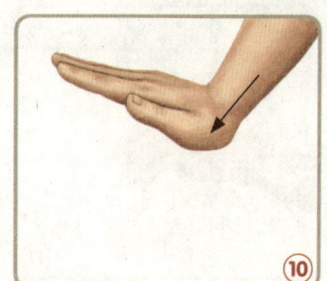

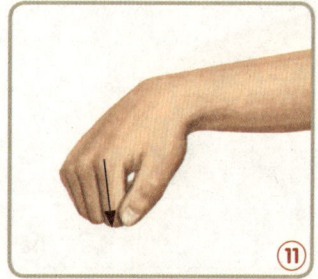

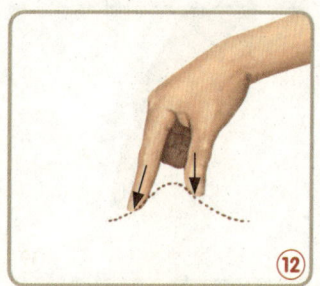

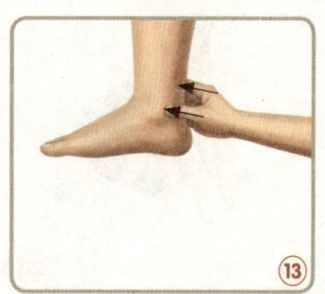

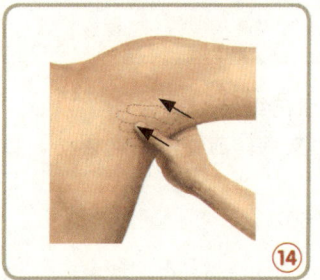

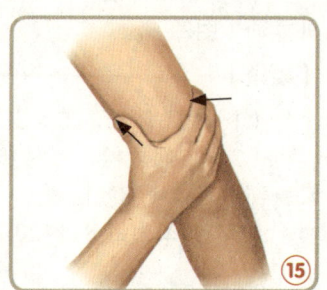

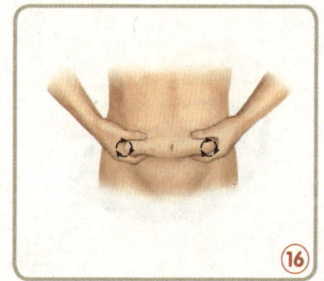

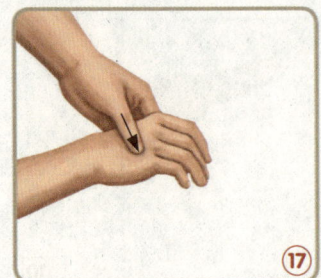

位（图⑰）。

【要领】

（1）相对用力，由轻而重。
（2）腕关节放松，手法灵活，不可用蛮力。

【适用范围】

捏法常用于头颈、项背、背腰和四肢。具有舒筋通络、行气活血、调理脾胃、消积化痰等作用。

掐法

用手指指甲按压穴位的手法。

【操作】

拇指微屈，以拇指指甲着力于体表穴位进行按压（图⑱）。

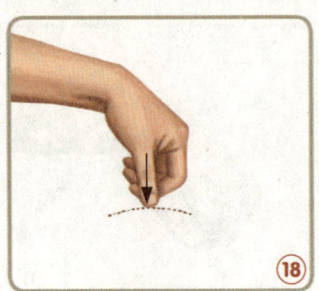

【要领】

（1）操作时垂直用力按压，不能抠动，以免掐破皮肤。
（2）掐后常继以揉法，以缓和刺激。
（3）不宜长时间反复应用。

【适用范围】

掐法常用于人中等感觉较敏锐的穴位。具有开窍醒脑、回阳救逆、疏通经络、运行气血等作用。

揉法

用手指、手掌或鱼际部（手掌的两侧呈鱼腹状隆起处，外侧者叫作大鱼际，而内侧者作做小鱼际）在体表穴位处做轻柔缓和的揉动的手法。

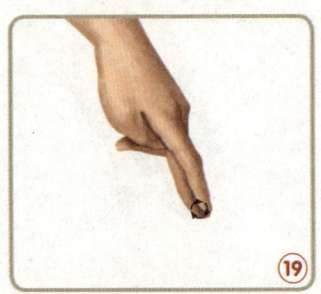

【操作】

（1）指揉法：用拇指指腹或食、中指指腹揉动体表的穴位（图⑲）。
（2）大鱼际揉法：用手掌大鱼际在体表的腰、腹、四肢等处揉动（图⑳）。
（3）掌根揉法：用手掌掌根在体表的腰、腹、四肢等处揉动（图㉑）。

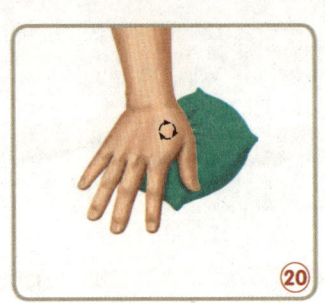

【要领】

（1）紧贴体表，带动皮下肌肉组织。
（2）腕部放松，以肘部为支点，前臂做主动摆动，带动腕部做轻柔缓和的摆动。
（3）频率为每分钟120～160次。

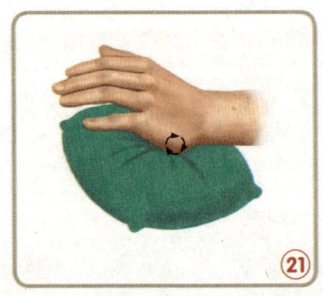

【适用范围】

揉法轻柔缓和，刺激量小，适用于全身各部位。具有消积导滞、活血化瘀、舒筋活络、缓解痉挛、消肿止痛、祛风散寒等作用。

拍法

用手指或手掌平稳而有节奏地拍打体表的手法。

【操作】

（1）指拍法：用食指、中指、无名指、小指四指的指腹并拢，拍打体表穴位或部位（图㉒）。

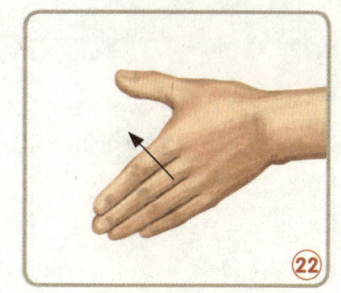

（2）虚掌拍法：用虚掌拍打体表的部位（图㉓）。

【要领】

（1）腕关节放松，摆动灵活。
（2）动作连续有节奏，不可忽快忽慢。
（3）指掌同时用力，避免抽拖的动作。

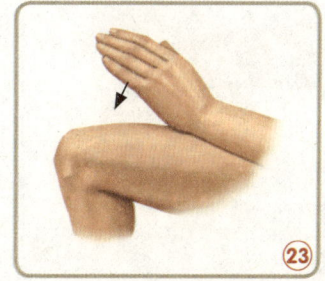

【适用范围】

拍法主要作用于背部、肩部、腰臀及下肢部位。具有舒筋活络、行气活血、解除痉挛等作用。

击法

用手的某一部位轻轻叩击体表部位的手法，又叫叩法。

【操作】

（1）侧击法：手指自然伸直，腕略背屈，用单手或双手小鱼际部击打体表（图㉔）。

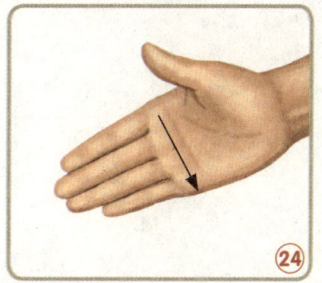

（2）掌击法：手指自然分开，腕伸直，用掌根部击打体表（图㉕）。

（3）拳击法：手握拳，腕伸直，击打体表（图㉖）。

（4）指尖击法：用指端轻轻击打体表，如雨点下落（图㉗）。

【要领】

（1）腕关节放松，摆动灵活。
（2）垂直用力，快速而短暂，有节律性。
（3）不能有抽拖动作。
（4）忌用蛮力。
（5）手法熟练时，可发出清脆的响声。

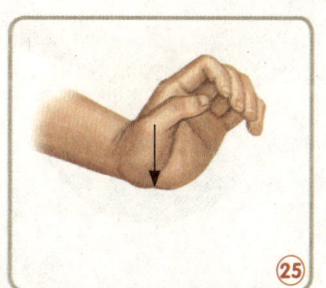

【适用范围】

侧击法多用于背腰、下肢，掌击法多用于腰臀、下肢，拳击法多用于背腰部，指尖击法多用于头部。击法具有舒筋

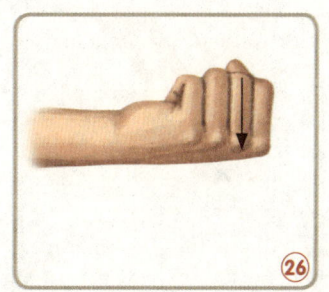

通络、调和气血、提神解疲等作用。

点法

用指端或指间关节等突起部位，固定于体表某个部位或穴位上点压的方法。

【操作】

（1）拇指点法：用拇指端点按在施术部位的穴位上，拇指指端着力，点按时拇指与施术部位成80°角（图28）。

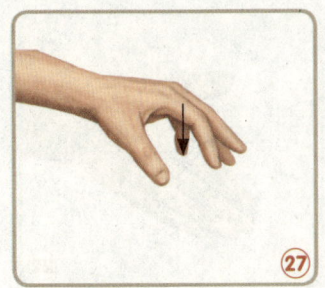

（2）屈食指点法：用食指关节背侧面突起处点穴的方法。拇指指间关节屈曲，用指间关节背侧面顶食指近端指间关节掌面。握拳伸腕，用食指近端指间关节背面突起处点治疗穴位（图29）。

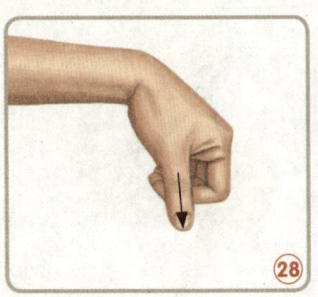

（3）握拳点法：握拳屈拇指，用拇指关节背面突起处点压的方法。握拳，用拇指指关节掌面抵食指指关节指面，用拇指指关节背侧突起处点压（图30）。

（4）三指点法：用三指点体表某部的方法。三指并点法：即食、中、无名指指端并拢，用指端点压经络上，定而不移（图31）。

【要领】

（1）垂直用力，逐渐加重。
（2）操作时间短，点到而止。
（3）忌用蛮力。

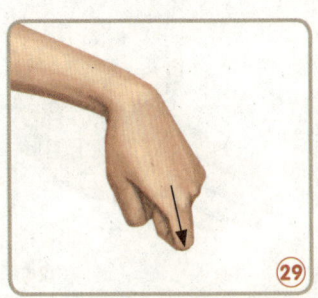

【适用范围】

点法作用面积小，刺激量大，可用于全身穴位。具有疏通经络、调理脏腑、活血止痛等作用。

擦法

用手掌的大鱼际、小鱼际或掌根等部位在一定皮肤表面，做直线来回摩擦的手法。

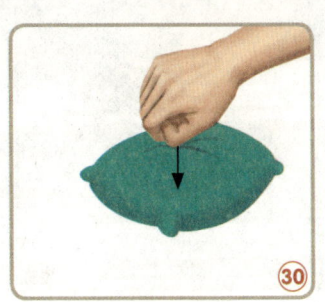

【操作】

（1）大鱼际擦法：手指并拢微屈成虚掌，用大鱼际及掌根部紧贴皮肤做直线往返摩擦，连续反复操作，以透热为度。用于四肢、腰骶（图32）。

（2）小鱼际擦法：手掌伸直，用小鱼际的尺侧部紧贴皮肤，做直线往返，反复操作，以透热为度。用于腰骶、四肢、脊柱两侧（图33）。

（3）掌擦法：手掌自然伸直，紧贴于皮肤，做直线往返，反复操作，以皮肤透热为度。用于胸腹、四肢、肩背部（图34）。

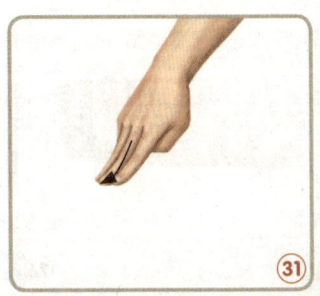

【要领】

(1) 腕关节伸直，使前臂与手接近相平。
(2) 紧贴体表。
(3) 推动幅度要大。
(4) 涂抹按摩油。
(5) 频率为每分钟100～120次。

【适用范围】

擦法是一种柔和温热的刺激，可用于身体各部。具有行气活血、温通经络、健脾和胃、消肿止痛等作用。

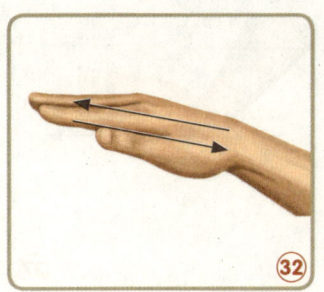

搓法

用双手掌面夹住施术部位，相对用力做快速搓揉，同时上下往返移动的手法（图㉟）。

【操作】

以在手臂施用搓法为例。用两手掌面夹住手臂，用力做相反方向的快速搓揉动作，同时上下往返移动。

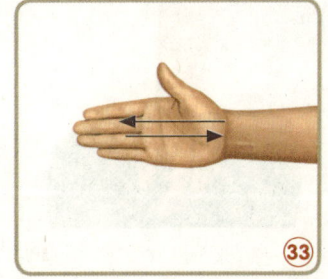

【要领】

(1) 用力要均匀，方向相反。
(2) 搓揉动作要快，但在足部的移动要慢。
(3) 搓揉动作灵活而连贯。

【适用范围】

搓法常用于背腰及四肢，以四肢最常用。具有通经活络、调和气血、放松肌肉、解除疲劳等作用。

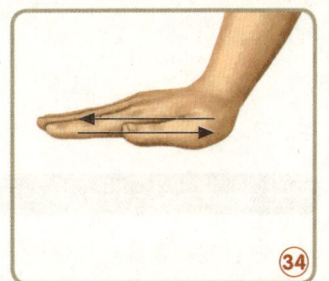

摇法

一手握住或按住患者某一关节近端的肢体，另一手握住关节远端的肢体，以被摇关节为轴，使肢体被动旋转活动的手法。

【操作】

摇法主要有摇指、摇腕、摇肩、摇腰、摇踝等几种。如摇指法即用一手握住另一手的手指做顺、逆时针环绕摇动（图㊱）。

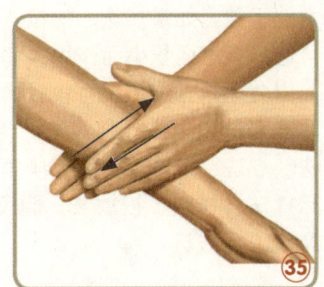

【要领】

(1) 幅度要由小到大，速度要由慢到快。
(2) 要控制在各关节生理功能许可的范围之内进行，忌用力过猛。

【适用范围】

摇法适用于颈、项、肩、腰和四肢关节。具有滑利关节、松解粘连、解除痉挛、整复错位等作用。

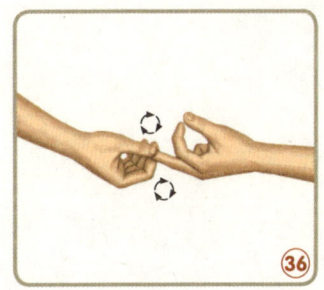

滚法

以第五掌指关节背侧附于施术部位，通过腕关节的屈伸运动和前臂的旋转运动，使小鱼际和手背在施术部位做连续不断的滚动。

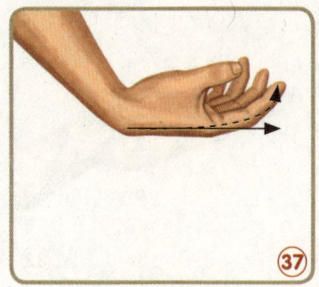

【操作】

（1）大滚法：以小鱼际和手背在施术部位做连续不断的滚动（图㊲）。

（2）小滚法：以小指、无名指、中指及小指的第一节指背在施术部位做连续不断的滚动（图㊳）。

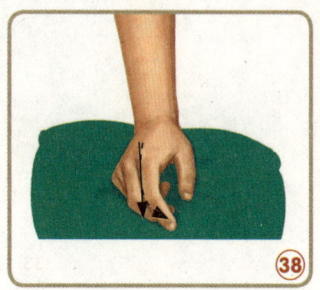

【要领】

（1）肩关节放松，腕关节放松，手指自然弯曲。

（2）腕关节屈伸幅度在120°左右，掌背的1/2面积接触治疗部位。

（3）前滚和回滚时着力轻重之比为3∶1。

（4）要在治疗部位滚动，不要拖动或空转。

【适用范围】

滚法压力较大，接触面较广，适用于肩背、腰臀、四肢等处。具有疏通经络、活血止痛、解除痉挛、放松肌肉、滑利关节等作用。

按摩手法的注意

在自我按摩实际操作中，手法宜精不宜滥，贵专不贵多。关键是根据具体情况选择适当的按摩手法，如果治疗范围广，部位较深，或肌肉较丰满的部位，可选择接触面大而深透有力的手法，如掌按法、指按法等。反之，如治疗范围小，部位较浅，或肌肉较薄弱的部位，可选择接触面积小而作用柔和的手法，如一指禅推法、指揉法等。软组织损伤的急性炎症期或出血期，宜选用压力较轻的手法如鱼际揉法、擦法。关节错位可选用扳法、拔伸法。组织粘连可选用摇法、弹拨法。治疗内科、妇科疾病，多采用接触面积较小的手法，如拇指按法、点法、掐法。头面部操作时宜选轻灵柔和的手法，如一指禅推法、拇指外侧揉法、大鱼际揉法、抹法、扫散法，腹壁较为柔软，深部又有重要脏器，宜选用压力较轻的手法，如摩法、揉法等。

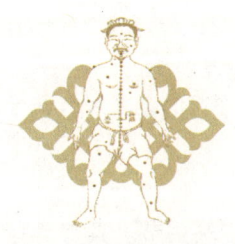

穴位按摩的注意事项

适应证

1	内科疾病	糖尿病、高血压病、冠心病、高脂血症、失眠、咳喘、胃及十二指肠溃疡、便秘、腹泻、神经衰弱、阳痿、早泄、遗精、更年期综合征等
2	骨伤科疾病	各种扭挫伤、关节脱位、颈椎病、腰椎间盘突出症、肩周炎、腰肌急慢性损伤等
3	外科疾病	乳痛初期、乳腺增生症、术后肠粘连、冻疮、褥疮等
4	五官科疾病	黑眼圈、眼袋、面部皱纹、颈纹、青春痘、麦粒肿、近视、鼻炎、咽喉炎等
5	儿科疾病	腹泻、近视、小儿臀肌挛缩、胃肠炎等
6	妇科疾病	经前期紧张症、月经不调、痛经、闭经、更年期综合征、盆腔炎、性冷淡、产后小便失常等

禁忌证

1. 下列情况属按摩的严格禁忌范围：
　　（1）年老体弱、病重、极度虚弱经不起按摩者；
　　（2）骨折早期；
　　（3）一些感染性疾病，如化脓性骨关节炎、脊髓炎、丹毒等；
　　（4）皮肤破损、感染、烫伤，或有严重的皮肤病患者，其病损局部和病灶部位禁止按摩；
　　（5）严重的心脏病患者；
　　（6）有脑血管意外先兆者；
　　（7）急性传染病患者，如急性肝炎、活动性肺结核、脑膜炎等；
　　（8）有精神病情绪不稳定者；
　　（9）酒后神志不清者；
　　（10）高烧发热者；
　　（11）截瘫初期；
　　（12）恶性肿瘤和艾滋病患者；
　　（13）出血性疾病或有出血倾向者，如外伤出血、胃肠溃疡性便血、呕血、尿血、子宫出血、恶性贫血、血小板减少、白血病等；
　　（14）有其他诊断不明的可疑病症者。

2. 下列情况应该慎用按摩方法治疗：
　　（1）怀孕者的腹部、腰骶部一般慎用按摩，有些穴位如合谷、肩井、三阴交受刺激后可能引起流产，也不宜使用，其他部位也不宜使用重刺激手法；

（2）剧烈运动后及极度疲劳者，应休息一段时间后再考虑按摩；

（3）妇女月经期间；

（4）饥饿时；

（5）饭后45分钟内，或腹胀时；

（6）酒醉者。

特别提醒

预防在先

按摩治疗各科疾病比较安全、可靠，但做按摩时还应注意以下几个问题，以免出现不良反应及意外。

1. 在按摩前要明确诊断。家庭按摩一定要在明确诊断的基础上进行，禁止不明病情，不分穴位，不通手法就进行按摩。

2. 按摩时要用力适中，先轻后重，由浅入深，严禁用暴力或蛮劲损伤皮肤筋骨；手法应协调柔和，切忌生硬粗暴。

3. 按摩时双方要随时调整姿势，使自己处于一个合适松弛的体位，从而有利于持久按摩。

4. 按摩前施术者一定要修剪指甲，不戴戒指、手链、手表等硬物，以免划破对方皮肤，并注意按摩前后个人的卫生清洁。

5. 为了避免按摩时过度刺激被按摩部位暴露的皮肤，可以选用一些皮肤润滑剂，如爽身粉、按摩膏、凡士林油等，按摩时涂在被按摩部位的皮肤上，然后进行按摩。

6. 按摩时要保持一定的室温和清洁安静的环境，既不可过冷，也不可过热，以防感冒和影响按摩。

7. 患者过于饥饿、饱胀、疲劳、精神紧张时，不宜立即进行按摩。

8. 病变严重者，应配合用药或去医院就诊，以免延误病情。

9. 自我按摩预防与治疗并重，贵在持久，不可半途而废。

10. 按摩时间，每次以20～30分钟为宜。

11. 患者在大怒、大喜、大恐、大悲等情绪激动的情况下，不要立即按摩。

12. 按摩时，有些患者容易入睡，应取毛巾盖好，以防着凉。注意室温，不要在当风之处按摩。

不适的对策

1. 疼痛不适

患者经按摩手法治疗后，特别是初次接受按摩的患者，局部皮肤出现疼痛、肿胀等不适的感觉，严重者会出现用力按压，疼痛加重的现象。这大多是由于按摩操作时，技术不熟练，或局部操作的时间过长、手法刺激过重造成。一般不需要特别处理，一两天内，这些现象就可自行消失。如果疼痛较为剧烈，可在局部配合湿热敷，并做轻柔的按揉法。

2. 皮肤破损

因手法操作轻重不当，用力不匀，在使用擦法、推法等手法时，可能造成皮肤破损现象，使得皮肤表面出现擦伤等情况。当皮肤破损后，应立即在局部涂上消毒药水，避免在破损处继续操作，防止感染。

3. 皮下出血

在按摩的过程中，如果患者出现局部皮肤肿起，甚至出现局部青紫的现象，说明是皮下出血。皮下出血大多是因按摩手法过重而造成。微量的皮下出血或局部小块青紫时，一般不须处理，数日后可以自行消退。如果局部肿胀疼痛较为剧烈、青紫面积大，而且影响到活动功能，可及时先做冷敷止血，过一两天再做热敷，或在局部轻揉，以促进局部瘀血消散与吸收。

4. 骨折

推拿用力过度，或关节运动超出了生理活动范围，可能会引起骨折。常发生于肋骨、股骨、颈椎骨等部位。关于骨折的诊断，可初步由受术者感觉局部剧痛、关节功能障碍来判断。若怀疑骨折或一旦确认骨折，应立即采取安全的制动措施，并及时请医生治疗。

5. 晕厥

晕厥指的是在按摩过程中患者发生昏厥晕倒的现象。在按摩过程中，患者突然觉得头晕、恶心、四肢发凉、出冷汗，甚至出现惊厥和昏倒等症状。晕厥的发生，大部分是因为患者过于紧张，体质虚弱、身体疲劳、过饥过饱，或是由于按摩手法过重、时间过长而造成的。当按摩过程中发现患者晕厥时，应停止按摩，让患者平卧于空气流通处，给患者喝些温糖水，一般休息一会可好转。如果晕厥严重，可采取掐人中穴、拿合谷穴、拿内关穴等方法促使其苏醒，也可配合针刺等方法或采用其他急救措施。

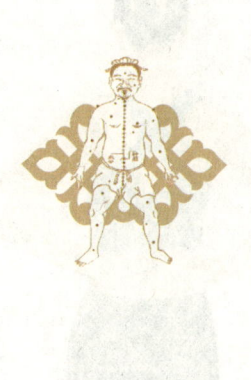

穴位按摩治疗32种常见病

头痛

头痛是一种常见的自觉症状。头痛的原因非常复杂。头部及五官病可致头痛,头部以外或全身性疾病也可引起头痛。所以,遇头痛,需先辨清发病原因,以便采取适当措施。

中医将头痛归纳为外感头痛和内伤头痛两大类。1. 外感头痛:若感受风寒引起的头痛,其痛连背,怕风怕冷;若感受暑湿则头痛而涨,甚则如裂,怕风发热,面红目赤,尿黄便秘,或头痛如裹,肢体困倦。2. 内伤头痛:可有头痛眩晕、心烦易怒、睡眠不安、食欲不振的肝阳上亢之头痛;有头痛头涨、口吐涎沫、恶心的痰浊头痛;头痛头晕、神疲乏力、面色少华、心慌气短的血虚头痛;头脑空痛、耳鸣眼花、腰酸腿软、遗精、带下的肾虚头痛;头痛时作、经久不愈、痛处固定、痛如锥刺的瘀血头痛。

【按摩方法】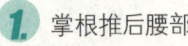

1. 掌根推后腰部5~10次。

2. 双手握拳用掌指关节拨揉腰椎部脊柱两侧,酸痛部多施手法。

3. 用手掌揉摩上腹部20~30次。

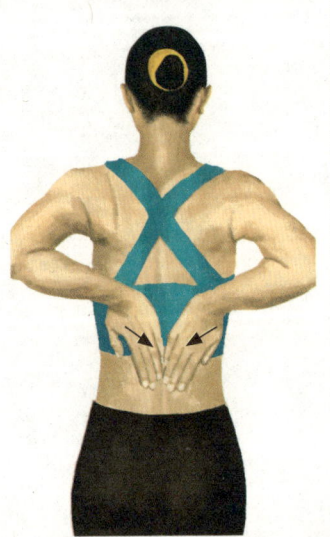
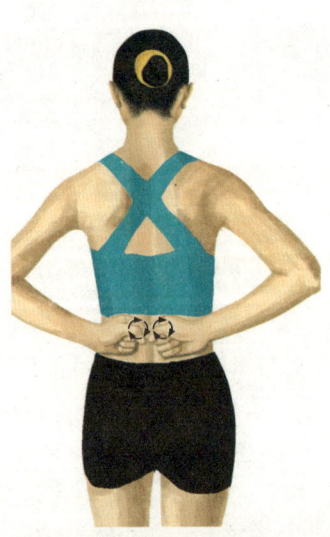
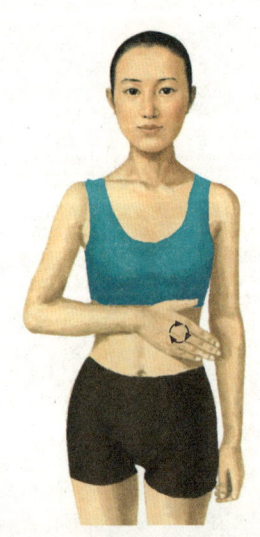

4. 中指按揉膻中穴50～100次。

5. 食、中指按揉中脘穴50～100次。

6. 食、中指按揉气海穴50～100次。

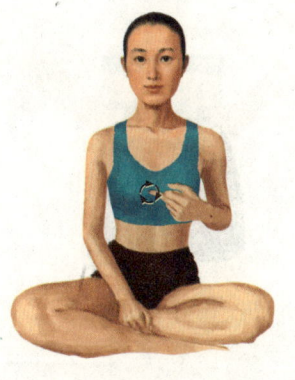 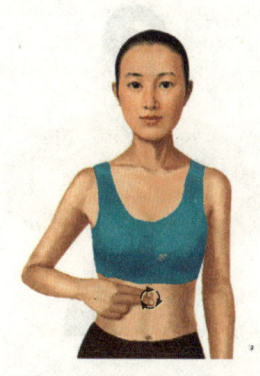 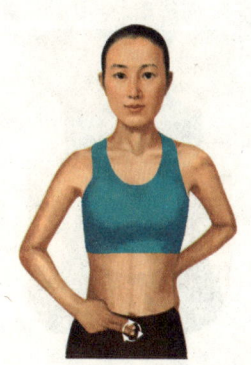

7. 食、中指按揉关元穴50～100次。

8. 掌摩中脘穴顺逆各30次。

9. 掌摩神阙穴顺逆各30次。

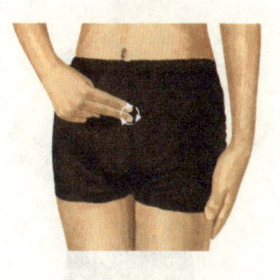 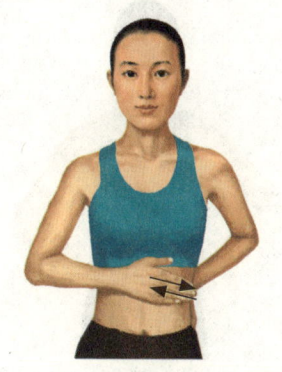 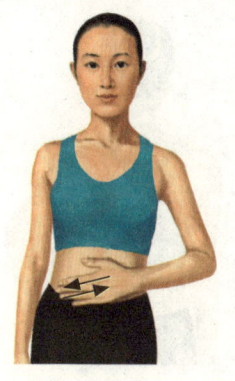

10. 食、中指按揉肺俞穴2～3分钟。

11. 按揉胰俞穴2～3分钟。

12. 双手按揉肝俞穴2～3分钟。

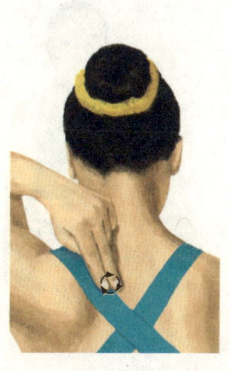 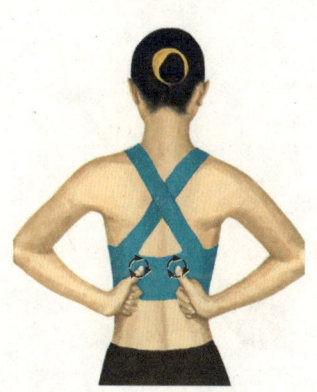 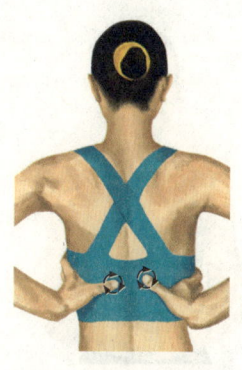

13. 双手按揉脾腧穴2～3分钟。

14. 双手按揉胃腧穴2～3分钟。

15. 双手按揉肾腧穴2～3分钟。

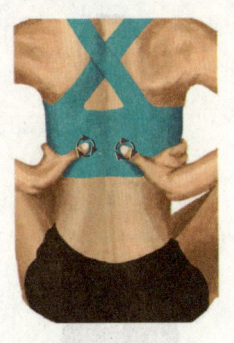
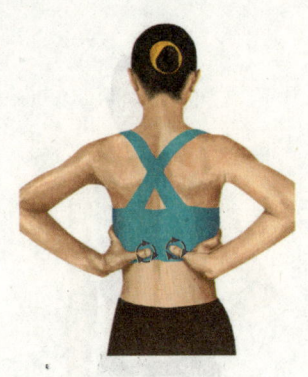
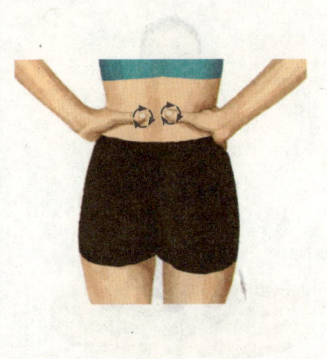

16. 拇指按揉命门穴2～3分钟。

17. 捶击肾区30次。

18. 掌根摩擦腰眼30次。

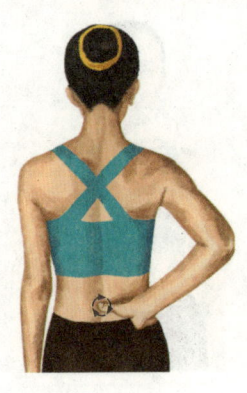
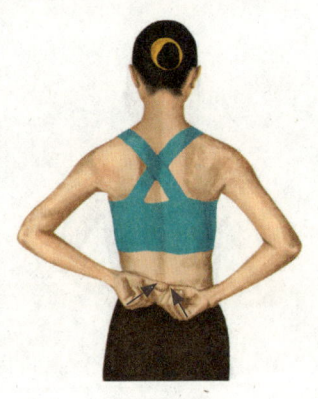
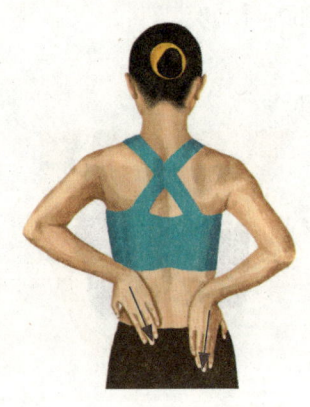

19. 拇指按揉手三里穴2～3分钟。

20. 拇指按揉内关穴2～3分钟。

21. 拇指按揉足三里穴2～3分钟。

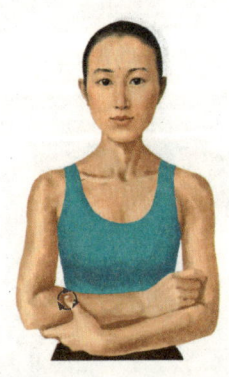
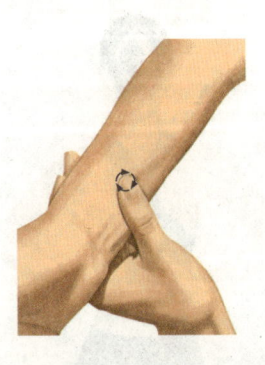
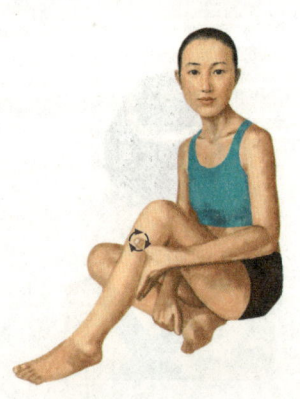

22. 拇指按揉三阴交穴2~3分钟。

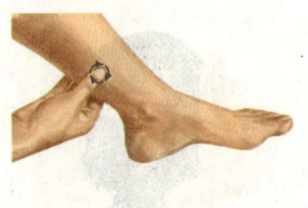

23. 拇指按揉太溪穴2~3分钟。

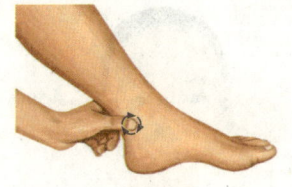

24. 拇指按足三里穴2~3分钟。

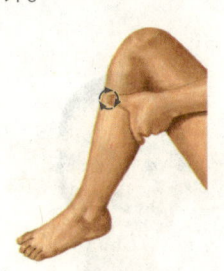

高血压

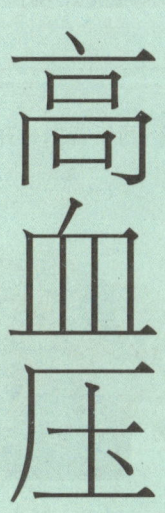

　　高血压是以动脉血压增高，尤其是收缩压持续升高为特点的全身性、慢性血管性疾病。安静状态下，若成人经常收缩压超过18.7千帕（140毫米汞柱），舒张压超过12千帕（90毫米汞柱），并伴有头痛、头晕、耳鸣、健忘、失眠、心悸等症状即可确诊。

　　一般将高血压分为继发性高血压（症状性高血压）和原发性高血压（高血压病），其中原发性高血压占90%。高血压病的发生主要与全身小动脉痉挛、硬化，周围动脉阻力增高，以及血容量与心排血量增加等多种因素有关。晚期可导致心、肾、脑器官病变。

　　中医学认为，本病属"头痛""眩晕"范畴，其病因、病机为情志失调，饮食不节和内伤虚损，使肝阳上亢、肝风上扰所致。现代医学认为，本病与中枢神经系统及内分泌、体液调节功能紊乱有关。年龄、职业、环境及肥胖，高脂质、高钠饮食，嗜酒、吸烟等因素，也与高血压病的发生有关。

【按摩方法】

1. 两手食指并拢，自神庭推摩至哑门15~20次。

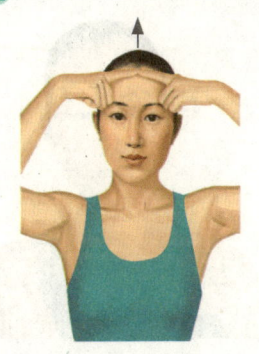
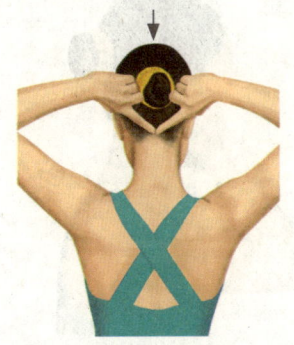

2. 两拇指分抹前额10~15次。

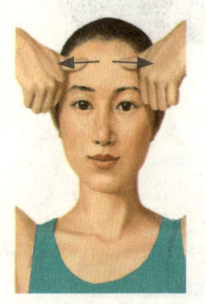

3. 两食指自眉头至眉梢分抹眉毛6~9次。

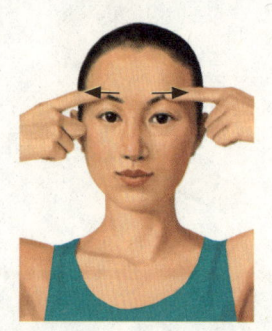

4. 按揉太阳穴1分钟。

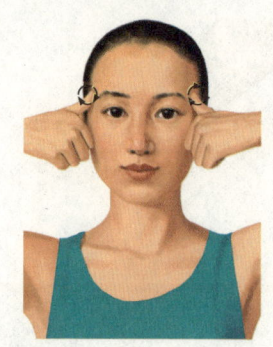

5. 按揉风池穴1分钟。

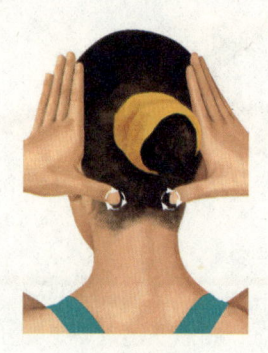

6. 两手五指分开,交替推胸部两侧各10~15次。

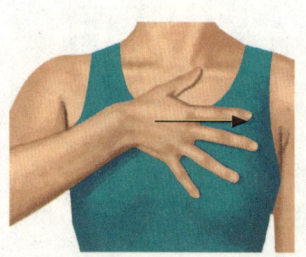

7. 两手握拳放在腰骶部,用拳背交替沿腰椎骨两侧上、下推摩和叩击1~2分钟。

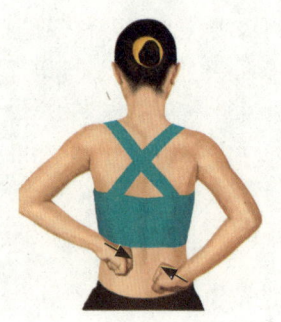

8. 两拇指左右交替推胸锁乳突肌(桥弓)10~15次。

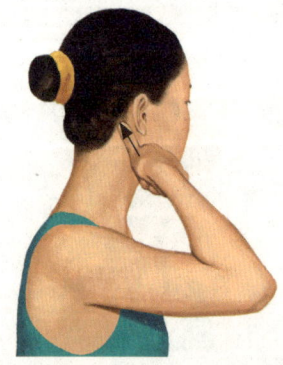
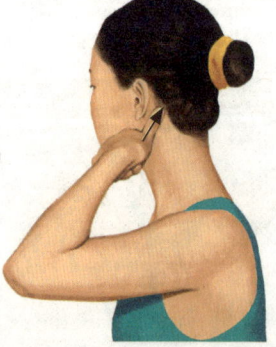

9. 用拇指点揉肩井穴1~2分钟。

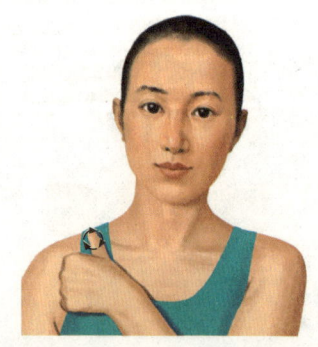

第一章 穴位按摩治百病

10. 拇指点揉曲池穴1~2分钟。

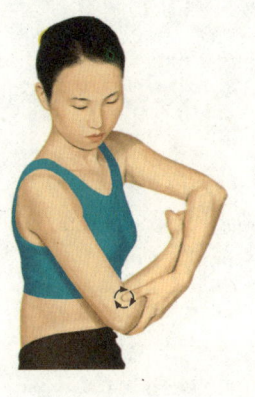

11. 拇指点揉内关穴3~5分钟。

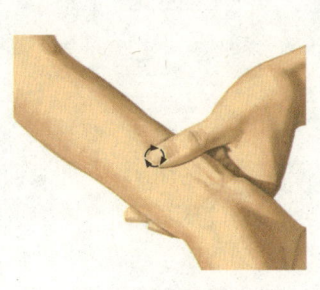

12. 拇指点揉合谷穴3~5分钟。

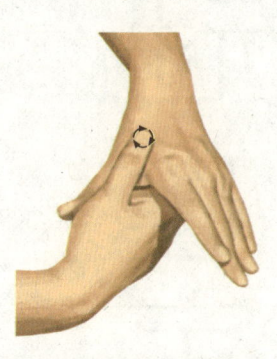

13. 拇指按足三里穴2~3分钟。

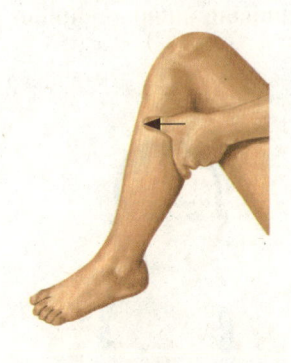

14. 拇指按三阴交穴2~3分钟。

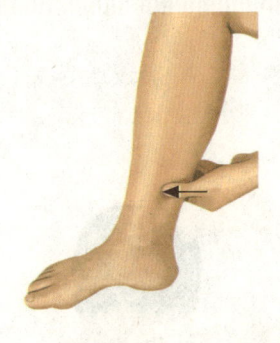

15. 拇指按涌泉穴3~5分钟。

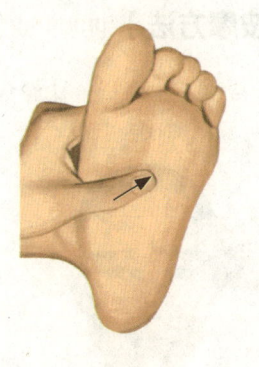

16. 搓掌20~30次。

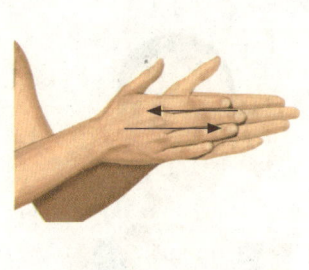

17. 浴面1分钟。

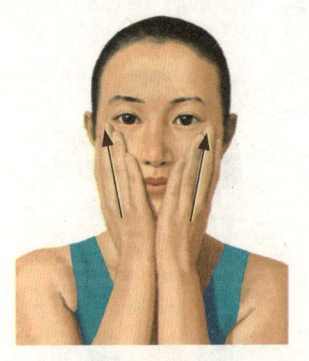

● 按摩穴位可随症加减，如失眠、多梦加神门穴、内关穴、外关穴及头部按摩，胸闷、心悸加揉摩膻中穴等。

23

冠心病

冠心病全称为"冠状动脉粥样硬化性心脏病",亦称缺血性心脏病,是指冠状动脉循环改变引起的冠状血流和心肌需求之间不平衡而导致的心肌损害。临床上相应地有隐匿型冠心病、心绞痛型冠心病、心肌梗死型冠心病、心力衰竭型和心律失常型冠心病、猝死型冠心病五种,有时可以合并出现。

冠心病发病的关键是冠状动脉狭窄、闭塞,影响心肌血液供应,导致心绞痛、心肌梗死、心律紊乱和心脏扩大等临床表现。一般认为本病的发生与下列因素有关:高血压、高血脂、高血糖、肥胖、吸烟、遗传、饮食习惯以及口服避孕药等。

冠心病属于中医学"胸痹""心痛"范畴,是指时常胸闷不适,突然发作的胸骨后窒塞疼痛,可向左肩、左背部以及左上肢等部位放射。重的心痛亦称"厥心痛",常可危及生命。

【按摩方法】

1. 用食、中两指分抹额头至头部两侧10～15次。

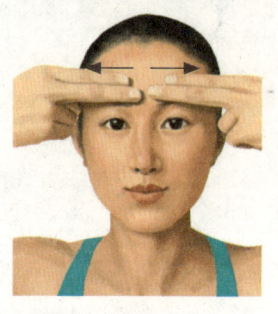

2. 食、中指按压百会穴1～2分钟。

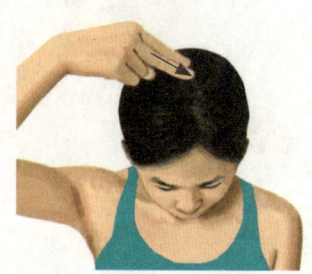

3. 食指按压人中穴各1～2分钟。

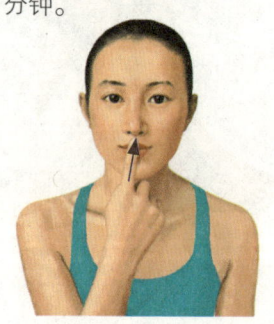

4. 用拇、食、中、无名指指甲掐四神聪穴4～6次。

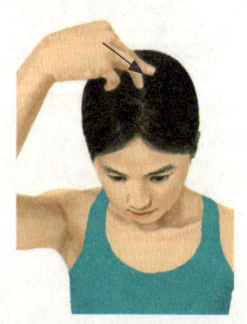

5. 拿揉风池穴1～2分钟。

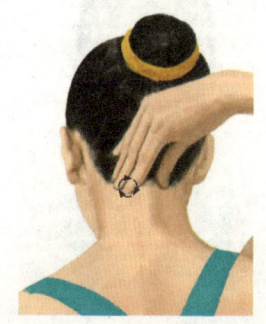

6. 双手拇指按揉太阳穴1分钟。

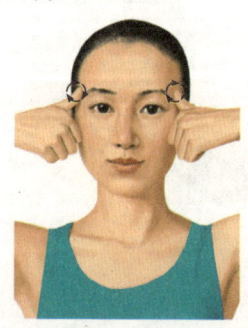

第一章 穴位按摩治百病

7. 摩耳轮，并用食指摩擦外耳道口稍后方的耳甲腔部，各摩擦50次，此部位手法与体部手法配套使用。

8. 两手交替指掐内关穴30～50次。

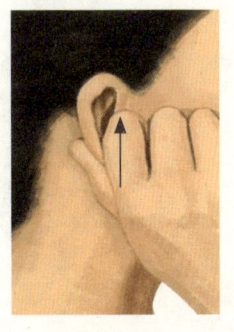
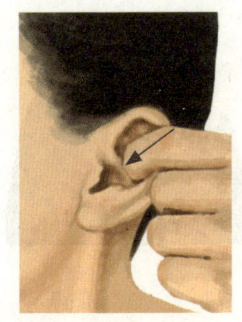
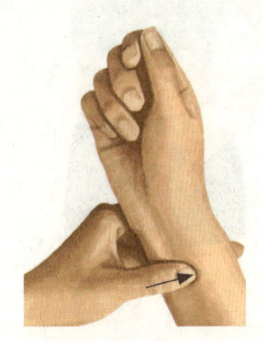

9. 按压劳宫穴30～50次。

10. 两手交替指掐神门穴30～50次。

11. 拇指点压通里穴30～50次。

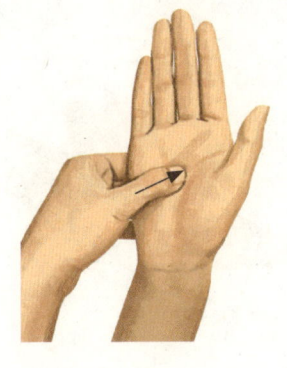
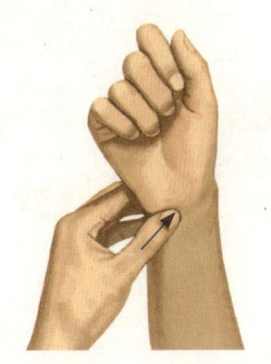
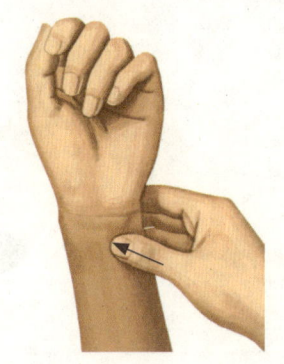

12. 拇指点压阴郄穴1～2分钟。

13. 两手交替指掐手三里穴30～50次。

14. 食、中指点压膻中穴30～50次。

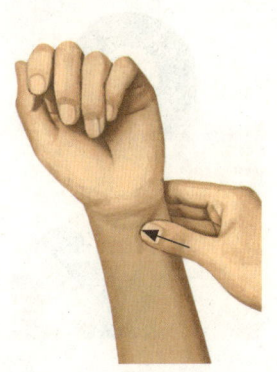
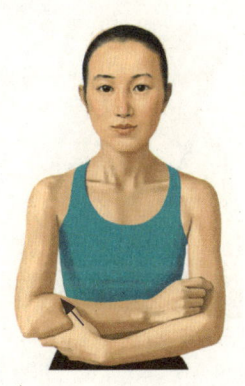
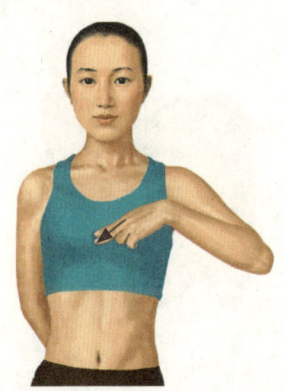

15. 食、中指点压气海穴30～50次。

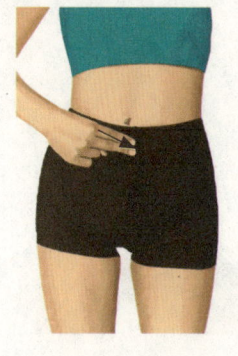

16. 食、中指点压关元穴30～50次。

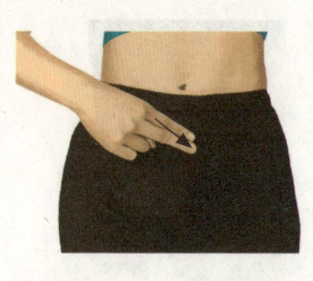

17. 拇指按揉足三里穴80～100次。

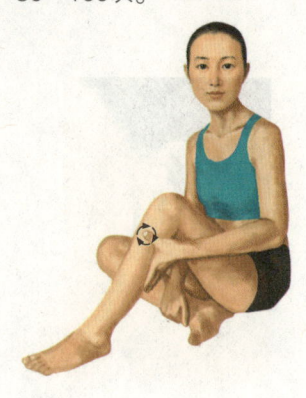

18. 拇指按揉阳陵泉穴80～100次。

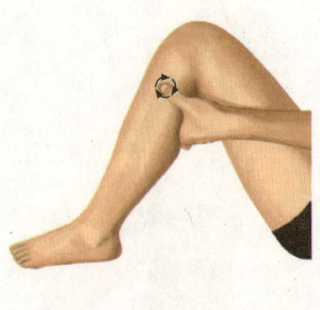

19. 拇指按揉三阴交穴80～100次。

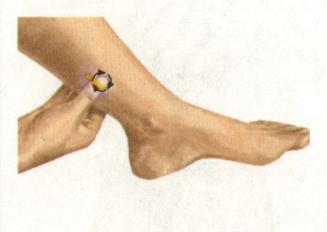

20. 拇指点压太溪穴1～2分钟。

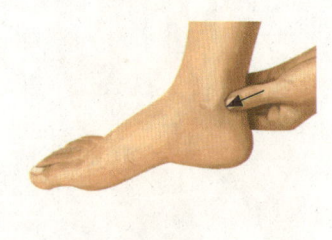

21. 拇指点压公孙穴1～2分钟。

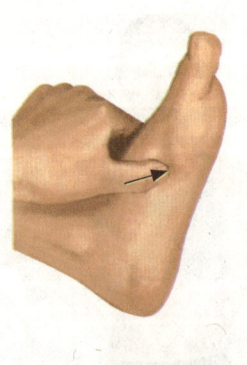

22. 拇指按揉涌泉穴80～100次。

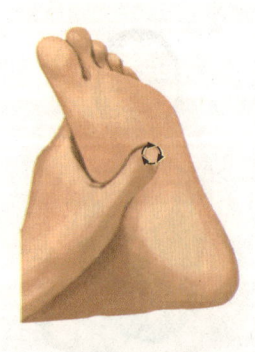

23. 双手食指交替点按背部两侧的肺腧穴1分钟。

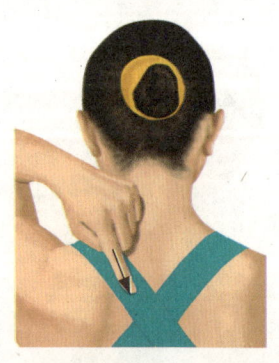

24. 两手食、中指交替点压厥阴腧穴1分钟。

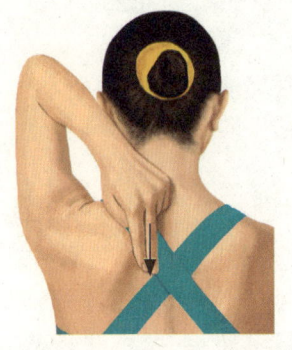

25. 两手食、中指交替点压神堂穴1分钟。

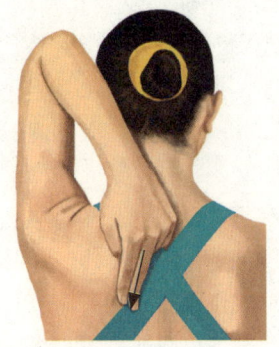

26. 两手食、中指交替点压心腧穴1分钟。

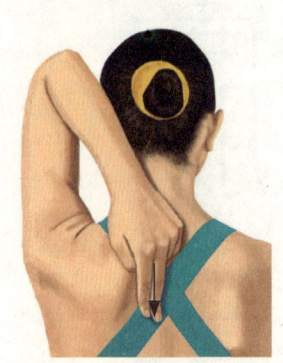

27. 屈拇指点按至阳穴1分钟。

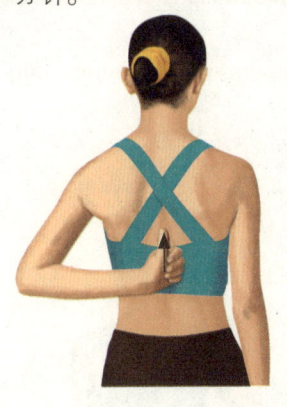

28. 双手拇指点按背部两侧脾腧穴1分钟。

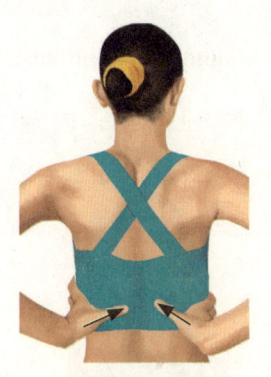

29. 双手拇指点按背部两侧胃腧穴1分钟。

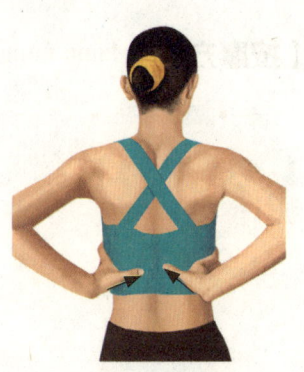

30. 屈双手拇指点按背部两侧肾腧穴1分钟。

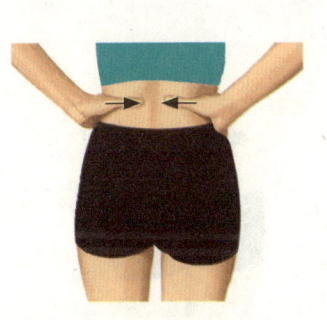

31. 站立位，两臂放松，左右旋转做捶背和拍心的动作50～100次。

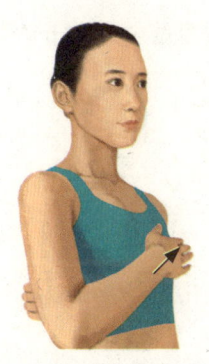

32. 拇指点揉肩井穴1～2分钟。

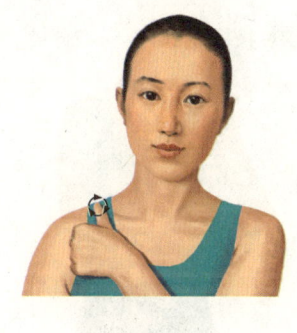

高脂血症

高脂血症是指血浆脂原浓度明显超过正常范围的一种慢性病症，如果符合以下一项或几项，就患有高脂血症：总胆固醇、甘油三酯过高；低密度脂蛋白胆固醇过高；高密度脂蛋白胆固醇过低。高脂血症在发病早期可能没有不舒服的症状。多数患者在发生了冠心病、脑中风后才发现血脂异常，可表现为头痛、四肢麻木、头晕目眩、胸部闷痛、气促心悸等症状。

高脂血症有原发性和继发性两种。由于脂蛋白代谢过程中某环节存在先天性缺陷，或者是由于某种环境因素通过未知机理而引起的脂蛋白代谢紊乱，称原发性高脂血症。临床上后一种情况比较多见。有遗传因素可查者称遗传性或家族性高脂血症。继发性高脂血症主要继发于某种疾病，最常见的是糖尿病、肾病综合征、慢性肝病、甲状腺功能过低、肥胖症、某些药物的影响和免疫性疾病等。

【按摩方法】

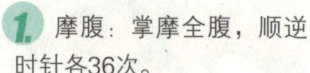
• 基本手法 •

1. 摩腹：掌摩全腹，顺逆时针各36次。

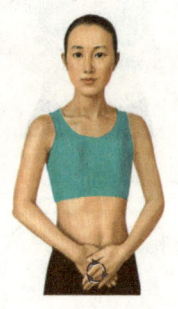

2. 按揉上脘穴1.5～2分钟。

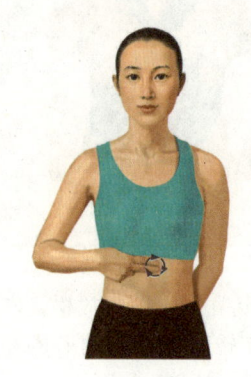

3. 按揉中脘穴1.5～2分钟。

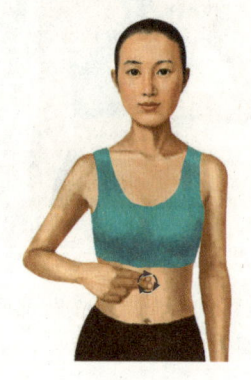

4. 按揉建里穴1.5～2分钟。

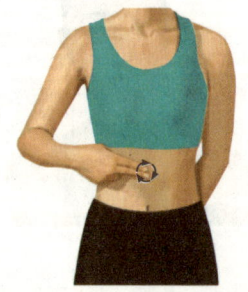

5. 按揉膻中穴2～5分钟。

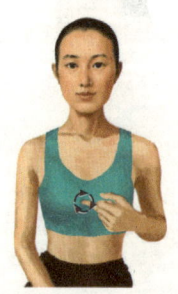

6. 按揉关元穴1.5～2分钟。

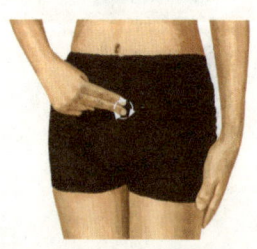

7. 按揉天枢穴1.5~2分钟。

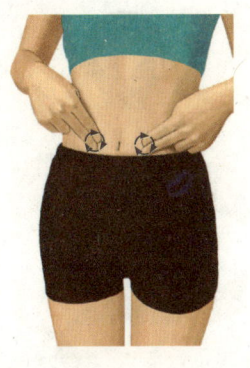

8. 拇指按揉气海穴2~5分钟。

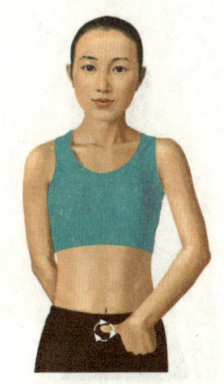

9. 拇指按揉血海穴2~5分钟。

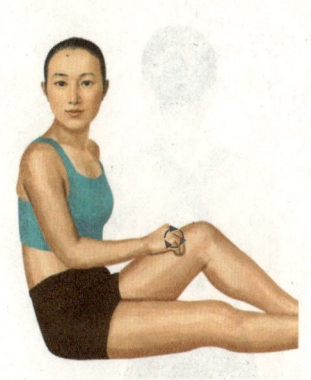

10. 拇指点按足三里穴1.5~2分钟。

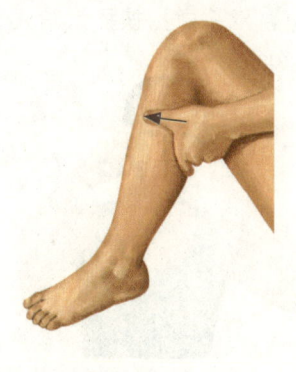

11. 拇指按揉三阴交穴1.5~3分钟。

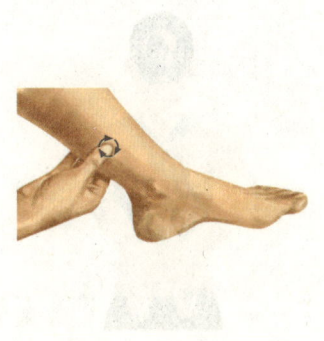

12. 拇指点揉内关穴3~5分钟。

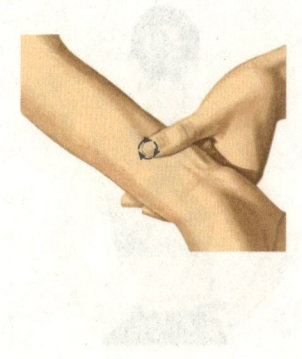

13. 拇指点揉外关穴3~5分钟。

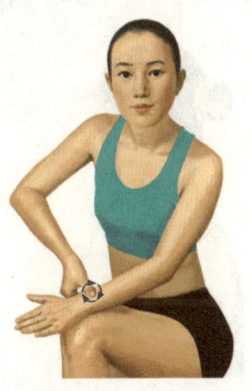

14. 食、中指点按肺腧穴1.5~2分钟。

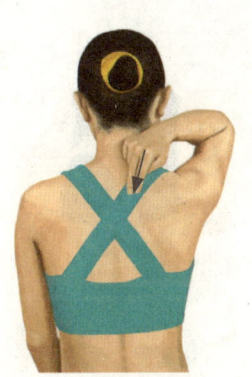

15. 点按心腧穴2~3分钟。

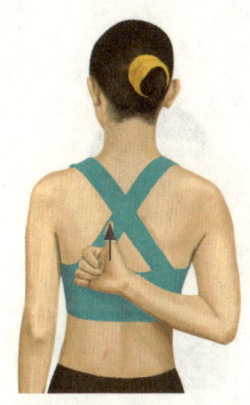

16. 拇指点揉膈腧穴1.5~2分钟。

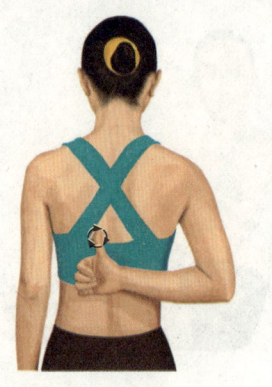

17. 双手拇指点按胆腧穴1.5~3分钟。

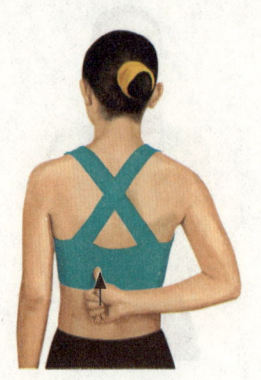

18. 拇指点按脾腧穴1~2分钟。

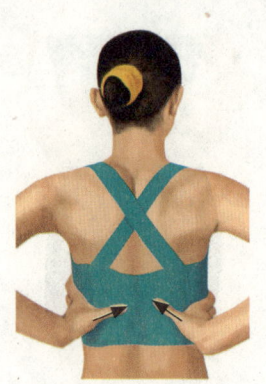

19. 双手拇指点按气海穴2~3分钟。

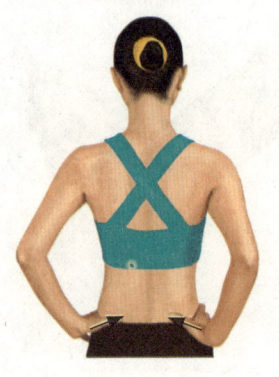

20. 双手掌推脾腧至膀胱腧5~7次。

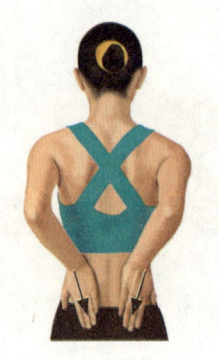

• 根据病情加减 •

◎ 伴有高血压症状者

21. 双手中指按揉太阳穴1分钟。

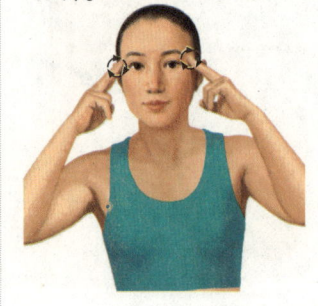

22. 食、中指按揉百会穴1分钟。

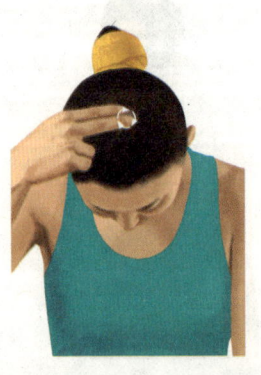

23. 双手拇指按揉风池穴1分钟。

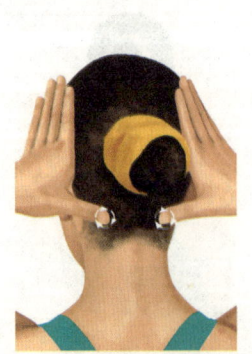

24. 双手拇指交替推双侧胸锁乳突肌（桥弓）10~15次。

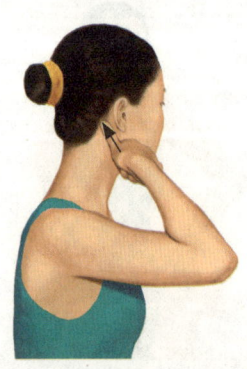

25. 拇指点按涌泉穴3~4分钟。

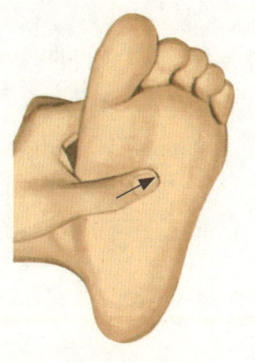

◎伴有心悸者
26. 拇指点按印堂穴5~10次。

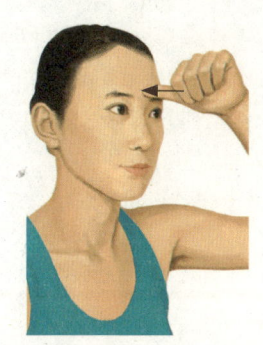

27. 推前额眉弓穴各5~10次。

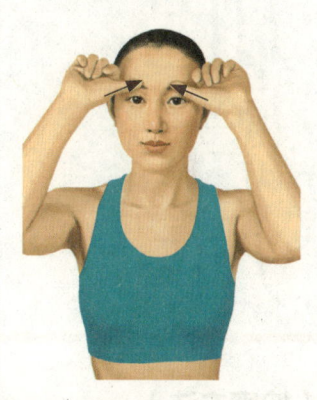

28. 点按神门穴2~4分钟。

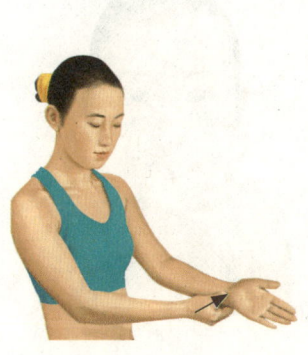

◎伴有失眠者
29. 一指禅推法：从印堂穴向上推至神庭穴往返5~6次。

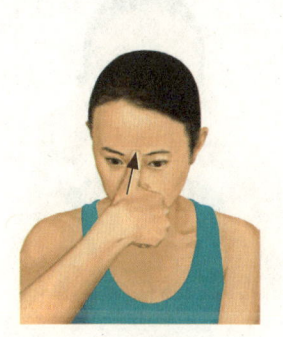

30. 从印堂穴向两侧眉弓推至太阳穴5~6次。

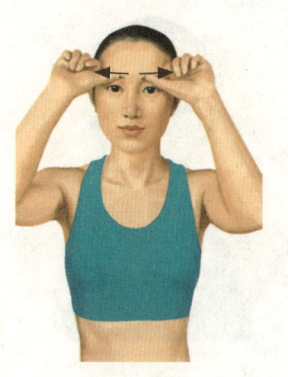

31. 按揉攒竹穴1~2分钟。

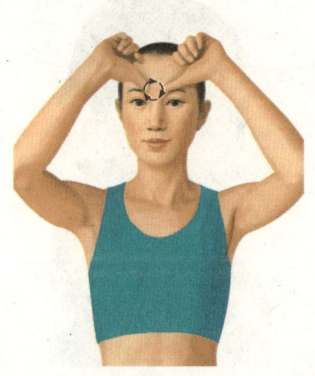

32. 按揉神庭穴1~2分钟。

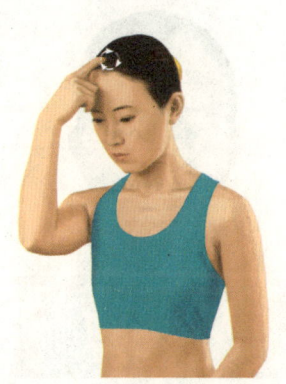

33. 按揉角孙穴1~2分钟。

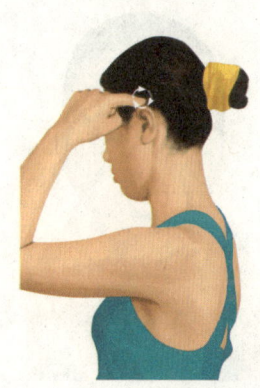

肥胖症

肥胖症是由于机体生理、生化功能的异常改变，人体脂肪代谢紊乱，进食热量超过消耗热量，多余的部分以脂肪的形式储存积聚于各组织及皮下，导致体重超过同龄、同性别正常标准值20%以上的一种能量代谢紊乱性内分泌疾病。临床上常分为单纯性肥胖症和继发性肥胖症。单纯性肥胖症主要表现为均匀性肥胖，临床根据伴随的自觉症状和体重将本病分为轻度、中度和重度三级。

继发性肥胖症（症状性肥胖），系由于内分泌紊乱性疾病所导致的肥胖。

【按摩方法】

1. 拇指点按攒竹穴30秒钟。

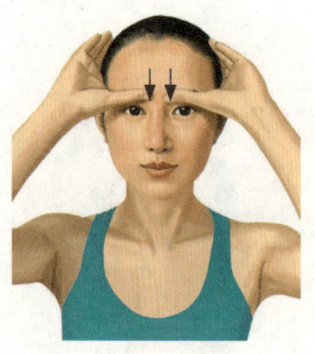

2. 食指点按瞳子髎穴30秒钟。

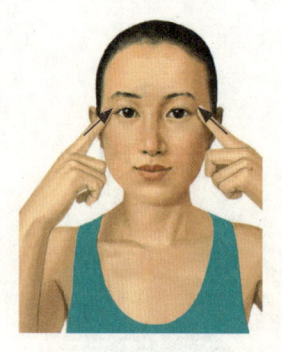

3. 食指点按承泣穴30秒钟。

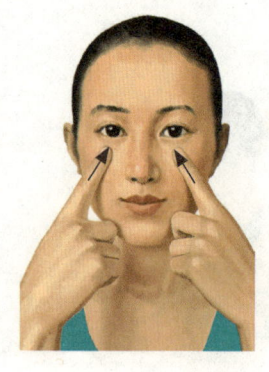

4. 食指点按四白穴30秒钟。

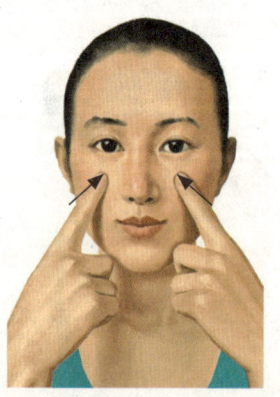

5. 食指点揉迎香穴30秒钟。

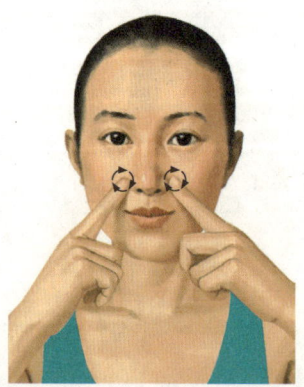

6. 食、中指按揉颊车穴30秒钟。

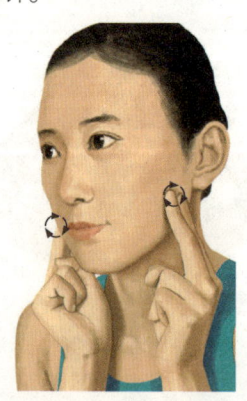

7. 食指点按地仓穴30秒钟。

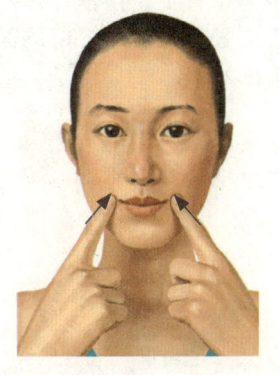

8. 食、中指按揉下关穴30秒钟。

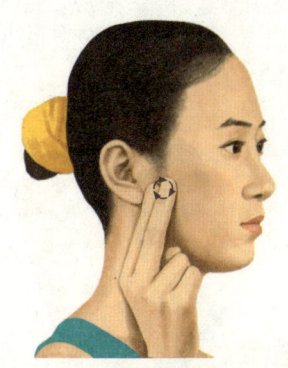

9. 食指点按承浆穴30秒钟。

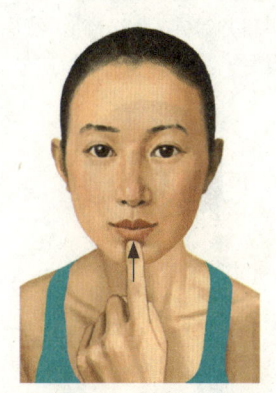

10. 双手四指按压在前额部，由中间向两侧太阳穴推抹10～15次。

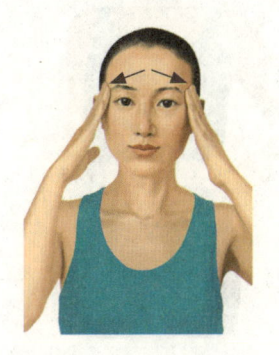

11. 两指由鼻两侧起推抹至太阳穴10～15次。

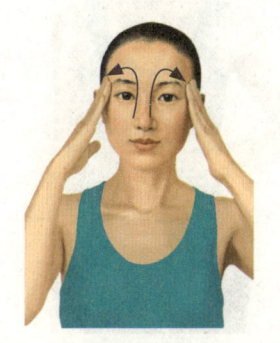

12. 三指由迎香穴推抹至耳前。

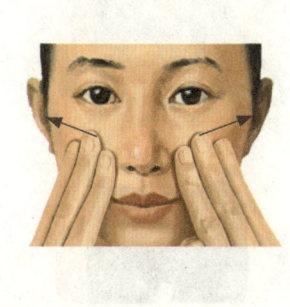

13. 双手三指（除小指）由承浆穴起经地仓穴、颊车穴推抹至下关穴10～15次。

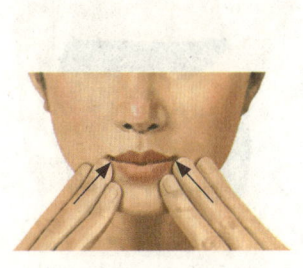

14. 拇指与食、中、无名指对置于风池穴，拿定项部肌肉，沿项肌提拿至肩井穴，两手交替操作10～15次。

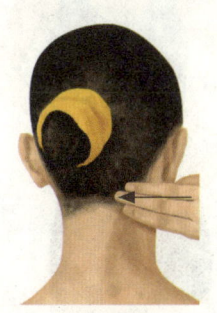

15. 两手拇指按于风府穴，从内向外经风池穴推揉至耳后翳风穴，反复操作10～15次。

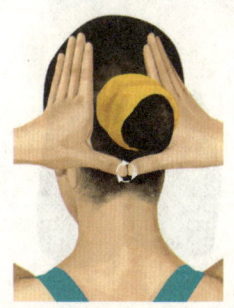

16. 用一手食、中、无名指按揉同侧的风池、翳风及对侧肩井等穴2~3分钟，然后换另一只手，操作同前。

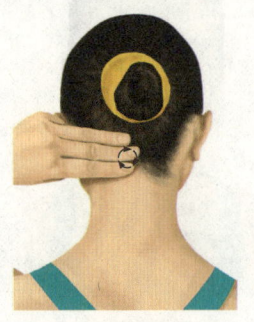

17. 以一手手掌置于百会穴，自上而下沿头颈部正中线，用掌推法，经风府穴至大椎穴，反复操作10~15次。

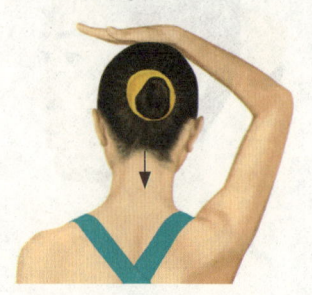

18. 以一手虎口轻按于颈根部，其余四指与拇指贴于两侧锁骨上，用推抹法两手交替自下而上，以局部透热为度。

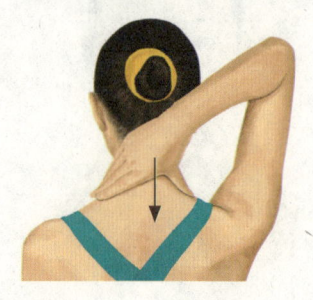

19. 食、中指点按上脘穴30秒。

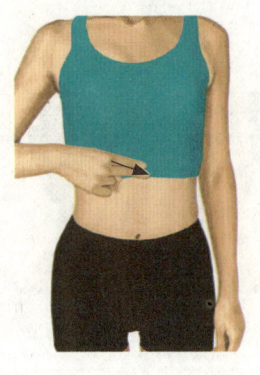

20. 食、中指按揉中脘穴30秒。

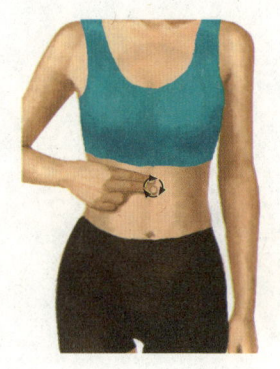

21. 食、中指按揉神阙穴30秒。

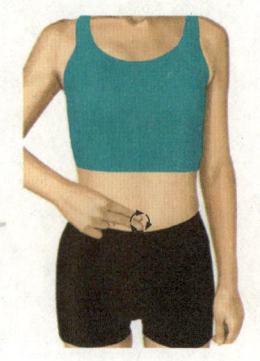

22. 食、中指按揉天枢穴30秒。

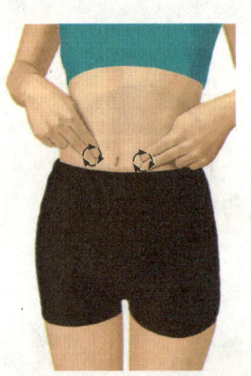

23. 食、中指点揉气海穴30秒。

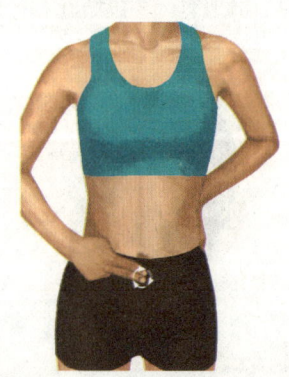

24. 食、中指点揉关元穴30秒。

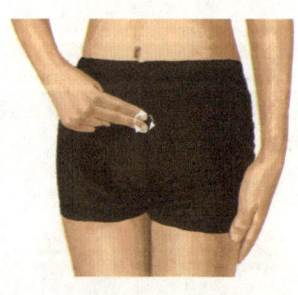

25. 食、中指按揉五枢穴30秒。

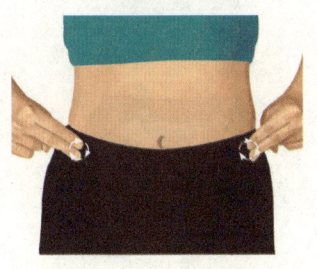

26. 食、中指按揉维道穴30秒。

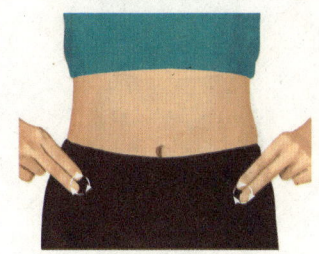

27. 用掌拿法分别拿起中极、天枢、气海脂肪肌肉组织，做抖动拿法，提拿时力量深沉，面积宜大，可加捻按动作，放下时手法轻缓，反复操作10～15次。

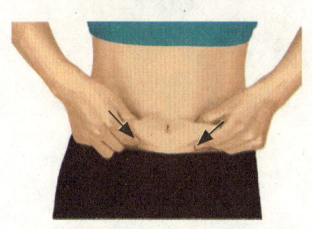

28. 双手掌或掌根置脐上，用掌摩法顺时针按揉3～4分钟。

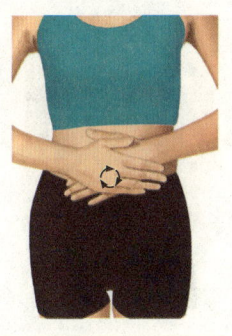

29. 两手掌搓热，分别置于对侧剑突下季肋部，由内上向外下方沿肋下缘，用掌根或全掌直推法，分推15～20次。

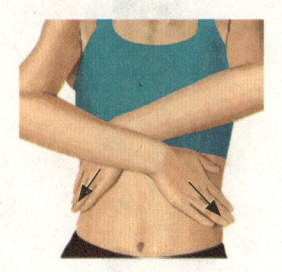

30. 双手提拿胁肋部肌肉，一拿一放，用五指拿法，并在拿起时可加力捻揉，并逐渐由上向下反复操作15～20次。

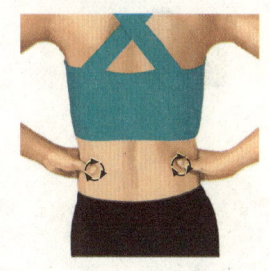

31. 三指点天宗穴1分钟。

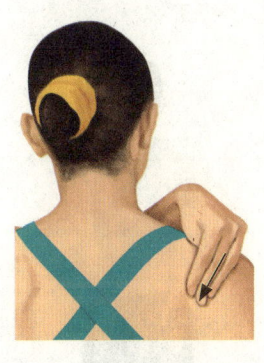

32. 三指点秉风穴1分钟。

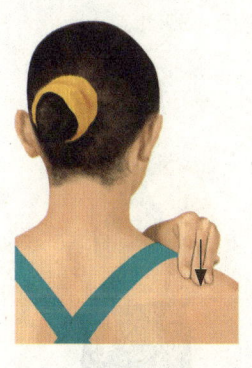

33. 掌指关节或拇指点按肝腧穴1分钟。

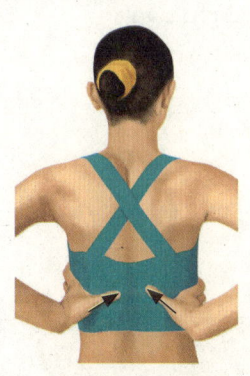

34. 掌指关节或拇指点按胃俞穴1分钟。

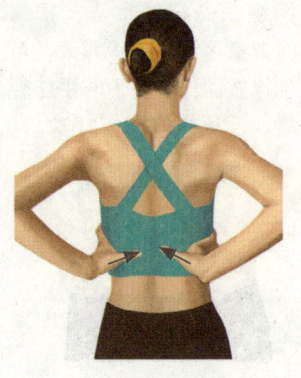

35. 掌指关节或拇指点按肾俞穴1分钟。

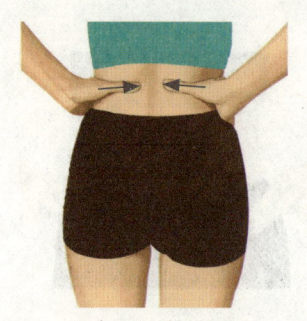

36. 拇指点按大肠俞穴1分钟。

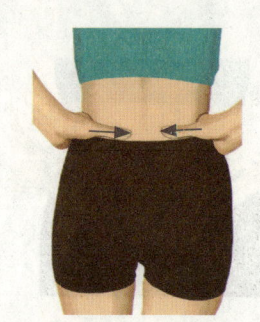

37. 一手置于对侧肩胛冈上方,用掌擦法经由肩井穴擦向胸前,反复操作20～30次,换另一只手,操作同前。

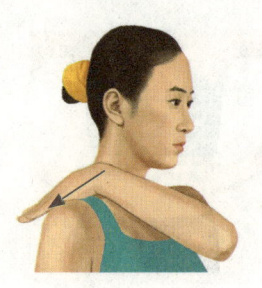

38. 以双手掌根按于背部脊柱两侧,用掌根直推法由上至下推至腰骶,反复操作20～30次。

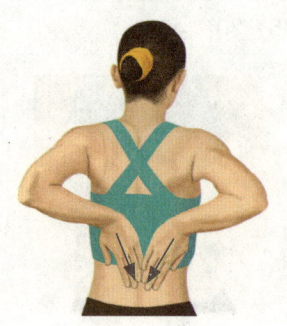

39. 以手握空拳置于同侧髂嵴上方,横叩至对侧,两手交替操作20～30次。

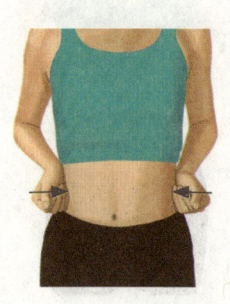

40. 两手掌搓热,置于两侧腰上方,由外上至内下擦摩腰肌20～30次。

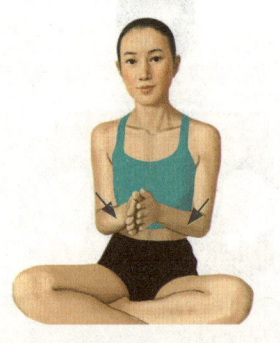

41. 以掌揉法或掌根揉法按揉两侧秩边穴做顺时针揉按20～30次。

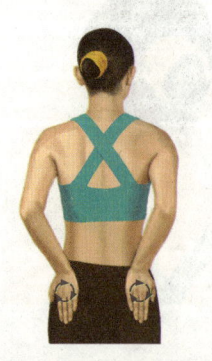

42. 以掌揉法或掌根揉法按揉两侧秩边穴做逆时针揉按20～30次。

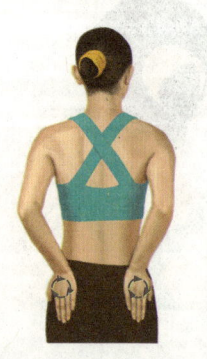

43. 用五指拿法捏拿起两侧臀肌,用力可稍重,捏起时可行捻按,再慢慢放下,一提一按,反复操作20~30次。

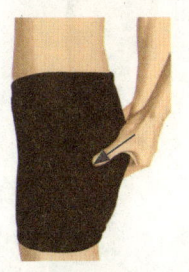

44. 以手掌置于腰骶,用掌擦法来回推擦臀部脂肪,以透热为度。

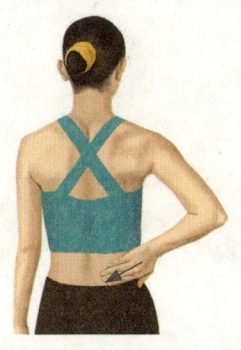

45. 以掌根置于髂前上棘处,用掌根直推法由上向下沿臀部向大腿外后侧做弹拨、推擦,由轻到重,使局部有酸胀感,反复操作10~15次。

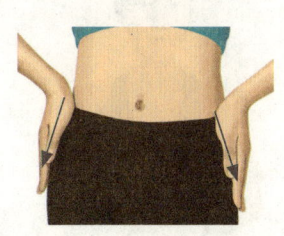

46. 以手掌置于腰骶部,用掌擦法做左右横行擦动,以透热为度。

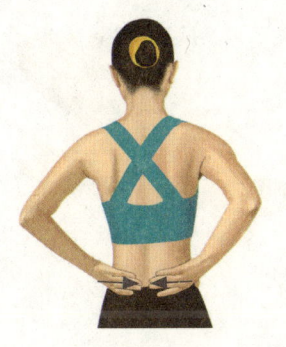

47. 以四指或五指拿法,提拿住三角肌,并逐渐向下提拿至曲池穴,在提拿的过程中可做捻压动作,反复操作10~15次。

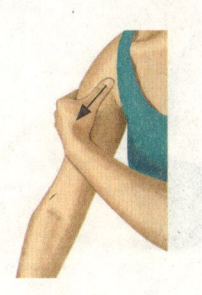

48. 拇指按揉肩髃穴。

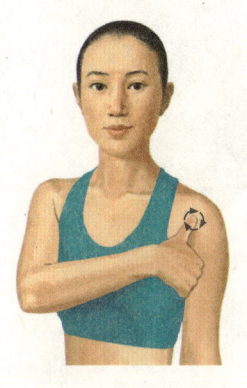

49. 食、中指按揉臂臑穴。

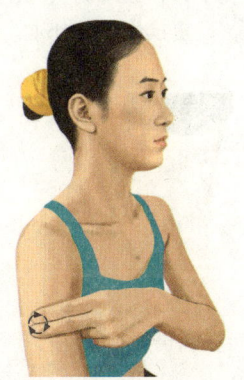

50. 拇指点按外关穴。

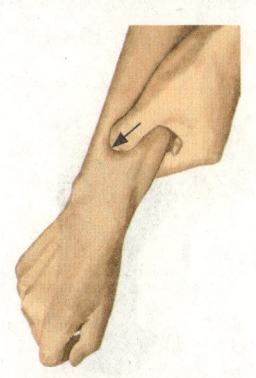

51. 以掌置于肩上方内侧,用拇指直推法或掌擦法,由上而下从上肢掌侧至腕部,反复操作10~15次。

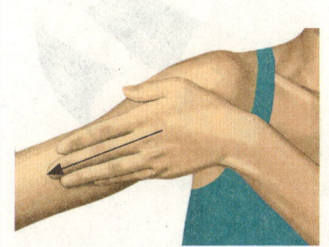

52. 用一手拇指按于对侧上肢掌侧上端，稍用力弹拨，并渐渐下移至前臂，反复操作10次。

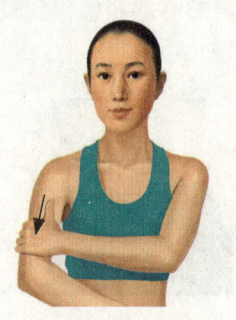

53. 捏拿合谷穴1~2分钟。

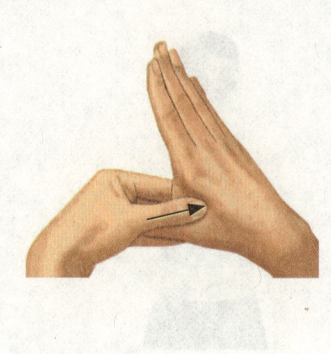

54. 按揉承山穴30秒钟。

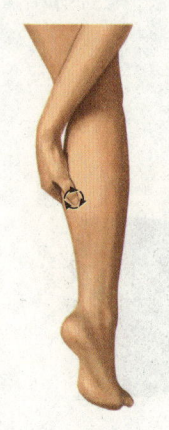

55. 拇指按揉丰隆穴30秒钟。

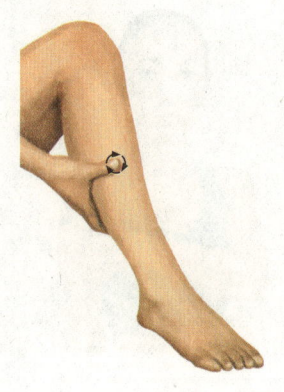

56. 拇指按揉血海穴30秒钟。

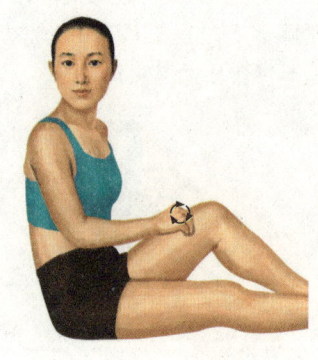

57. 拇指按揉太溪穴30秒钟。

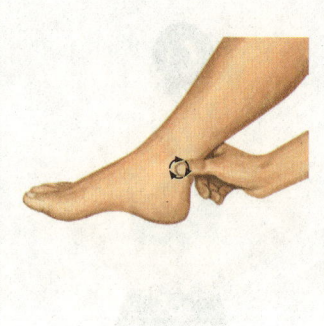

58. 以五指拿法，从上而下，拿大腿内侧肌肉至膝部，反复操作10~15次。

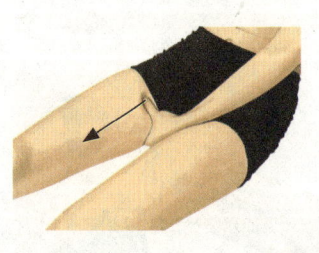

59. 用全掌推法或掌擦法，从臀部向下沿膀胱经推至委中穴，反复操作10~15次。

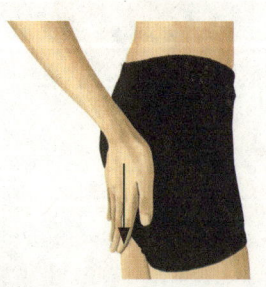

60. 用全掌或掌根直推法，从委中穴，经承山穴推至跟腱，反复操作10~15次。

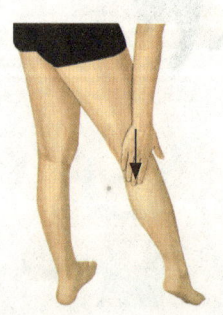

61. 用双手掌根或拳用力自上而下击打大腿内侧、外侧肌群，反复操作10~15次。

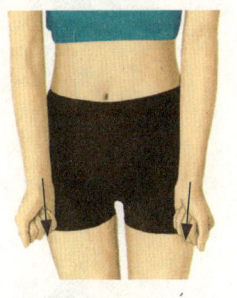

62. 脾胃虚型：揉气海穴、关元穴、足三里穴各3分钟。这里仅以揉足三里穴为例。

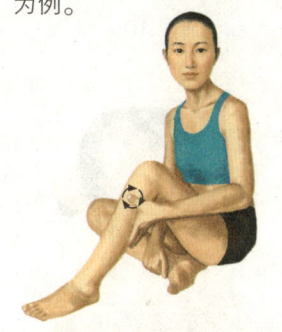

63. 按揉阴陵泉穴、百会穴各2分钟。这里仅以按揉阴陵泉穴为例。

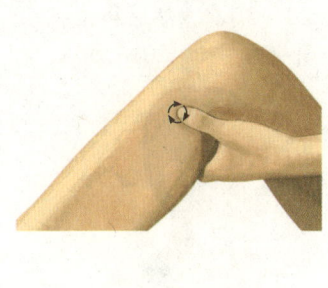

64. 真元不足型：按揉三阴交穴、太溪穴2分钟。这里仅以按揉三阴交穴为例。

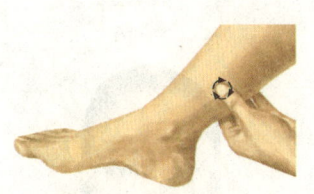

65. 揉关元穴、中极穴各2分钟。这里仅以按揉中极穴为例，最后按揉阴陵泉穴2分钟。

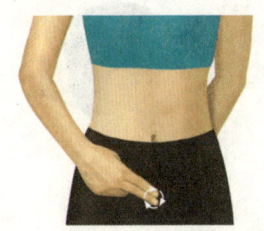

66. 取平卧位，快速以腹式呼吸，呼气时，慢慢抬起双足与躯干成40°~90°角，吸气时慢慢放下双脚，反复操作10次。

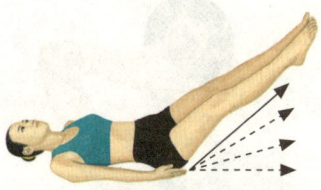

咳喘病

　　咳喘病是一种最常见的呼吸道疾病，其主要临床表现为咳嗽，气喘，咳痰，甚至痰中带血，多伴有气急，甚至带有哮鸣音和呼吸困难，患者出现张口抬肩、嘴唇发紫、难以平卧、大汗等症状。

　　咳喘病的致病原因，一是多为长期吸烟、长期处于受污染的空气环境等因素，刺激呼吸道发生病变；二是由于呼吸道感染了病毒、细菌、支原体、衣原体等致病因素；三是由于某些药物、花粉等刺激呼吸道而导致的一种过敏反应等。中医把咳喘病的发生归结于外感时邪、痰饮内停、肾不纳气等原因。

　　本书以治疗急慢性气管支气管炎、急慢性支气管哮喘为主。临床上以中老年人发病为多，发病时间多在秋冬季节。咳喘病病程进展缓慢，症状可反复，病情可加剧，缠绵难愈。

【按摩方法】

1. 以一手拇指推一侧胸锁乳突肌（桥弓），自上而下20～30次，然后再推胸锁乳突肌另一侧20～30次。

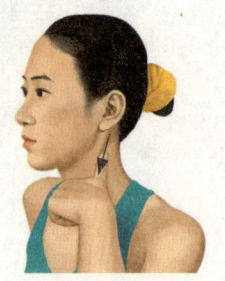

2. 双手五指张开，以五指指腹自侧头部前上方向后下方用抹法操作10～15次。

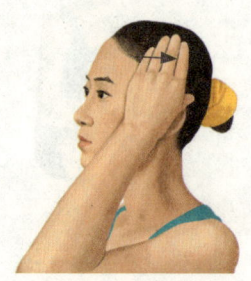

3. 从头顶部至后头枕部用五指拿法，自后头枕部至项部转为三指拿法，重复3～4遍。

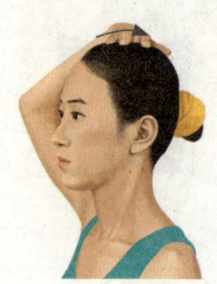

4. 反手拿风池穴，并以手指点按风池穴1～3分钟。

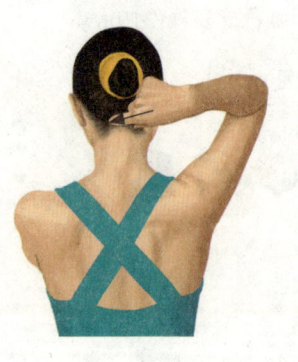

5. 反手拿肩井穴，并以手指点按肩井穴1～3分钟。

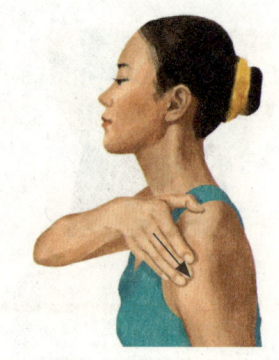

6. 取坐位，以双手拇指、食指或中指螺纹面着力于太阳穴处，做上下、前后、环转等揉动，时间为1～3分钟。

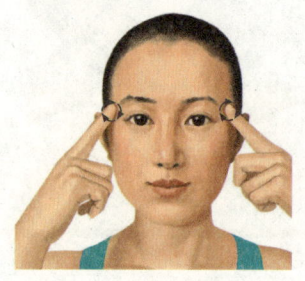

7. 取坐位，以一手拇指指腹着力于头顶百会穴处，持续用力点压1～3分钟。

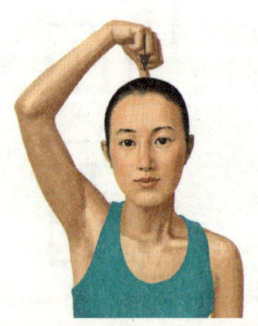

8. 以拇指、食指或中指指端按揉中府穴、云门穴3分钟。

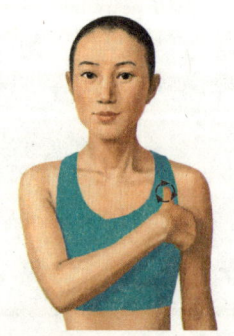

9. 取坐位，以食指或中指指端置于天突穴处，先按揉2～3分钟，然后再持续勾点天突穴1分钟。

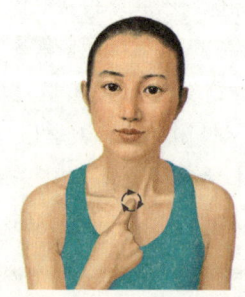

10. 取坐位或仰卧位，以拇指和食指、中指、无名指和小指捏揉两侧胸大肌，反复操作3~5分钟。

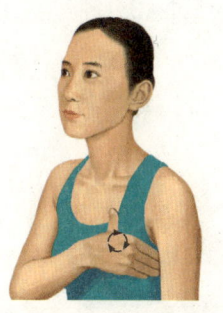

11. 取坐位，以掌面着力于胸肋部，从胸骨正中开始自上而下按顺序分推至腋中线，两侧反复操作5~7遍。

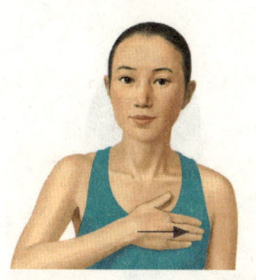

12. 取坐位，双手食、中指指腹分别置于胸骨柄两侧，沿肋间隙由内向外分推至腋中线。反复操作5~7遍。

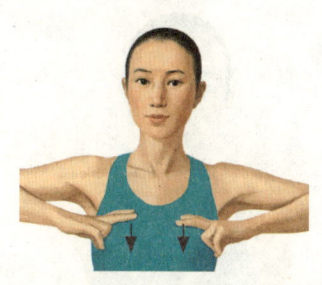

13. 取坐位或仰卧位，以手掌小鱼际或大鱼际、全掌横擦胸部，顺序是自上而下，以透热为度。

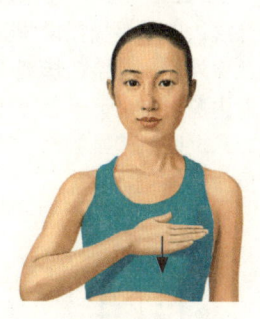

14. 取坐位或仰卧位，食指置于胸骨璇玑穴处，逐步向下点压，至中庭穴止，反复操作2~3分钟。

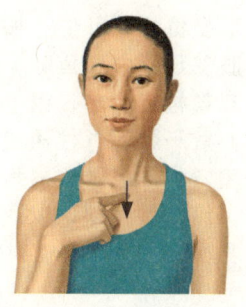

15. 取坐位，以一手掌心置于胸前璇玑穴处，自上而下沿胸部正中线摩动，至中庭穴，反复操作3~5分钟。

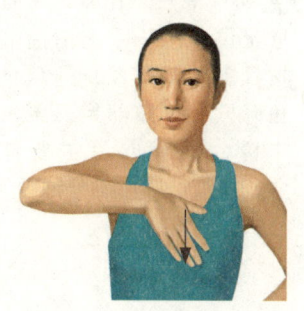

16. 取坐位或站立位，以一手置于对侧腋下，提拿腋下肌肉。自上而下，反复操作2~5分钟，再操作另一侧。

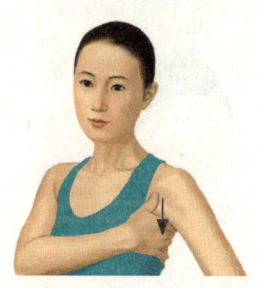

17. 取仰卧位，以双手拇指持续点压两侧章门穴1~2分钟，点后揉之。

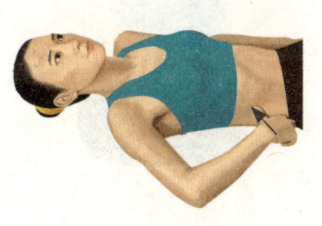

18. 取仰卧位，以两手的食指、中指、无名指和小指掌侧分别置于两侧胁肋处，由内向外下方摩动，反复摩动5~7分钟。

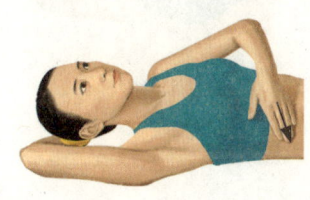

19. 取坐位，两手握空拳，分别以拳面处着力叩打对侧肩背部，反复操作3～5分钟。

20. 急性咳嗽时，患者取坐位，以双手食、中指指端分别置于背部脊柱两侧的肺俞穴处，同时着力点按，持续点压1～3分钟。

21. 慢性咳嗽时，患者取坐位，以双手拇指指端分别置于腰部脊柱两侧的肾俞穴处，同时着力点按，持续点压1～3分钟。

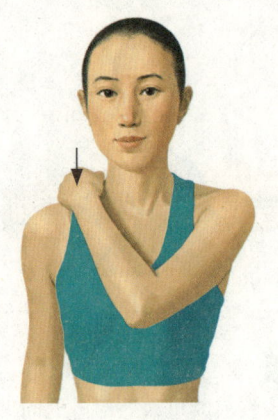
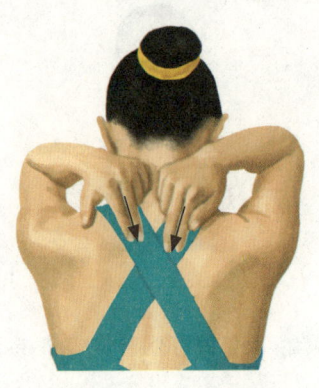
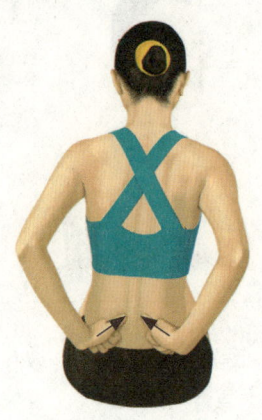

22. 哮喘急性发作时，患者取坐位，以一手拇指指端按揉上肢部尺泽、列缺、鱼际穴和下肢部足三里、丰隆、太溪穴等主要体穴，持续点按1～3分钟。

23. 哮喘慢性发作时，患者取坐位或俯卧位，按揉上肢部尺泽穴和鱼际，并将双掌相互搓热，以手掌掌心置于腰部脊柱两侧的肾俞穴处，以肾俞穴为中心，纵向擦腰部，以透热为度。

24. 取坐位或仰卧位，上肢略外展，以一手拇指掌侧置于上臂外侧，其余四指置于上臂内侧，自上而下，节律性捏拿上肢肌肉至腕部，反复操作5～7遍。

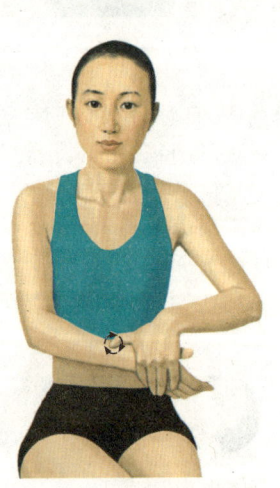
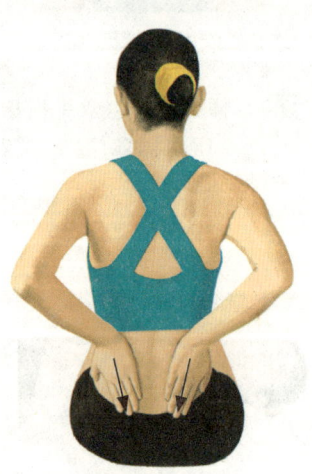
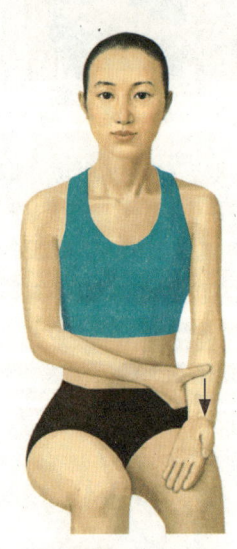

腹泻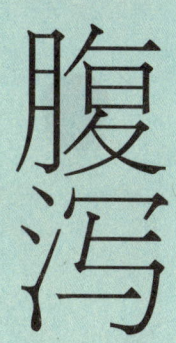

腹泻中医又叫泄泻，是指排便次数增多，粪便稀薄，甚至泻出如水样，分为急性和慢性。

中医认为本病与脾胃肾和大小肠有关，多由于长期情志或饮食失调、久病体弱等导致脾虚失运、脾肾不固所致。一年四季均可发生，尤以夏秋两季多见。常见于急慢性肠炎、肠结核、肠功能紊乱、结肠过敏等病。

目前，治疗腹泻的药物很多，特别是抗生素的滥用很普遍。如果不是细菌性肠炎而滥用抗生素，反而可能造成菌群失调，加重腹泻。按摩对于某些非感染性的慢性腹泻，可以调整胃肠功能，取得较好效果。

【按摩方法】

• 基本手法 •

1. 用指摩法摩中脘穴2分钟左右。

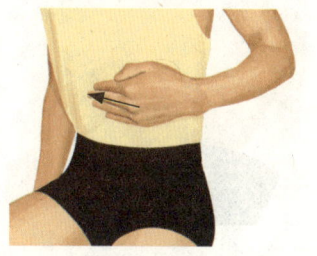

2. 用指摩法摩气海穴2分钟左右。

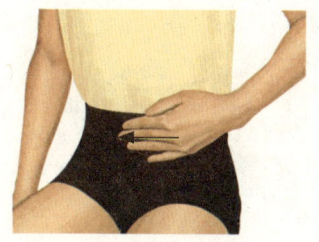

3. 用指摩法摩关元穴2分钟左右。

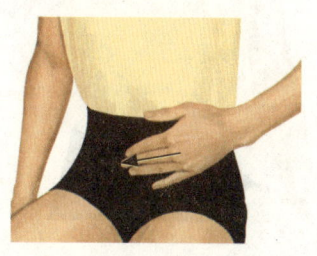

4. 用掌摩法逆时针方向摩腹，时间5分钟左右。

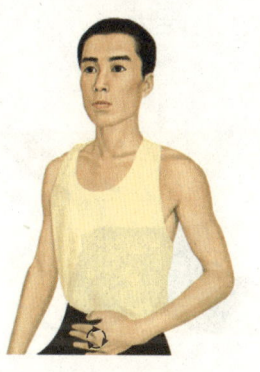

5. 用三指按揉法按揉脾俞穴2分钟左右。

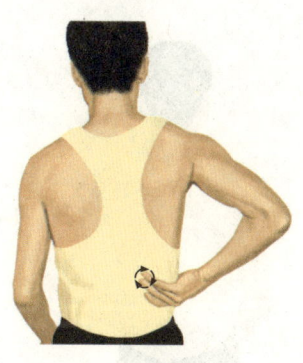

6. 用三指按揉法按揉胃俞穴2分钟左右。

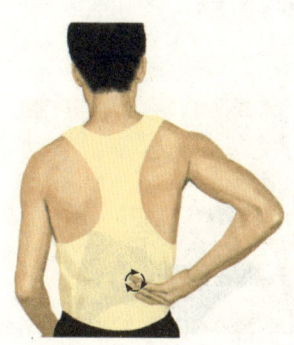

7. 用三指按揉法按揉大肠俞穴2分钟左右。

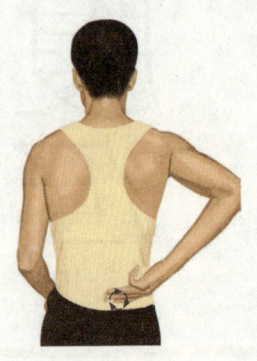

8. 用中指按法按长强穴1分钟左右。

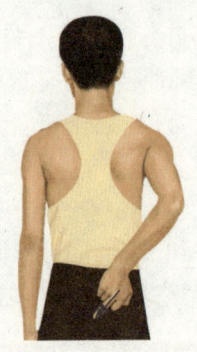

● 根据病情加减 ●

◎脾胃虚弱证

9. 用掌按揉法按揉中脘穴2分钟左右。

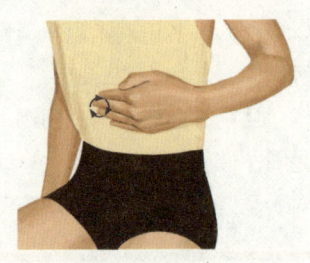

10. 用掌按揉法按揉气海穴2分钟左右。

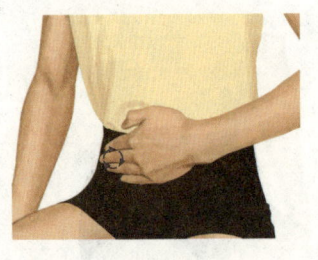

11. 用拇指弹拨法弹拨足三里穴2分钟左右。

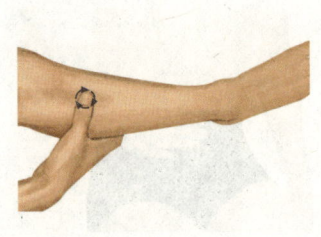

12. 用掌按法按大腿内侧肌肉2分钟左右。

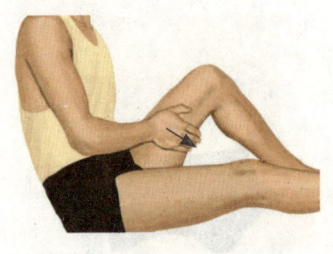

◎脾肾阳虚证

13. 用掌按揉法按揉关元穴5分钟左右。

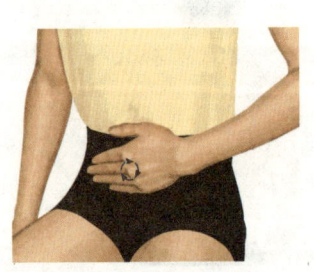

14. 用掌擦法横擦腰部肾俞穴、命门穴。

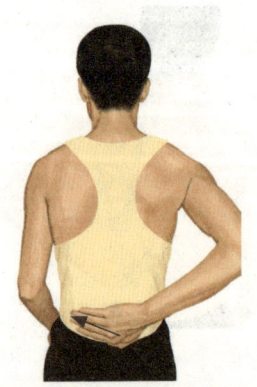

◎肝气乘脾证

15. 用拇指端点法点按章门穴1分钟左右。

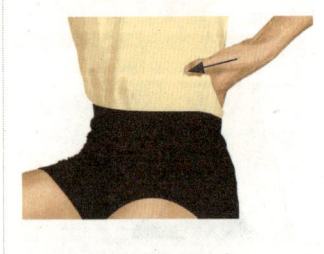

16. 用拇指端点法点按期门穴1分钟左右。

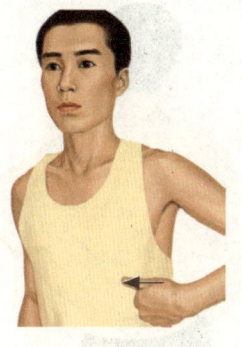

17. 用拇指端点法点按太冲穴1分钟左右。

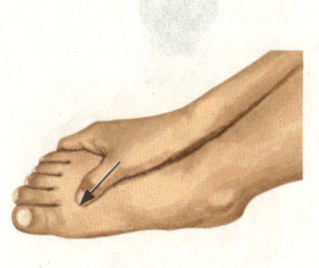

18. 用拇指端点法点按行间穴1分钟左右。

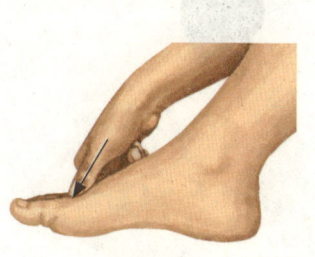

便秘

便秘的一般表现是：大便秘结，排出困难，经常三五天或七八天排一次，有时甚至更久。便秘日久，常可引起腹部胀满，甚则腹痛、食欲不振、头晕头痛、睡眠不安。长期便秘还会引起痔疮、便血、肛裂等。

便秘的发生，主要是由于大肠的蠕动功能失调，粪便在肠内滞留过久，水分被过度吸收，而使粪便过于干燥、坚硬所致。

便秘持久者应寻求医生帮助，排除可能的器质性疾病，避免延误治疗。

【按摩方法】

• 基本手法 •

1. 用指摩法施于中脘穴约2分钟。

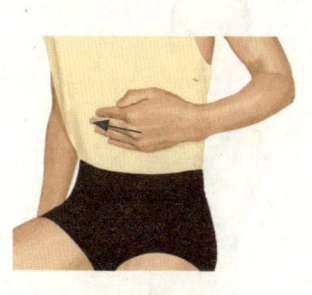

2. 用指摩法施于天枢穴约2分钟。

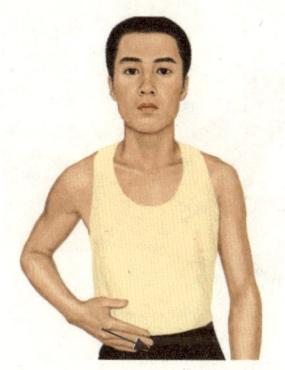

3. 用掌摩法顺时针方向摩整个腹部6分钟左右。

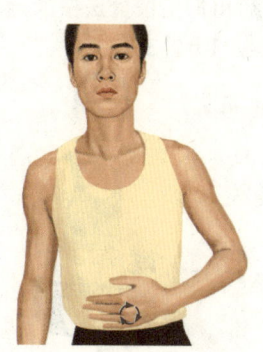

4. 用三指按揉法按揉脾俞穴1分钟左右。

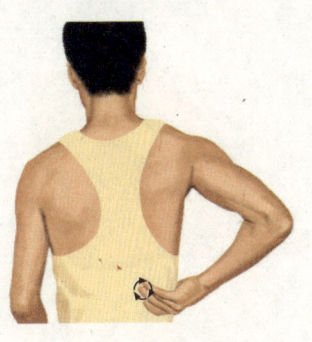

5. 用三指按揉法按揉肾俞穴1分钟左右。

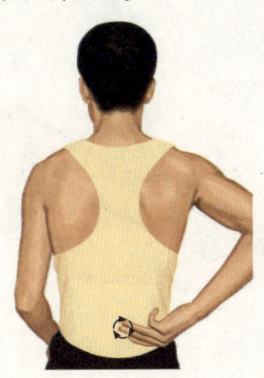

6. 用三指按揉法按揉大肠俞穴1分钟左右。

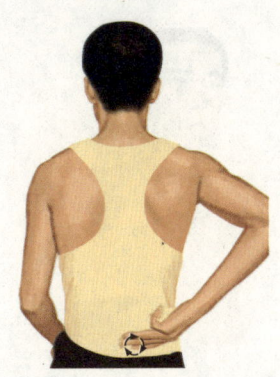

7. 用掌平推法横推腰部2分钟左右。

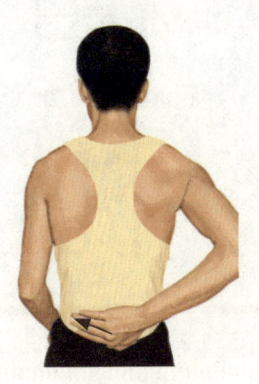

8. 用掌搓法搓骶部八髎穴,以透热为度。

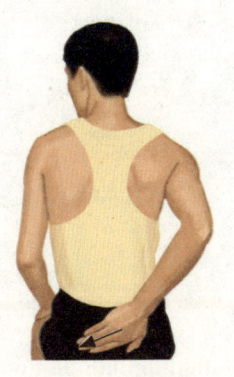

9. 用中指按法按长强穴2分钟左右。

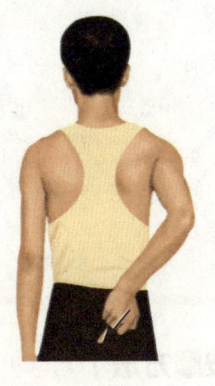

———— ● 根据病情加减 ● ————
◎ 胃肠燥热证

10. 用拇指按揉法按揉足三里穴1分钟左右。

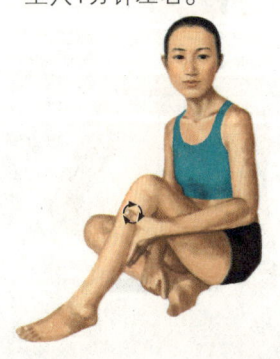

11. 用拇指按揉法按揉支沟穴1分钟左右。

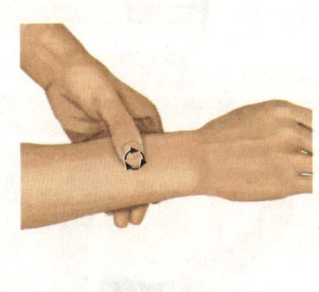

12. 用拇指按揉法按揉曲池穴1分钟左右。

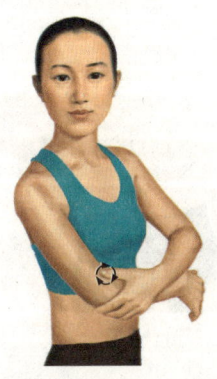

13. 用拇指平推法从足三里穴开始向下推到下巨虚穴为止，反复操作2分钟左右。

○气机郁滞证

14. 用指摩法摩膻中穴1分钟左右。

15. 用三指按揉法按揉中府穴1分钟左右。

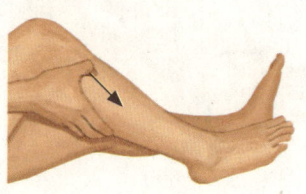
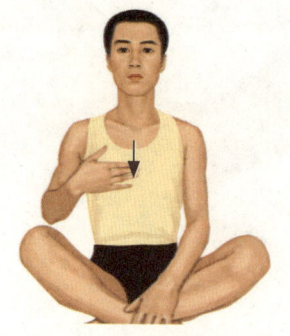
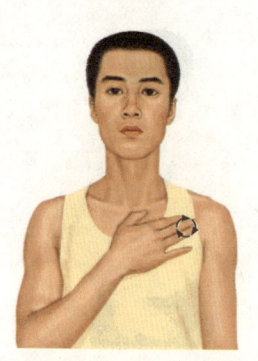

16. 用三指按揉法按揉云门穴1分钟左右。

17. 用三指按揉法按揉期门穴1分钟左右。

18. 用三指按揉法按揉章门穴1分钟左右。

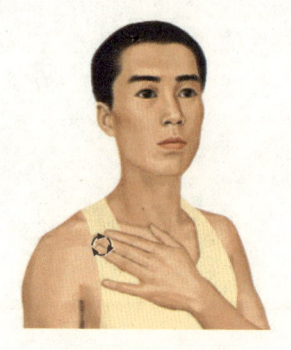
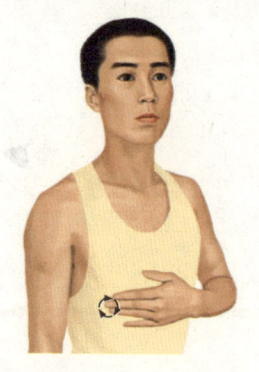
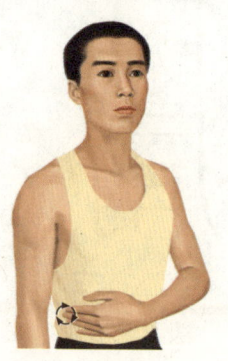

○气血亏损证

19. 用掌擦法横擦脾俞、胃俞穴处，以透热为度。

20. 用拇指按法按足三里穴2分钟左右。

○阴寒凝结证

21. 用掌擦法擦腰部肾俞穴，以透热为度。

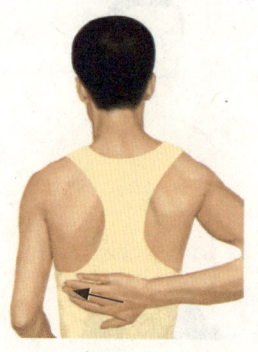
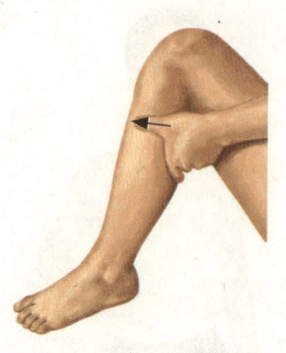
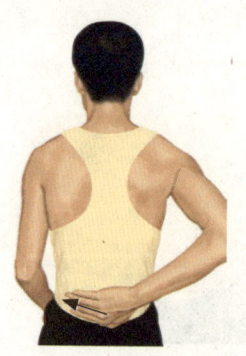

22. 用掌擦法擦命门穴及骶部八髎穴处，以透热为度。

23. 用小鱼际擦法擦足底涌泉穴，以透热为度。

24. 用拇指推法推腹腔神经丛反射区2分钟左右。

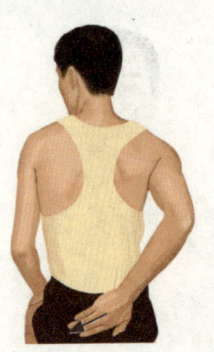
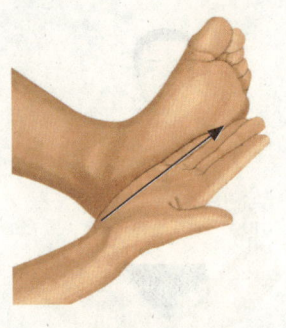
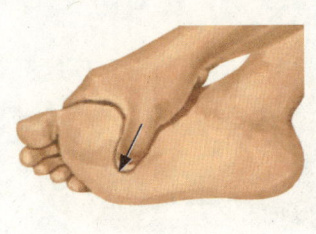

胃痛

胃痛，俗称"心口痛"，中医又叫"胃脘痛"，是由外感邪气、内伤饮食情志、脏腑功能失调等导致气机郁滞，胃失所养，以上腹胃脘部近歧骨处疼痛为主症的病证。

胃痛发生的原因有两类：一是由于忧思恼怒，肝气失调，横逆犯胃所引起，故治法以疏肝、理气为主；二是由于脾不健运，胃失和降而导致，宜用温通、补中等法，以恢复脾胃的功能。

胃痛是临床常见、多发病症，多见急慢性胃炎，胃、十二指肠溃疡病，胃神经官能症，也见于胃黏膜脱垂、胃下垂、胰腺炎、胆囊炎及胆石症等病。

【按摩方法】

• 基本手法 •

1. 用掌摩法在胃部治疗，使热量渗透于胃部，时间约5分钟。

2. 用三指按揉法按揉中脘穴2分钟左右。

3. 用三指按揉法按揉气海穴2分钟左右。

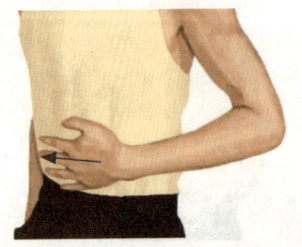
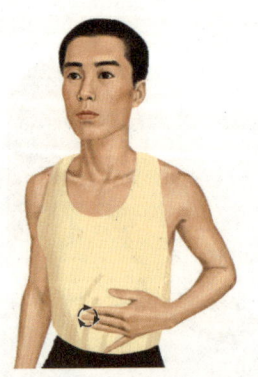
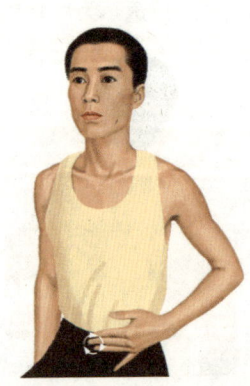

4. 用三指按揉法按揉天枢穴2分钟左右。

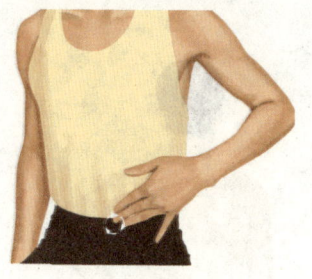

5. 用拇指按揉法按揉足三里穴2分钟左右。

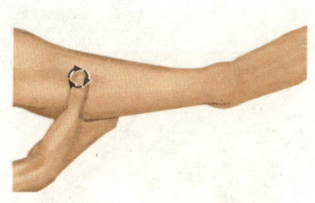

6. 用拇指按揉法按揉章门穴2分钟左右。

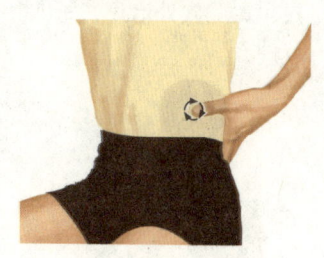

7. 用三指按揉法按揉脾腧穴约1分钟。

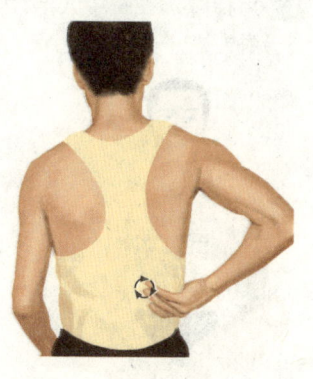

8. 用三指按揉法按揉胃腧穴约1分钟。

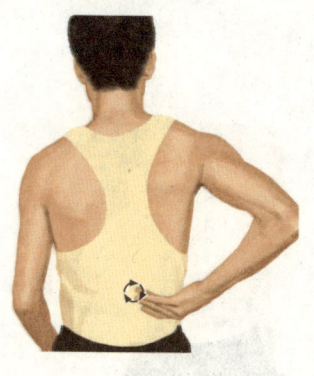

9. 用三指按揉法按揉三焦腧穴约1分钟。

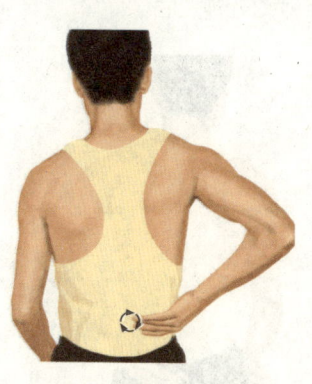

10. 用拇指按揉法或掐法在内关穴做较强的刺激,1分钟左右。

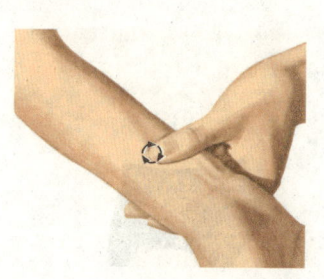

11. 用拇指按揉法或掐法在合谷穴做较强的刺激,1分钟左右。

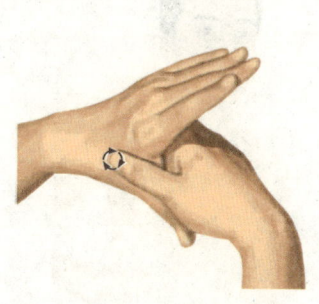

12. 用搓法搓两胁各1分钟左右。

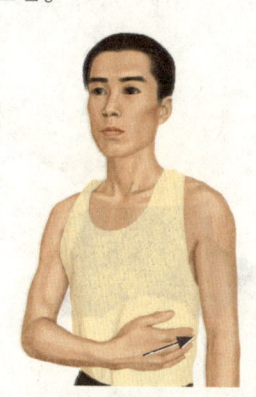

———— • 根据病情加减 • ————

◎寒邪犯胃证

13. 用拇指端点法在脾腧穴、胃腧穴处治疗,每穴1分钟。

14. 用掌摩法横摩上腹部3分钟左右。

◎饮食积滞证

15. 用三指按揉法按揉大肠腧穴3分钟左右。

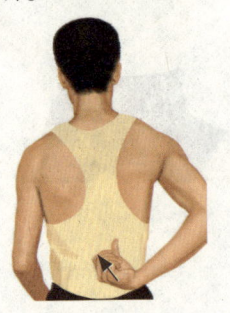
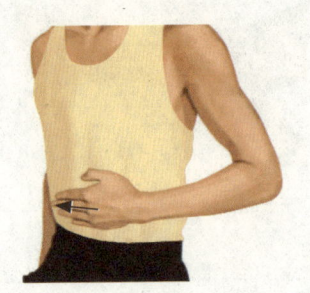
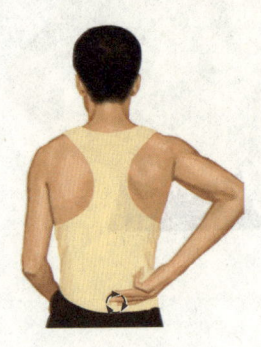

16. 用三指按揉法按揉八髎穴3分钟左右。

17. 用掌平推法横推上腹部3分钟左右。

◎肝气犯胃证

18. 用指摩法在膻中穴治疗3分钟左右。

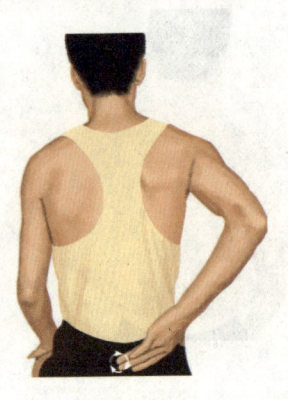
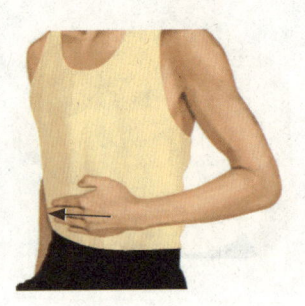
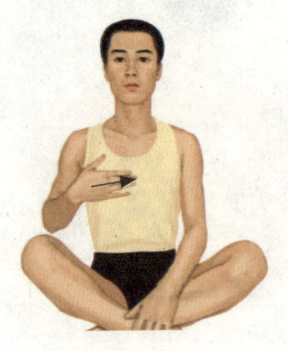

19. 用拇指端点法在两侧章门穴处治疗1分钟左右。

20. 用拇指端点法在两侧期门穴处治疗1分钟左右。

◎脾胃虚寒证

21. 用掌按揉法按揉中脘穴2分钟左右。

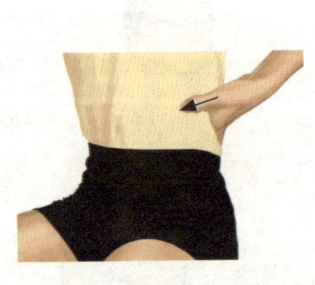
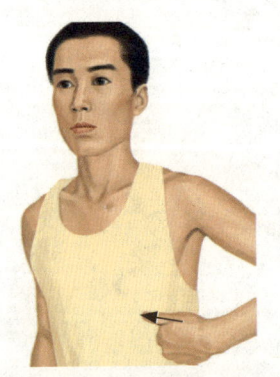
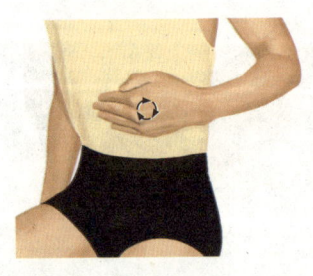

22. 用掌按揉法按揉关元穴2分钟左右。

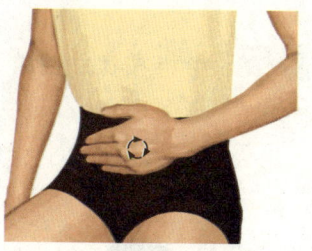

23. 用掌擦法横擦腰部肾俞穴、命门穴,以透热为度。

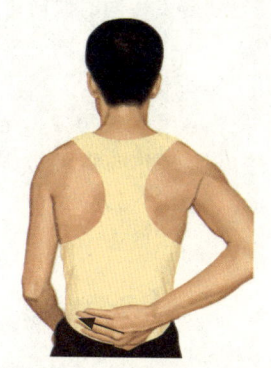

◎ 疼痛剧烈者

24. 在背部脾俞穴附近压痛点用较重的拇指端点法或三指弹拨法治疗2分钟左右。

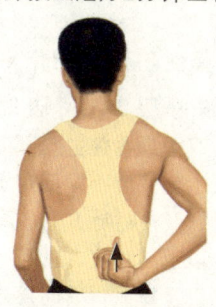

25. 先在背部胃俞穴附近压痛点用较重的拇指端点法或三指弹拨法治疗2分钟左右。

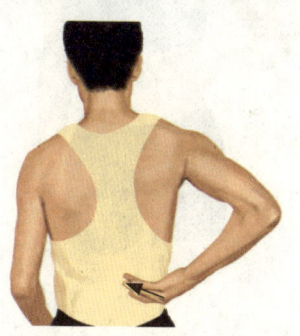

26. 用单指叩点法或五指叩点法叩点梁丘穴1分钟左右。

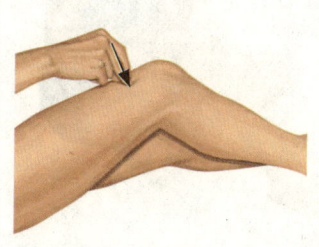

27. 用单指叩点法或五指叩点法叩点足三里穴1分钟左右。

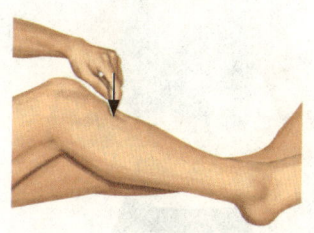

胃肠炎

【注意事项】

1. 注意饮食卫生。
2. 注意休息,多喝水,吃易消化的食物。
3. 选用一些非处方药,对症治疗恶心、呕吐、腹痛、腹泻以及消炎和纠正脱水。
4. 生活起居有规律,注意保暖。

【按摩方法】

胃肠炎临床分类很细,有胃炎、肠炎之分,有急性、慢性之分,因同属于消化系统,治疗时归为两大类,即急性胃肠炎和慢性胃肠炎,同时调理胃肠。除统一按摩套路外,根据伴随症状进行加减。

—— 慢性胃肠炎的治疗 ——

1. 深呼吸3次使腹肌放松,双手掌重叠上腹部或下腹部(因病位不同而定),顺时针及逆时针方向各摩30次,以透热为度,常可听到肠鸣音及排气,有时疼痛可随之缓解。

2. 拇指点揉足三里穴,至有酸麻胀感并向脚趾放射为止,持续2~3分钟。

3. 食、中指按揉中脘穴2~3分钟。

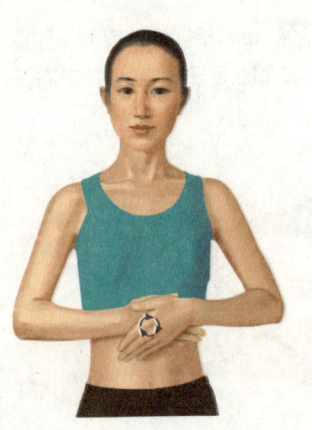
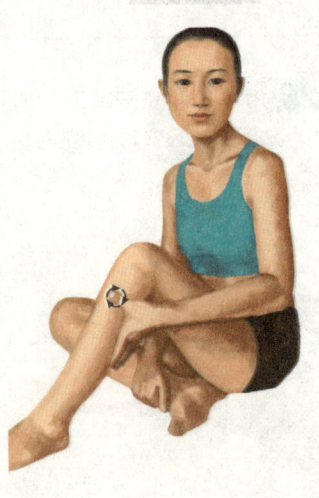
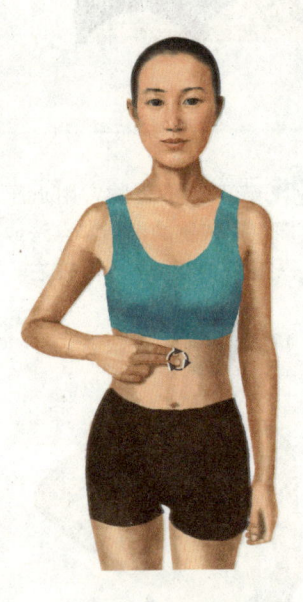

—— 根据病情加减 ——

◎ 以胃脘痛为主症

4. 拇食指点掐合谷穴,至有酸麻胀感为止,持续2~3分钟。

5. 食、中指点揉建里穴1分钟。

6. 双拇指点压脾俞穴10~15次。

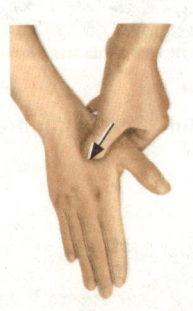
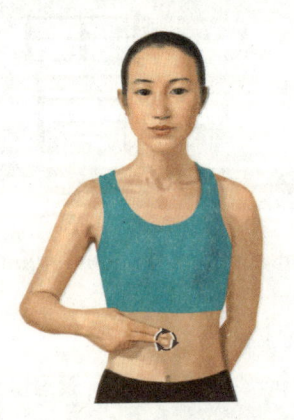
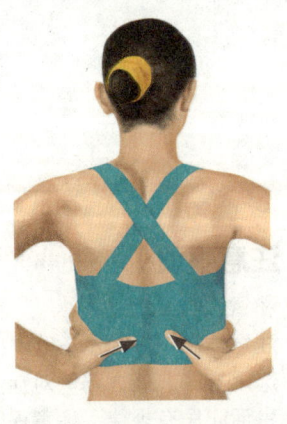

◎以吐酸为主症

7. 小鱼际擦伏兔穴，以温热为度。

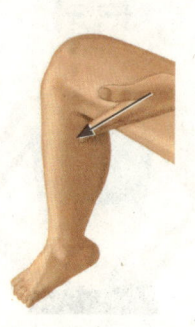

8. 双拇指点揉胃腧穴10~15次。

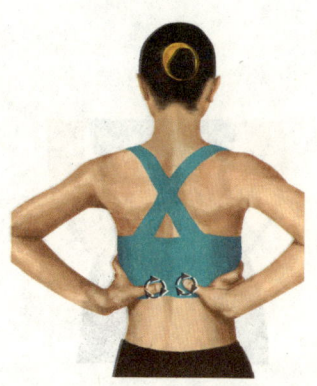

◎以呕吐为主症

9. 拇指点按内关穴2~3分钟。

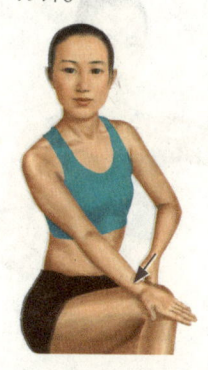

◎以食滞为主症

10. 双掌叠按置于神阙穴，按揉2~3分钟。

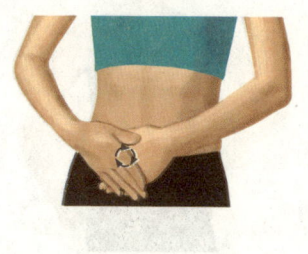

11. 掌根推两侧天枢穴，逐渐向下推至腹部。

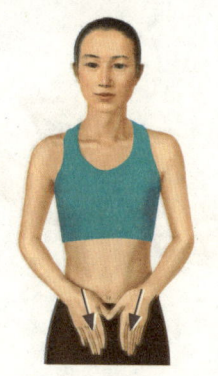

◎以嗳气、腹胀为主症

12. 拇指揉按气海穴2~3分钟。

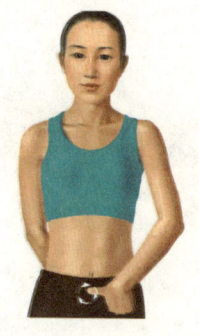

13. 双拇指按揉章门穴2~3分钟。

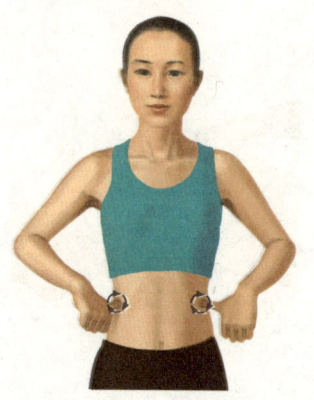

◎以呃逆为主症

14. 食指按压天突穴1分钟。

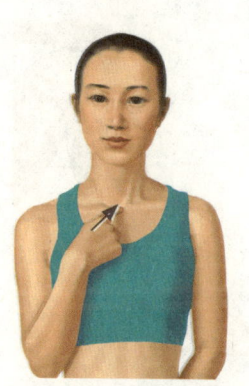

15. 食指按压翳风穴1分钟。

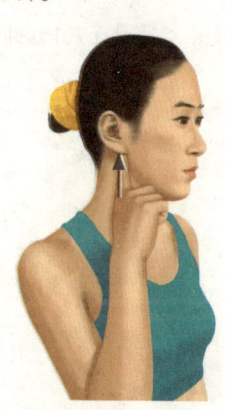

16. 自胸骨柄上缘开始指摩至膻中穴，得热为度。

◎以腹泻为主症

17. 掌摩关元穴，以透热为度。

18. 食、中指按压天枢穴1分钟。

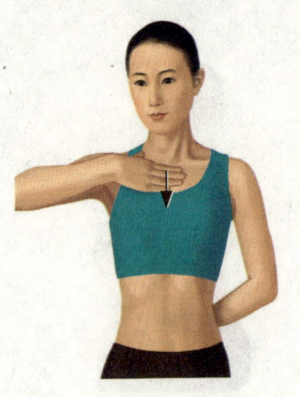
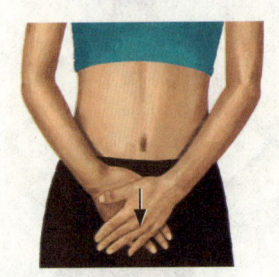
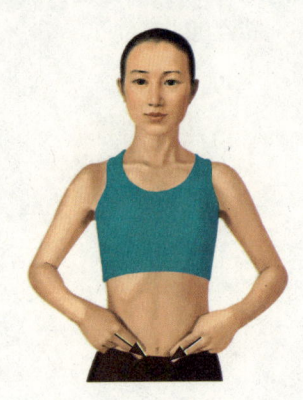

◎以便秘为主症

19. 拇指点按支沟穴1分钟。

20. 拇指点按照海穴1分钟。

21. 双拇指按压大横穴2～3分钟。

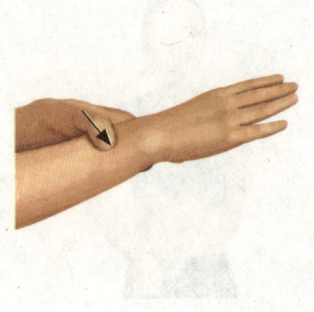
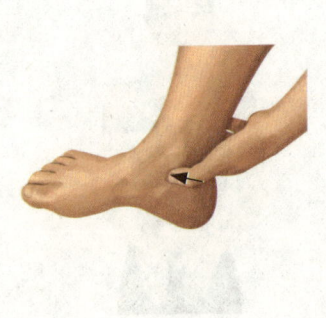
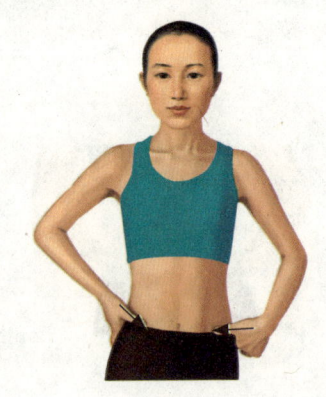

◎以止痛为主，可选用以下穴位。

22. 拇指点揉梁丘穴1分钟。

23. 推小腿外侧胃经2～3分钟。

24. 用单指叩点法或五指叩点法叩点足三里穴1分钟左右。

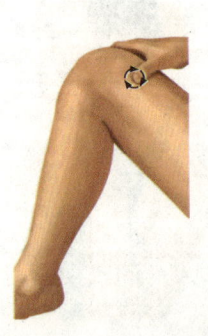
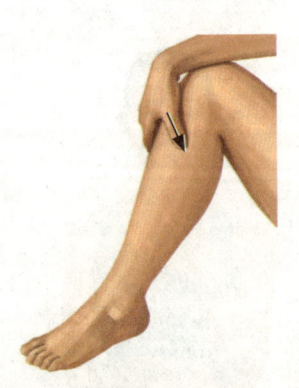
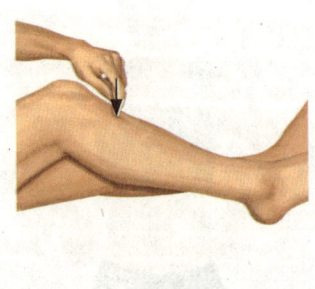

失眠

如果出现上床难以入睡持续时间两周以上，并伴有头晕胀痛、心慌心烦等症状，明显影响白天工作、学习和社会活动，便是一种疾病的表现，称为失眠。中医又称为"不寐""不得眠""不得卧"。

失眠的临床表现为入睡困难或睡眠不沉、时睡时醒、醒后不易再入睡，严重者可彻夜不眠，并伴有头痛、头晕、健忘等症状。本病多见于现代医学中的神经衰弱或更年期综合征。

造成失眠的原因很多，包括心理因素、精神因素、年龄因素、疾病因素、环境因素、生活习惯等。

【按摩方法】

· 基本手法 ·

1. 用两手食、中指指腹由内向外抹前额30次。

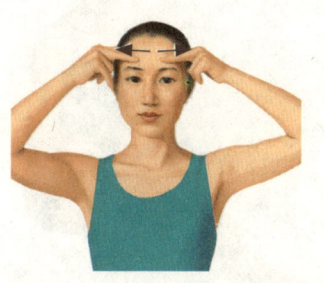

2. 双眼微闭，两手中指指腹分别附着在眼睑内侧，自内向外分抹20～30次。

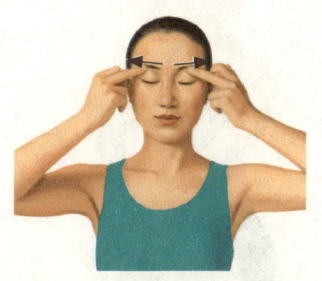

3. 用两手拇指内侧面揉两侧太阳穴半分钟。

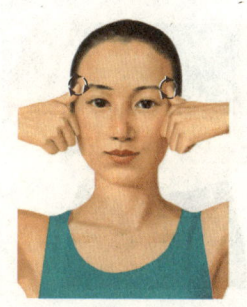

4. 用两手四指内侧面自颞部两侧由前向后推揉半分钟。

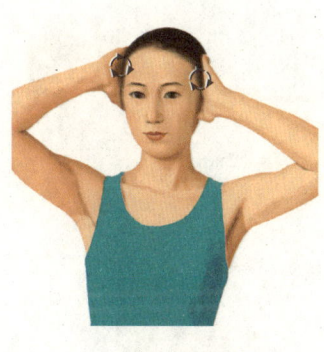

5. 用手掌根部拍打囟会穴10～15次。

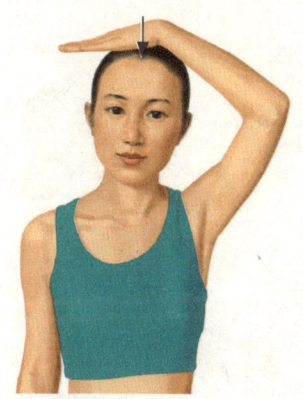

6. 用两手拇指指端按揉两侧风池穴30秒。

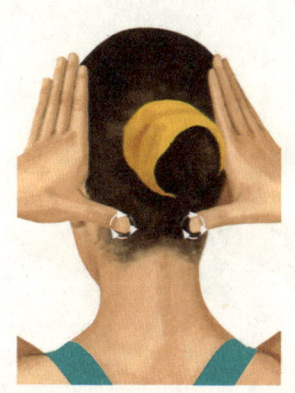

7. 用拇指指端按压印堂穴20次。

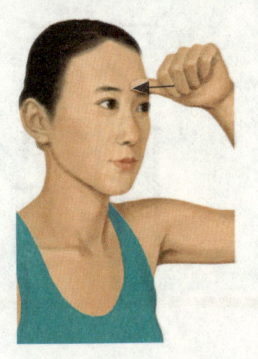

8. 用手掌大鱼际顺时针按揉中脘穴2分钟。

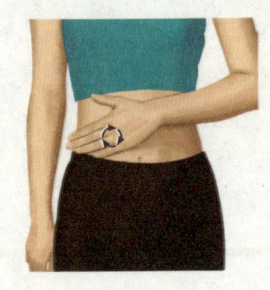

9. 用拇指指腹按压神门穴10次。

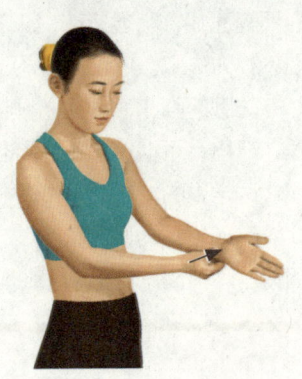

10. 用拇指按压中脘穴20次。

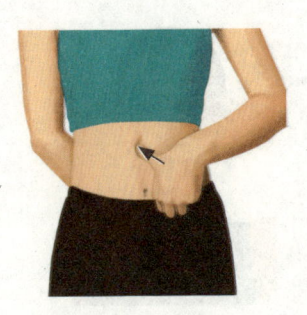

11. 用拇指按压内关穴20次。

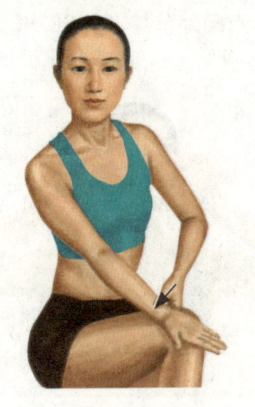

12. 用拇指按揉足三里穴半分钟。

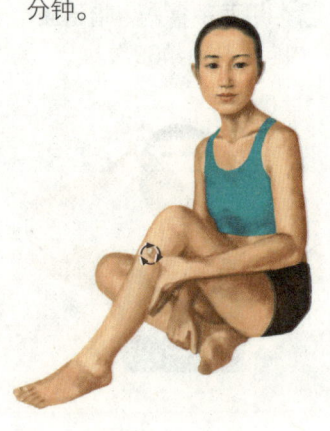

13. 用拇指按揉三阴交穴半分钟。

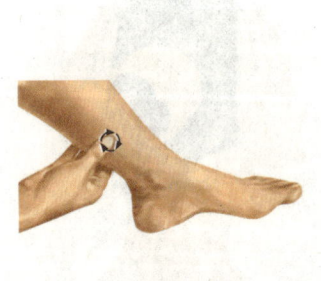

14. 用拇指向下从阴陵泉穴，推至三阴交穴，30次。

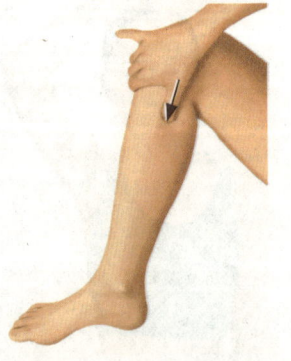
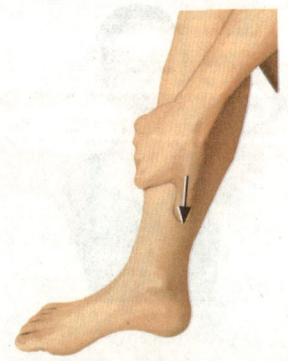

15. 用拇指向下推阳陵泉穴，推移至绝骨穴，30次。

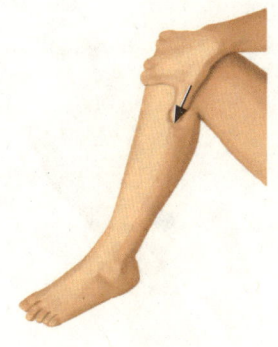

16. 将双手掌相对搓热。

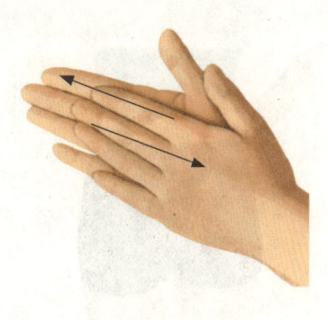

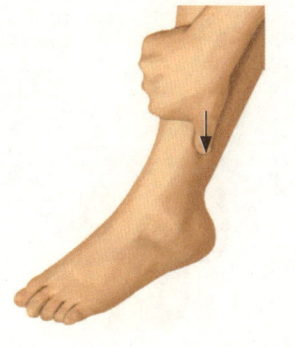

17. 用双掌贴在腰的两侧。

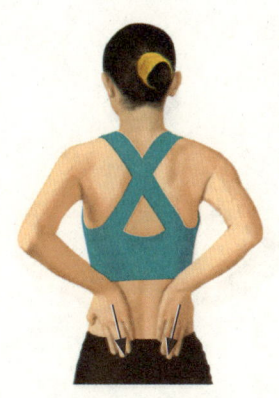

18. 自肾俞穴至大肠俞穴做上下往返推擦，至局部有温热感为度。

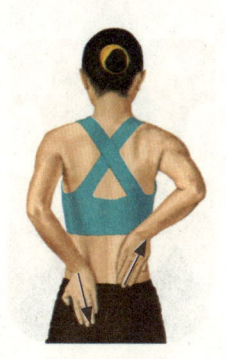

19. 用一手掌面置于上腹部的建里穴，然后做顺时针的环形揉动30次。

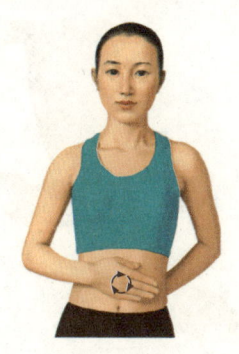

20. 换用另一手掌面置于下腹部的中极穴，然后做顺时针的环形揉动30次。

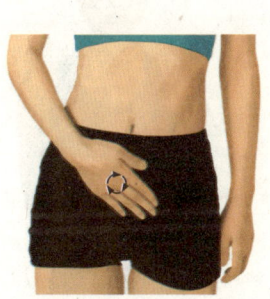

21. 用双手掌对按双侧的侧头部2分钟。

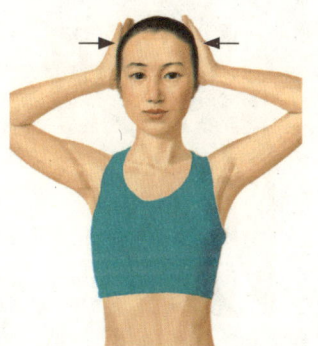

———— • 根据病情加减 • ————
◎ 心肾不交

22. 屈食指点按大陵穴1分钟。

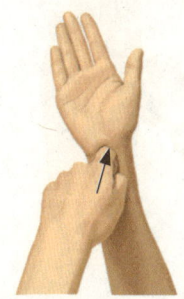

23. 用双拇指点按肾俞穴1分钟。

24. 用拇指点按太溪穴1分钟。

◎心脾两虚证

25. 用拇指按压阴郄穴20次。

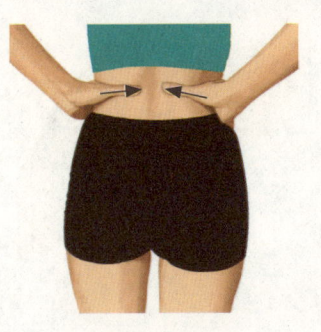 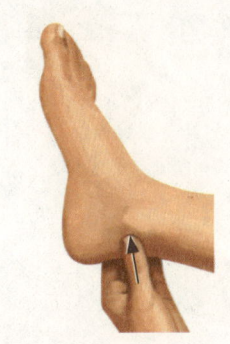 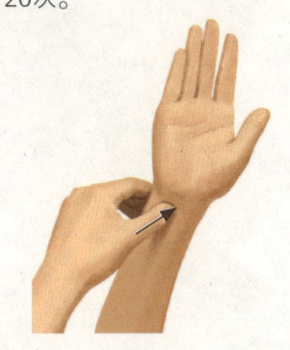

26. 用拇指按压三阴交穴20次。

27. 用双拇指按压脾俞穴20次。

28. 用双拇指按压胃俞穴20次。

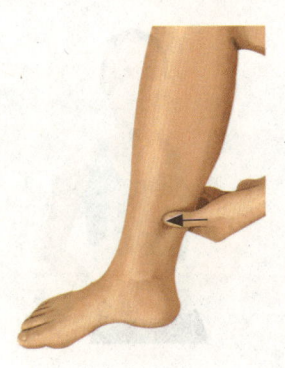 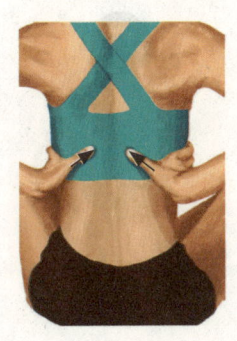 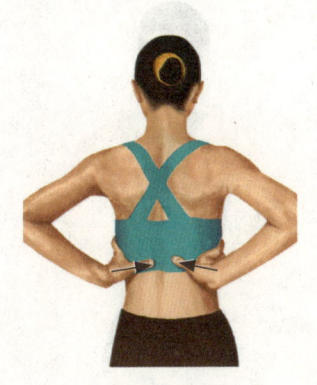

◎肝胆湿热证

29. 用拇指点按太冲穴1分钟。

30. 用拇指点按行间穴1分钟。

31. 用掌摩日月穴1分钟。

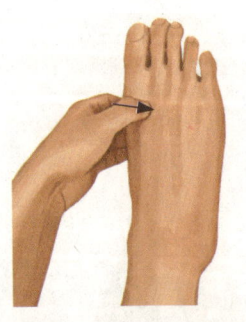 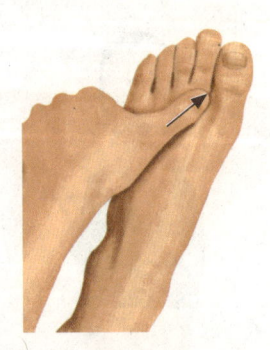 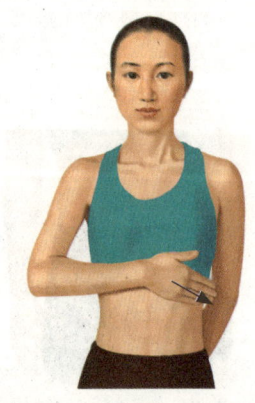

第一章 穴位按摩治百病

32. 用掌摩期门1分钟。

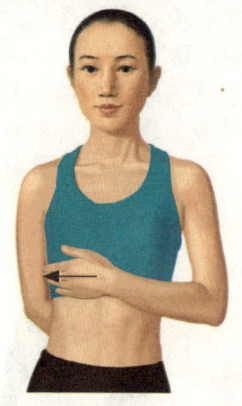

◎ 心火亢盛证

33. 用小鱼际擦劳宫穴，以透热为度。

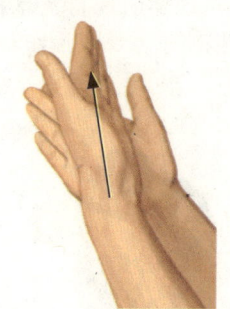

34. 用小鱼际擦涌泉穴，以透热为度。

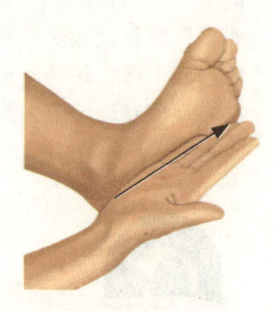

颈椎病

颈椎病又称颈椎综合征，临床上将凡因颈部长期劳损以及软组织退行性变化所引起的颈脊髓、颈神经根或颈部血管的压迫和刺激而产生的眩晕、肩臂痛、肢体麻木甚至瘫痪等一系列的症状，称为颈椎病。颈椎病是中老年常见病之一。现在发病正趋于年轻化，其中男性多于女性。

颈椎病的表现多种多样，主要有颈背部僵硬、酸胀、疼痛，头部转动受限，有触电感，并向肘、腕、指部放散，还可引起上肢无力、手指发麻，头晕、恶心，甚至视物模糊，吞咽困难。严重者可导致大脑供血供氧不足，大小便失禁、中风和瘫痪。

颈椎退行性改变、颈部外伤和慢性劳损是引起颈椎病的主要因素，长期低头工作，姿势不当或者挥鞭样损伤等急、慢性损伤可引起一系列病理改变，从而产生各种临床症状。

【按摩方法】

• 基本手法 •

1. 取坐位，以一手的食指、中指、无名指并拢，按揉颈项部，从风池穴按揉至大椎穴水平面止。反复操作5遍，然后换手按揉另一侧；再按揉颈后正中线，从风池穴至大椎穴高度，反复操作5遍。

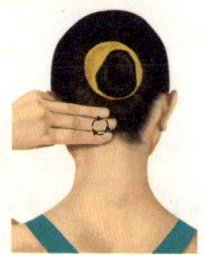
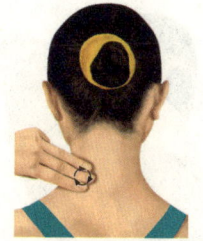
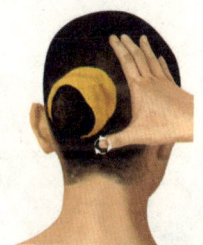

2. 取坐位，以一手手掌掌心从一侧项部的风池穴用力摩向对侧风池穴处，反复摩动数次；然后逐渐下移，边移动边左右反复摩动，至大椎穴高度止。

3. 取坐位，以一手的拇指、食指和中指相对，分别置于两侧风池穴处，用拿法沿颈部肌肉自上拿提至颈根部止，反复操作3～5遍。

4. 取坐位或立位，以左、右食、中、无名指分别置于颈椎棘突左右各旁开5厘米的软组织处，自风池穴高度而下拨动该处的软组织，至颈根部止，反复操作3～5遍。

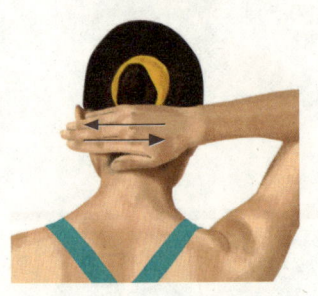
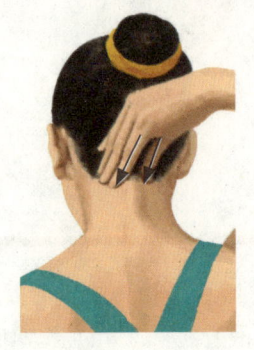
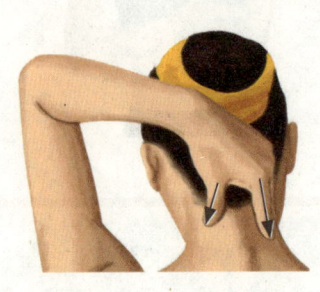

5. 取坐位，以一手拇指轻轻点按风府穴30秒。

6. 轻轻点按风池穴30秒。

7. 轻轻点按肩井穴30秒。

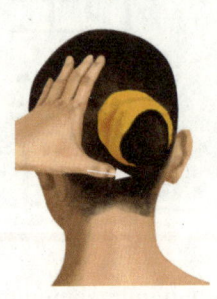
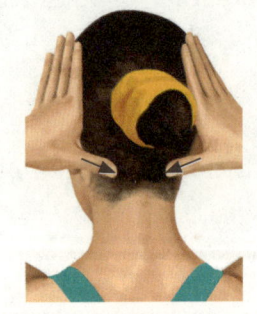
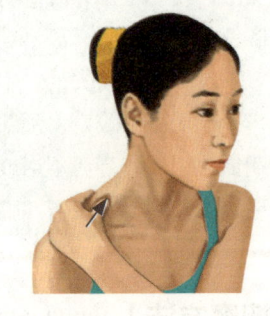

8. 轻轻点按肩中腧穴30秒。

9. 轻轻点按大杼穴30秒。

10. 手握空拳，轻轻叩击后脑部1分钟。

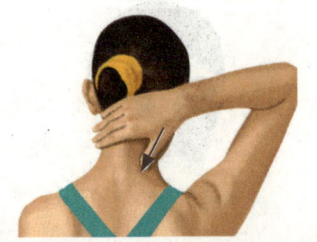
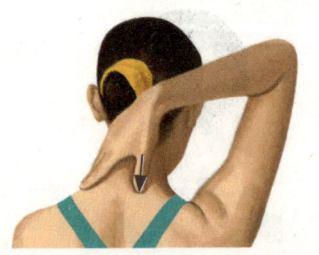
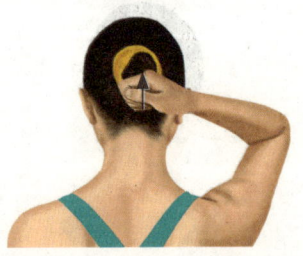

11. 轻轻叩击颈部1分钟。

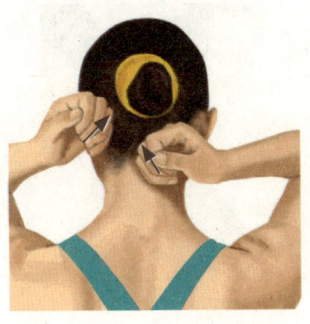

12. 轻轻叩击肩部1分钟。

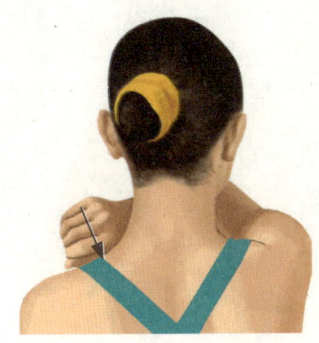

13. 做颈项部的前屈动作20次。

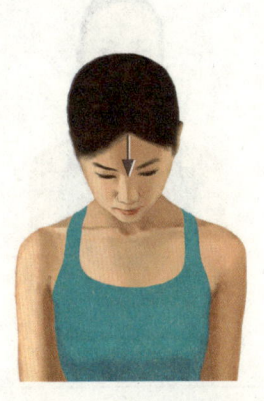

14. 做颈项部的后伸动作20次。

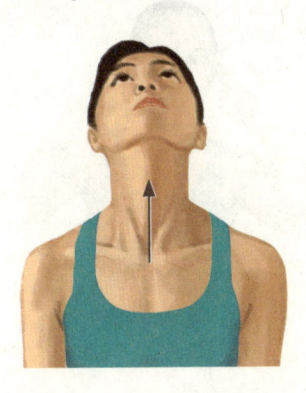

15. 做颈项部的左右侧弯动作20次。

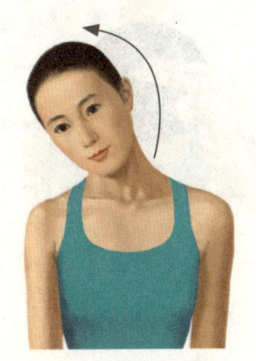

16. 做颈项部的左右旋转动作20次。

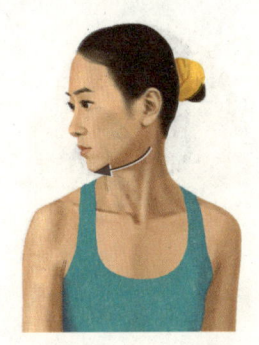

17. 大幅度摇动肩关节，两侧交替进行，正反方向各为20次。

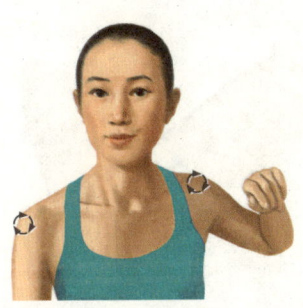

18. 有上肢部麻木、疼痛者，用拿法捏拿上肢部肌肉，自肩部开始至腕部止，反复操作3～5遍。

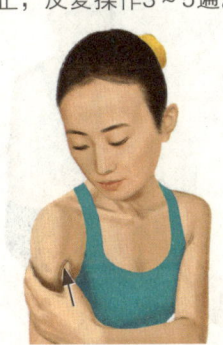

19. 然后按揉曲池穴30秒。

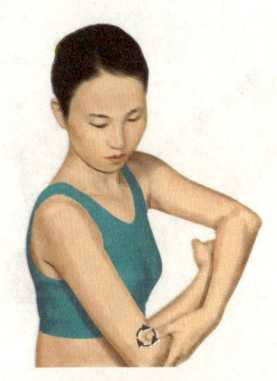

20. 按揉手三里穴30秒。

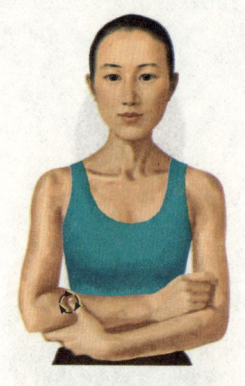

21. 按揉合谷穴30秒。

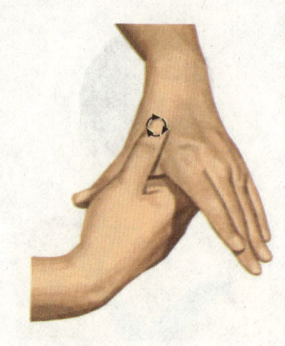

22. 按揉内关穴30秒。

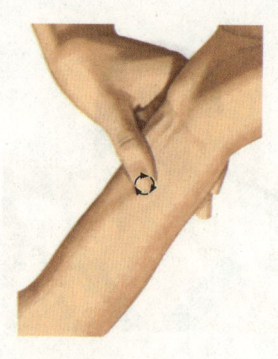

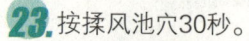

● 根据病情加减 ●

◎伴有头晕、头胀者

23. 按揉风池穴30秒。

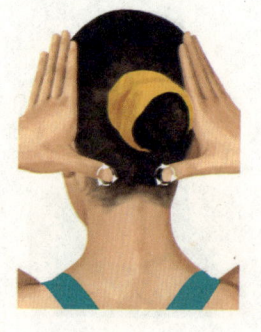

24. 按揉百会穴30秒。

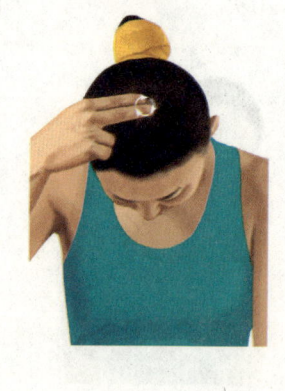

25. 按揉太阳穴30秒。

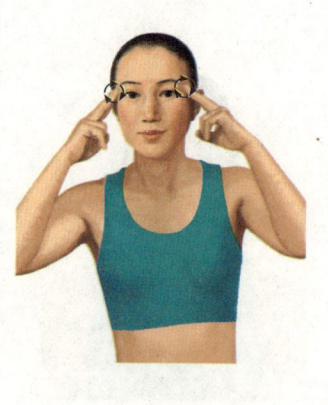

◎伴有恶心、呕吐者

26. 按揉内关穴30秒。

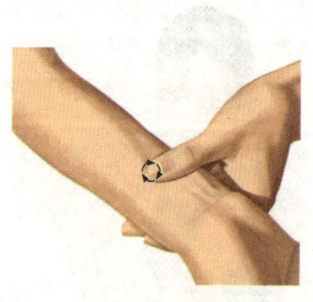

27. 按揉足三里穴30秒。

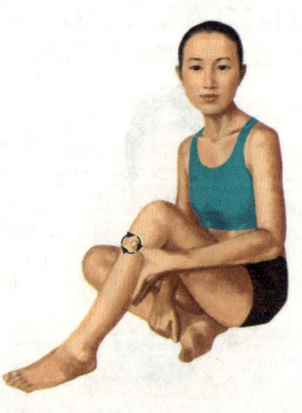

◎伴有胸闷不适者

28. 按揉内关穴30秒。

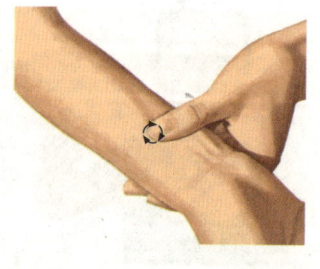

肩周炎

肩周炎是肩关节周围炎的简称，又称"五十肩""冻结肩""漏肩风""锁肩风"等。主要是指肩关节周围的软组织和关节囊发生的慢性无菌性炎症，使肩关节周围疼痛并最终导致关节粘连、疼痛等。临床以肩关节疼痛和功能障碍、肌肉无力为主要症状。多见于40岁以上中老年人。

肩周炎多数病例为慢性发病。临床分三期：急性期、缓解期和恢复期。急性期即发病早期，肩部持续性疼痛，夜间尤重。缓解期，疼痛减轻，肩关节呈"冻结状态"，梳头、洗脸、穿衣均感困难，可持续两三个月。恢复期，肩痛基本消失，肩关节活动逐渐增加，短则一两个月，长则数年才能恢复。

肩周炎属于中医"痹证"范畴。中医认为其发病大多因为年老体弱、气血不足、肝肾亏虚、筋经失养或操繁劳损、风寒湿邪侵袭等，导致血不荣筋，痰浊瘀阻经脉及关节。

【按摩方法】

• 基本手法 •

1. 揉摩肩臂2~3分钟。

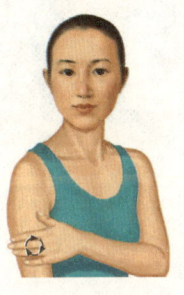

2. 用手掌擦颈肩2~3分钟。

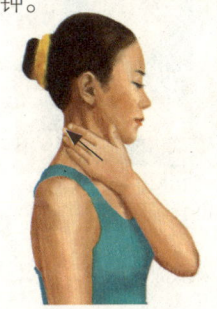

3. 用空拳叩打肩背1~2分钟。

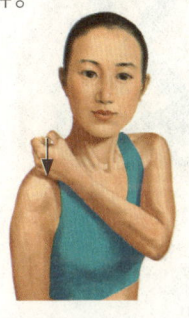

4. 拇指点按内关穴1~2次。

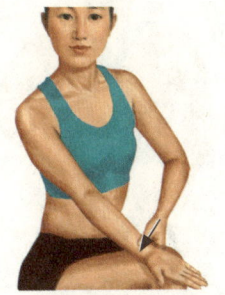

5. 拇指按揉合谷穴1~2分钟。

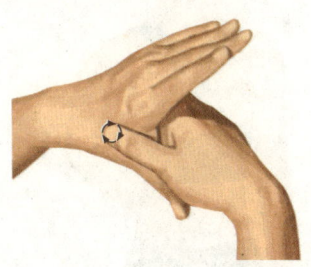

6. 拇指点按曲池穴1~2分钟。

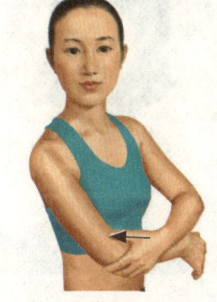

7. 拇指点按极泉穴1~2分钟。

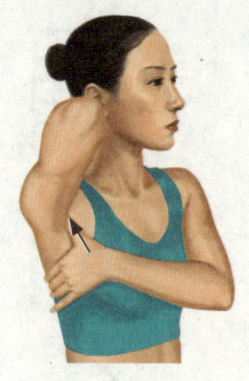

8. 拇指点按肩井穴1~2分钟。

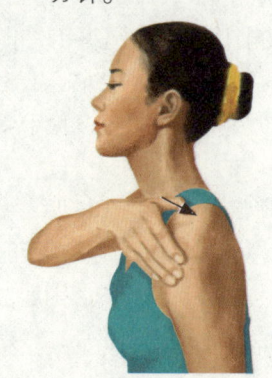

9. 食指点按肩贞穴1~2分钟。

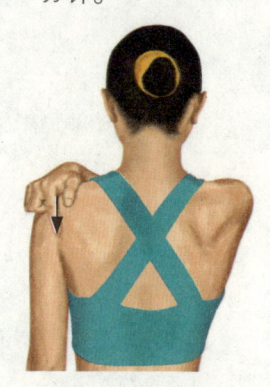

10. 食、中指按揉天宗穴1~2分钟。

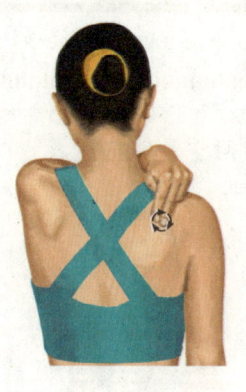

11. 拇指拨揉云门穴1~2分钟。

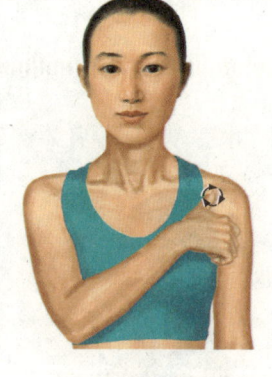

12. 食指点按缺盆穴1~2分钟。

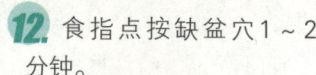

13. 拇指点揉风池穴1~2分钟。

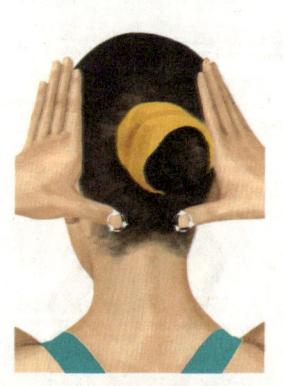

14. 掌根擦命门穴20~30次。

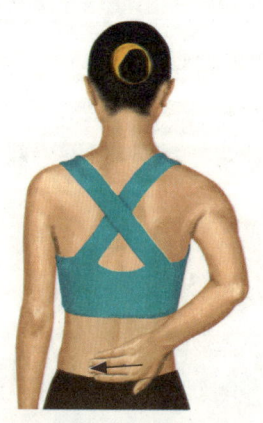

15. 掌擦肾腧穴20~30次。

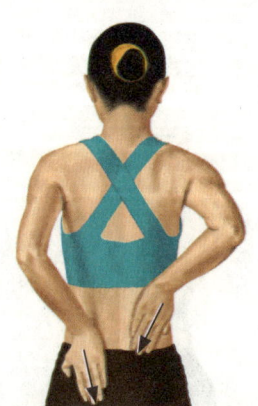

16. 拇指按揉阳陵泉穴1～2分钟。

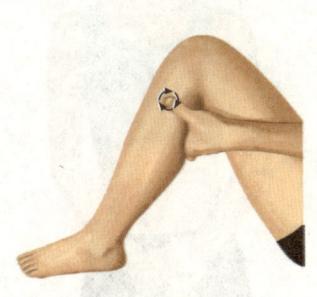

17. 拇指按揉太溪穴1～2分钟。

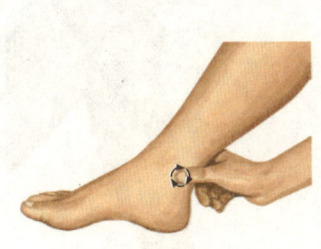

18. 拇指按揉太冲穴1～2分钟。

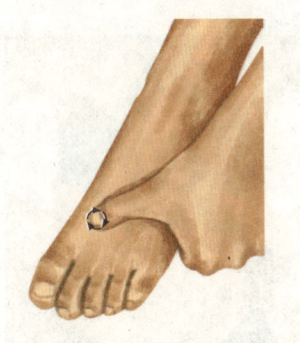

19. 空拳拍打肩背1～2分钟。

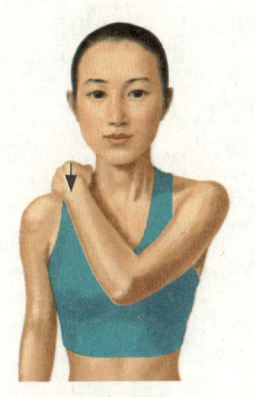

20. 手掌擦肩臂2～3分钟。

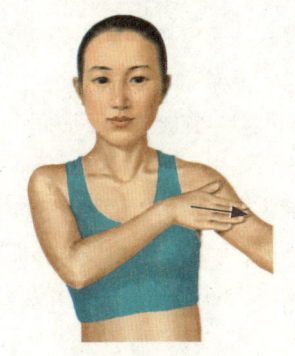

●——— 根据病情加减 ———●

◎ 瘀血型

21. 按揉血海穴1分钟。

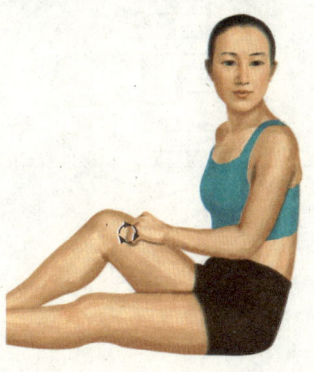

22. 揉摩膻中穴1分钟。

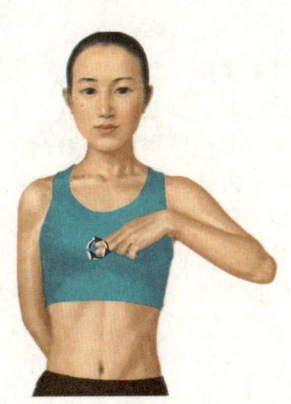

◎ 风寒型

23. 揉列缺穴1分钟。

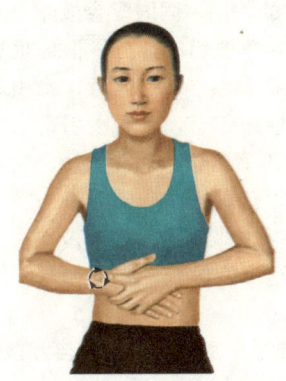

24. 点风门穴1分钟。

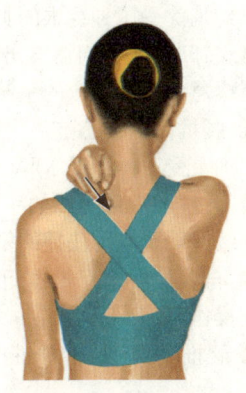

◎ 湿热型

25. 按揉脾俞穴1分钟。

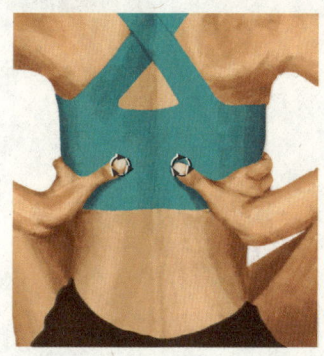

26. 揉阴陵泉穴1分钟。

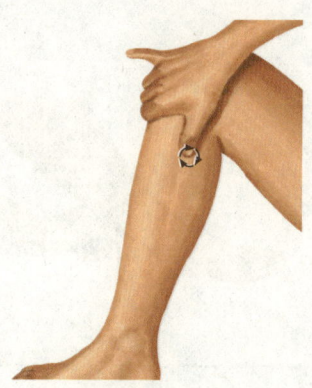

◎ 筋脉失养型

27. 按揉关元穴1分钟。

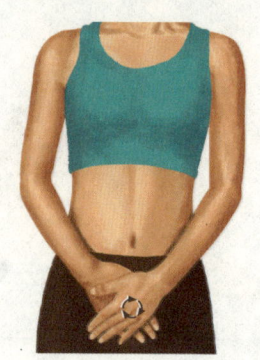

腰椎间盘突出症

腰椎间盘突出症是指由于各种原因导致腰椎间盘的纤维环破裂，其中的髓核连同残存的纤维环和覆盖其上的后纵韧带向椎管内突出，刺激或压迫脊神经根或马尾神经而产生腰痛和下肢坐骨神经痛症状的一种病症。现代医学一般将腰椎间盘突出症分为单侧型、双侧型和中央型三种，其中单侧型以一侧腰痛及下肢痛为主，双侧型以两侧腰痛及下肢痛交替出现为主，中央型以马尾神经受压为主要特点。

腰椎间盘突出症发病时腰部呈撕裂样剧痛，曲膝卧床休息后疼痛减轻，活动或咳嗽、喷嚏，均可使疼痛加剧，并沿坐骨神经走行路线向腿部放射，病程较长的患者，下肢有放射痛合并麻木。患者中大多数病例可引起坐骨神经痛。

【注意事项】

1. 腰椎间盘突出症是临床上最常见的腰腿痛疾病之一，多因腰椎间盘发生退行性改变后，又遭外伤或劳损后发病。急性发作时应卧床休息，并予以消炎、止痛、脱水的药物治疗，以起到消除受压神经根的炎症、水肿的作用，同时配合按摩、牵引治疗，松懈痉挛的肌肉。
2. 按摩是腰椎间盘突出症治疗中的重要组成部分，但应根据病情、类型、年龄及发病的轻重缓急，采用相应的手法，另外还应配合药物、理疗、牵引等治疗。
3. 腰椎间盘突出症急性期宜卧硬板床休息，用腰围固定。按摩治疗时应慎用牵引治疗，以免加重受压神经根水肿。缓解期时患者可自行功能锻炼，增强腰背肌力量。
4. 急性期宜用柔和的手法在腰部大范围操作，先健康一侧后患病一侧，先周围后痛点；炎症缓解期重点用快捷的复位手法；恢复期则适当增加被动活动关节的手法。
5. 自我按摩治疗腰椎间盘突出症选取穴位较多，按摩时一般是先取上部穴位、后取下部穴位操作。
6. 腰椎间盘突出症急性期或伴有神经根水肿时，不宜自我按摩。

第一章 穴位按摩治百病

【按摩方法】

• 基本手法 •

1. 取坐位,食、中指按揉百会穴30秒。

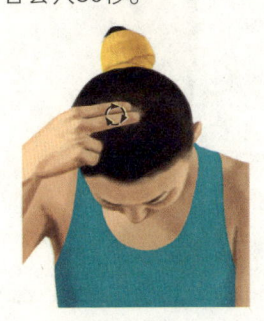

2. 食指点人中穴30秒。

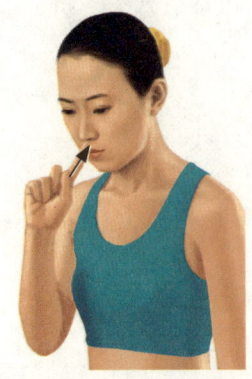

3. 取坐位,拇指按压后溪穴30秒。

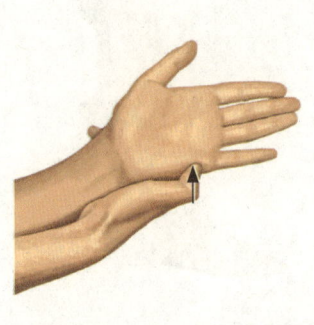

4. 拇指按压曲池穴30秒。

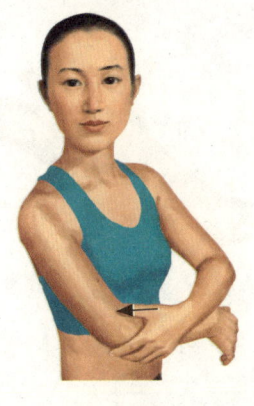

5. 拇指按大椎穴1分钟。

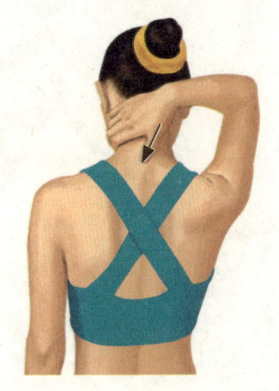

6. 中指按揉大杼穴1分钟。

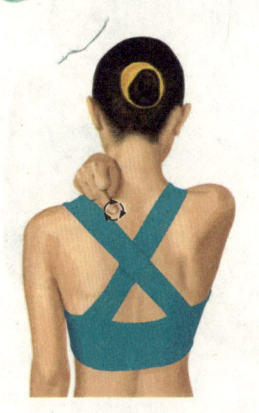

7. 中指按揉风门穴1分钟。

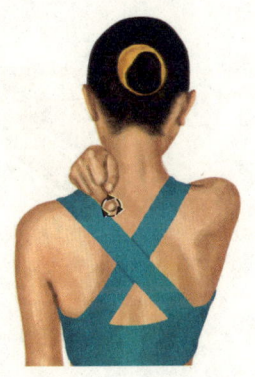

8. 取坐位,拇指点按委中穴30秒。

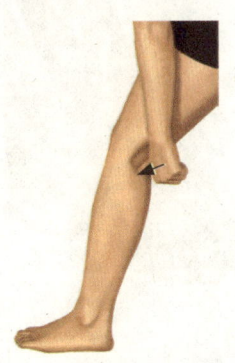

9. 拇指点按合阳穴30秒。

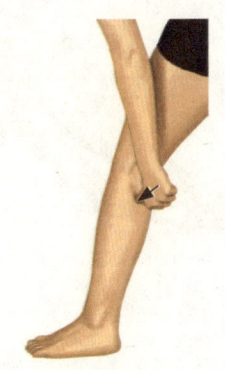

10. 拇指点按飞扬穴30秒。 **11.** 拨阳陵泉穴8~10次。 **12.** 揉承山穴8~10次。

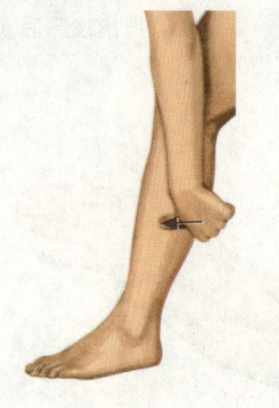 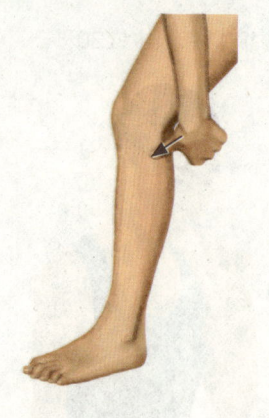 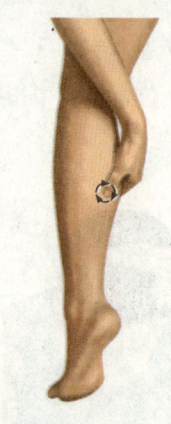

13. 按揉足三里穴1分钟。 **14.** 点按悬钟穴30秒。 **15.** 朝足底方向推太溪穴15~20次。

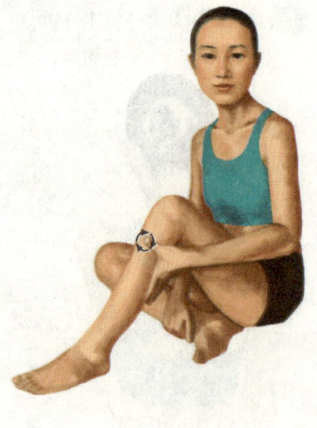 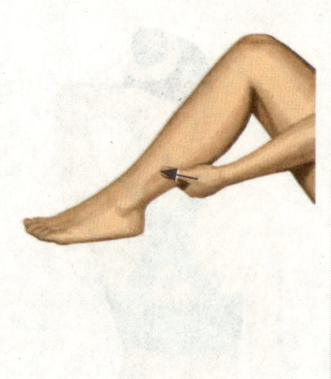 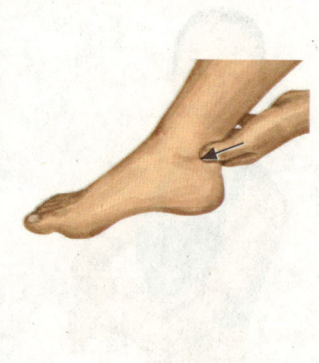

16. 点按昆仑穴30秒。 **17.** 揉太冲穴30秒。 **18.** 点申脉穴30秒。

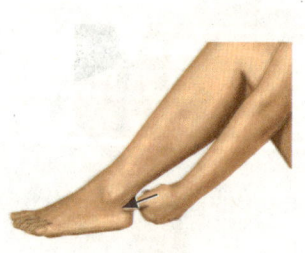 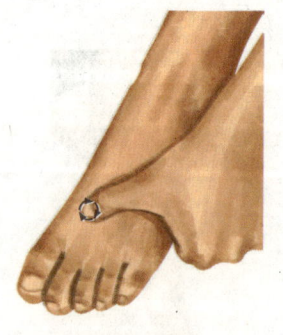 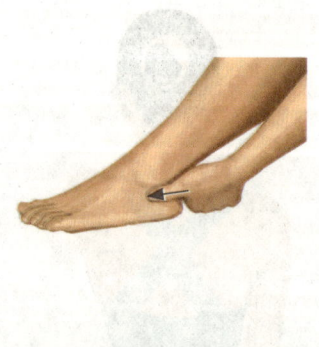

19. 侧卧位，揉风市穴1分钟。

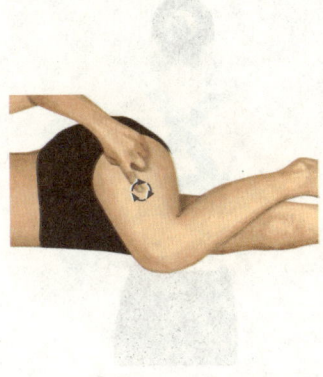

20. 掌揉环跳穴30秒。

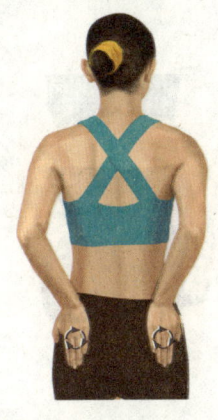

21. 食指按承扶穴30秒。

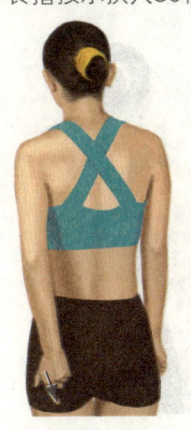

22. 拇指点居髎穴30秒。

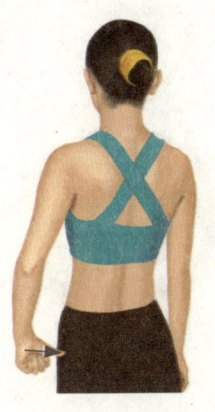

23. 拿下肢2分钟。

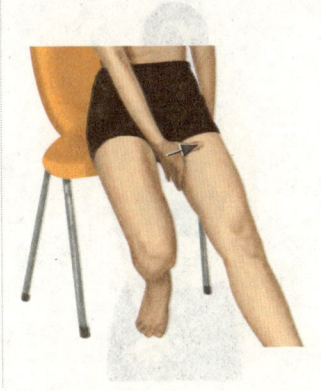

24. 搓揉下肢2分钟。

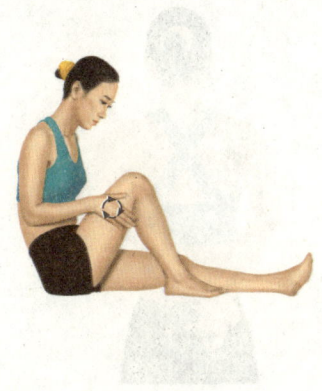

25. 双拇指按揉肾俞穴30秒。

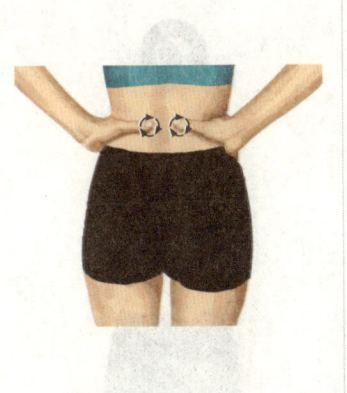

26. 双拇指按揉大肠俞穴30秒。

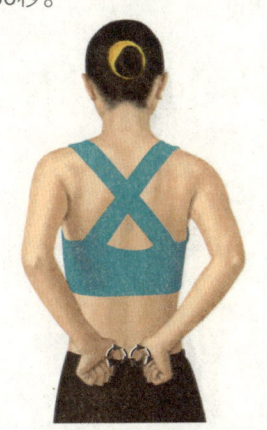

27. 掌擦命门穴30秒。

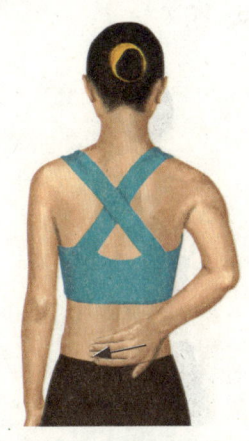

28. 拇指按揉腰阳关穴30秒。

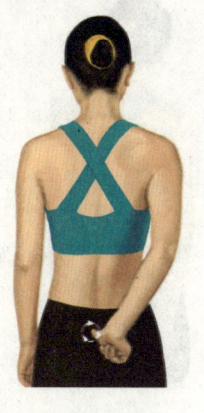

29. 双掌按揉秩边穴30秒。

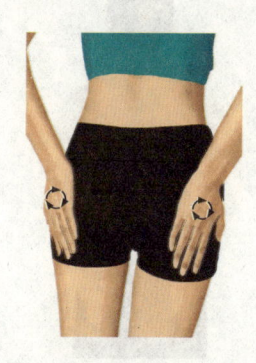

30. 双拇指按揉志室穴30秒。

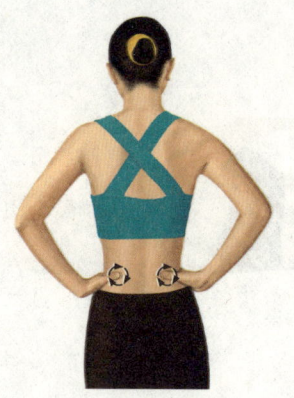

31. 双掌擦腰眼30秒。

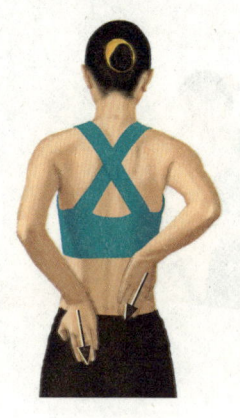

32. 拇指按揉腰腧穴30秒。

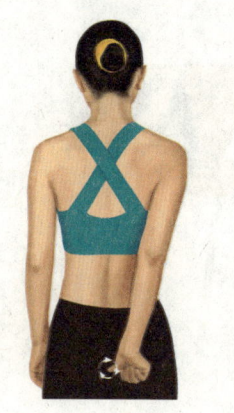

33. 双拳叩击八髎穴1分钟。

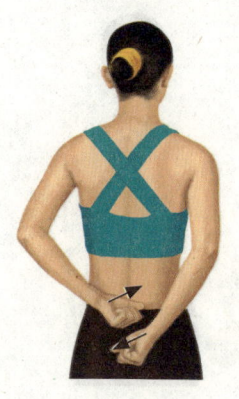

34. 由上向下推腰部夹脊穴15～20次。

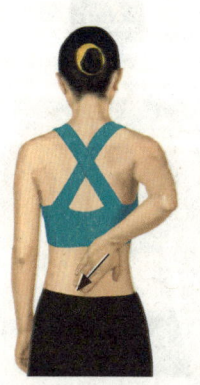

35. 横擦腰骶部，以透热为度。

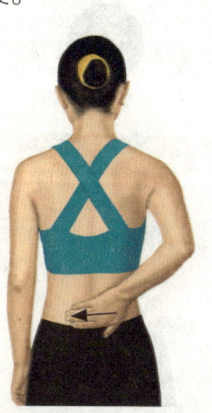

36. 掌拍打腰骶部。

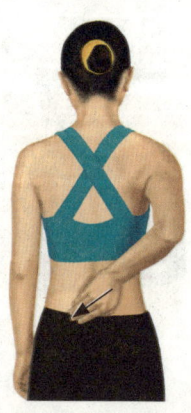

—— • 根据病情加减 • ——

◎骨质增生

37. 按揉委中穴，左右各10~20次，推擦压痛点。

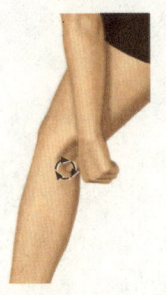

38. 按揉肾俞穴，左右各10~20次，推擦压痛点。

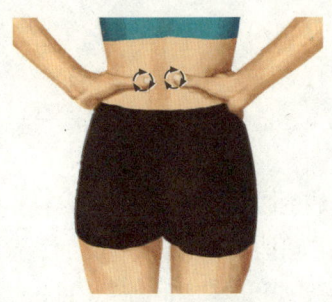

39. 按揉腰阳关穴，10~20次，推擦压痛点。

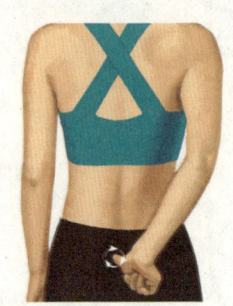

40. 叠掌按腰3~5分钟。

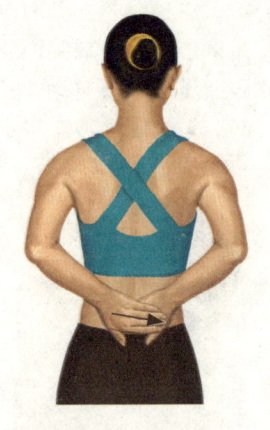

41. 用掌根或鱼际揉增生部位，拿捏3~5分钟。

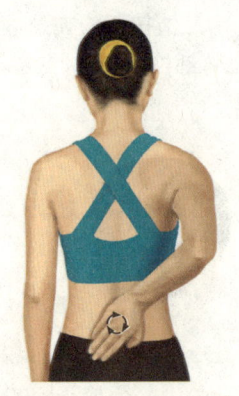

42. 用拇、食、中指点揉增生部位。

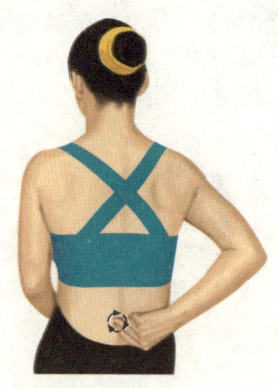

◎急性腰扭伤

43. 双手掌揉腰。

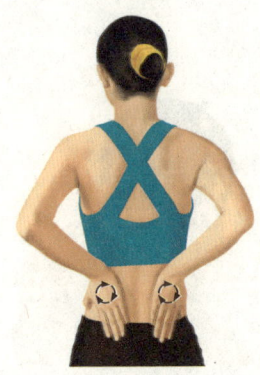

44. 用拇指或食指指尖点按腰点穴（各腰椎棘突旁开5厘米），左侧扭伤先点按右侧，反之亦然。

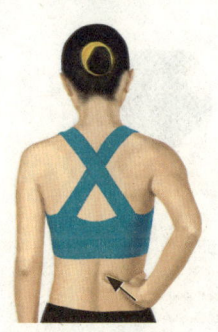

45. 腰部分推法。

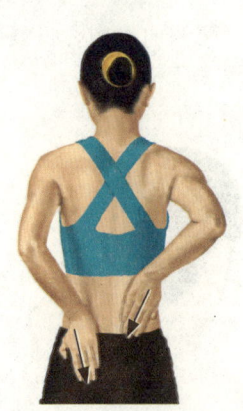

颈背痛

颈背痛是临床常见症状,是以颈背肌肉痉挛、强直、酸胀、疼痛为主要表现的病症。具体表现为:颈背部酸胀疼痛不适,时轻时重,迁延难愈。休息、适当活动或经常改变体位姿势可使症状减轻;阴雨天气、劳累、着凉受风则使症状加重。颈背部一般无明显障碍,活动基本正常,患者常喜欢仰首、揉捏,以减轻疼痛麻木。

颈背痛主要是由于患者忽略正确的活动姿势,以及欠缺简单的伸展运动而导致。

家庭主妇、职业司机及文职人员较常见患颈背痛。如患者忽视颈背痛,延迟医治可能会导致慢性颈背痛,除了延长治疗的时间外,严重者即使进行一些简单的动作,例如弯身或提取物件也不能活动自如。

【按摩方法】

1. 用拇指按揉法按揉颈椎棘突两侧肌肉3分钟左右,揉颈部正中线2分钟左右。

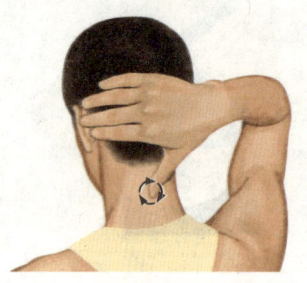

2. 用三指按揉法在颈项部及上背部按揉6分钟左右。

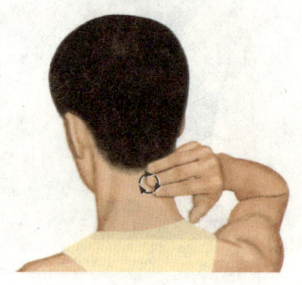

3. 用拿法拿颈椎棘突两侧的肌肉,自上向下移动,从风池穴的高度到大椎穴水平,反复操作5分钟左右。

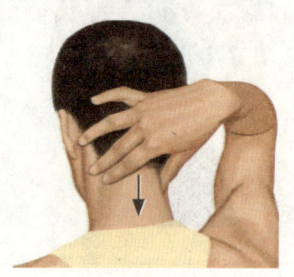

4. 用三指弹拨法弹拨颈椎棘突两侧的肌肉,反复操作5分钟左右。

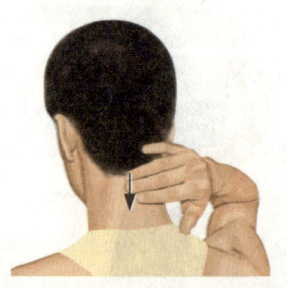

5. 用三指按揉法按揉风池穴约2分钟。

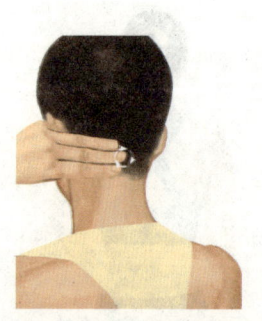

6. 用三指按揉法按揉风府穴约2分钟。

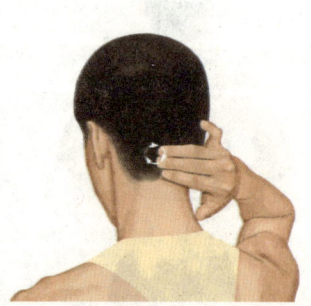

7. 用三指按揉法按揉肩井穴约2分钟。

8. 用掌擦法擦颈项部和上背部，均以透热为度。

9. 拇指点按大椎30次。

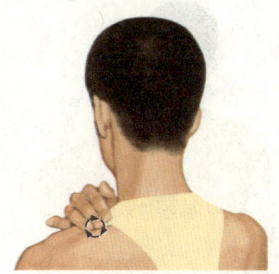
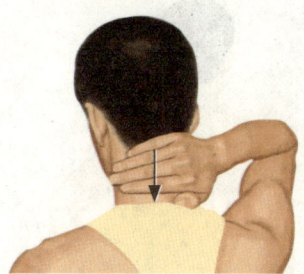
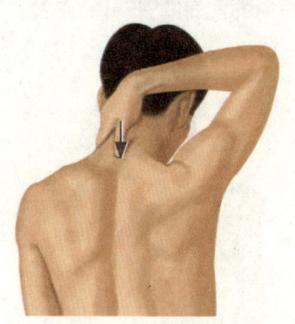

腰 痛

【注意事项】

1. 如果疼痛剧烈，在治疗期应卧硬板床休息，腰部制动。
2. 在缓解期应适当进行腰部肌肉锻炼。
3. 平时养成良好的坐姿，对于避免腰部酸痛很重要。尤其是工作需要久坐时，最好选择有靠背的椅子，坐的时候，可以在腰部加柔软的护腰垫，来保持腰椎正常的弧度。

【按摩方法】

1. 用掌摩法横摩整个腰部5分钟左右。

2. 用三指按揉法按揉腰椎两侧的三焦腧穴2分钟左右。

3. 用三指按揉法按揉腰椎两侧的肾腧穴2分钟左右。

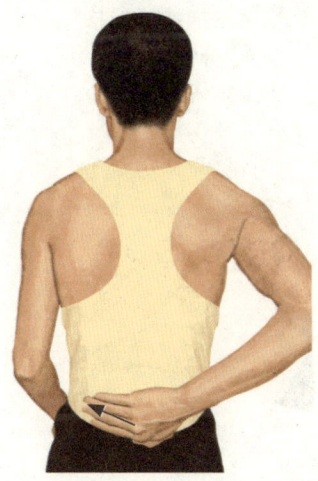
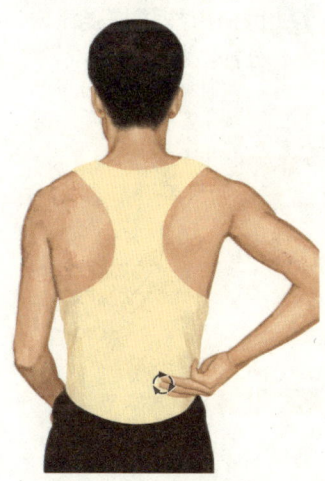
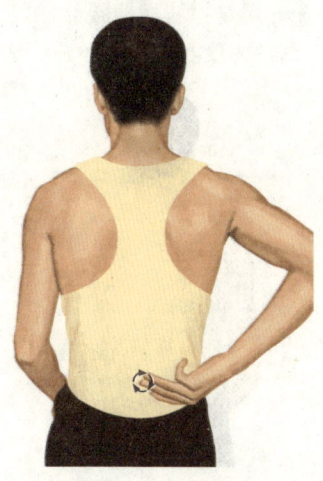

4. 用三指按揉法按揉腰椎两侧的气海腧穴2分钟左右。

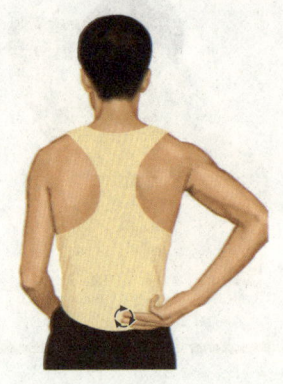

5. 用三指按揉法按揉腰椎两侧的大肠腧穴2分钟左右。

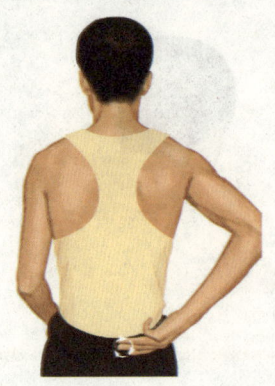

6. 用三指按揉法按揉腰椎两侧的关元腧穴2分钟左右。

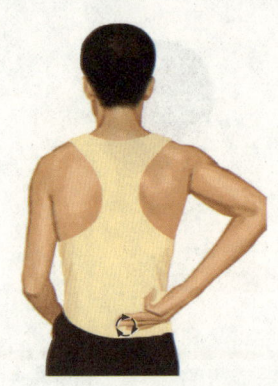

7. 用三指按揉法按揉腰椎两侧的膀胱腧穴2分钟左右。

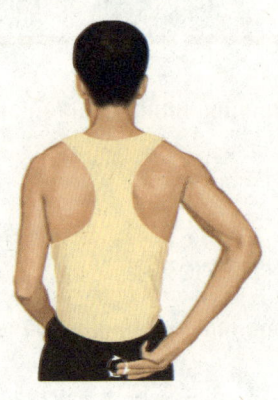

8. 用三指按揉法按揉腰椎两侧的志室穴2分钟左右。

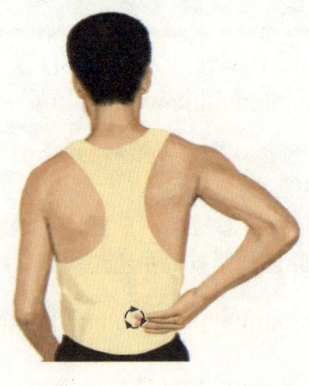

9. 用掌按揉法按揉腰部疼痛部位5分钟左右。

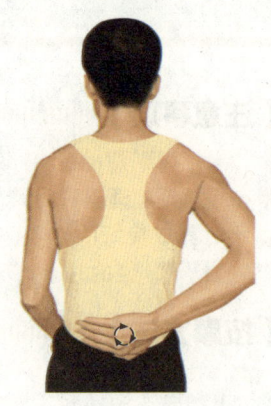

10. 用掌擦法横擦腰部，以透热为度。

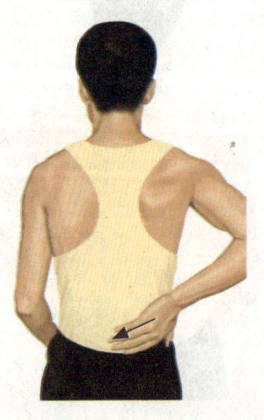

11. 用拇指按法按腰痛穴2分钟左右。

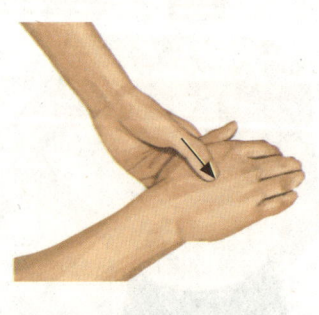

12. 用三指按揉法按揉委中穴2分钟左右。

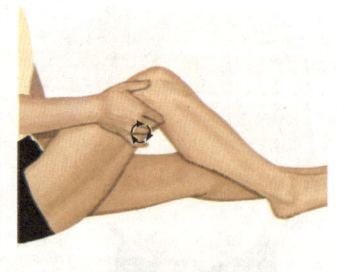

13. 用虚掌拍法轻拍腰骶部疼痛部位半分钟左右。

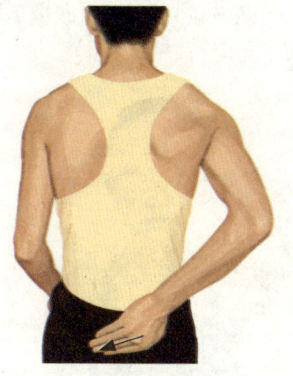

14. 用捶法轻捶腰骶部半分钟左右。

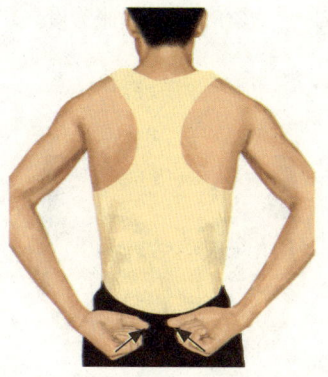

15. 用掌擦法擦命门穴及骶部八髎穴处，以透热为度。

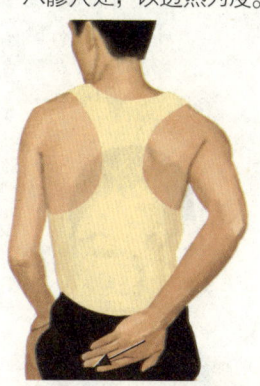

近视

当平行光线进入眼内，经眼屈光系统聚焦后，焦点在视网膜之前形成，因而造成远距离目标不能在视网膜清晰成像的状态，称为近视。通俗地说，近视的一个特征就是看不清远的物体，但可看清近距离的物体。

近视分为真性近视和假性近视。真性近视多为先天遗传因素造成。假性近视通常多为长期近距离工作、照明不良、工作时间过长以及平时阅读习惯不良造成。

本病若不引起重视或不及时治疗，任其发展下去，严重者可并发云雾移睛，自觉眼前黑影飞舞飘移，甚至引起视网膜脱离，严重损害视力，故应积极治疗。

【按摩方法】

1. 以右手拇指从右侧太阳穴处开始，以推法经阳白穴、印堂穴、左侧阳白穴，缓慢推至左侧太阳穴止，反复操作5次。

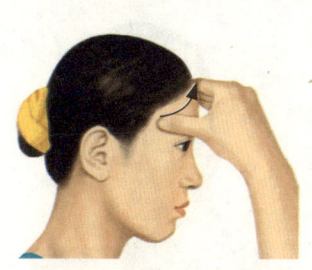
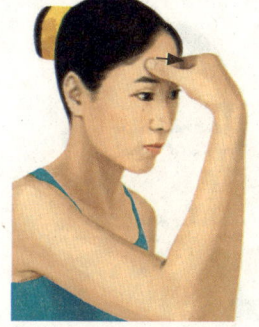
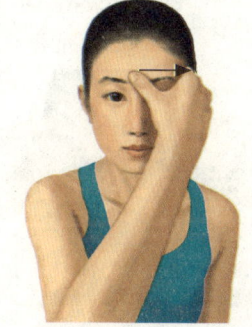

2. 以左手拇指从左太阳穴开始，以推法经阳白穴、印堂穴、右侧阳白穴，缓慢推至右侧太阳穴止，反复操作5次。

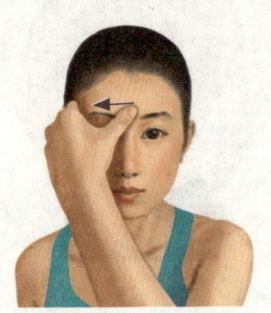

3. 以右手或左手的拇指和食指指甲掐两侧的睛明穴30次，以酸胀为度。

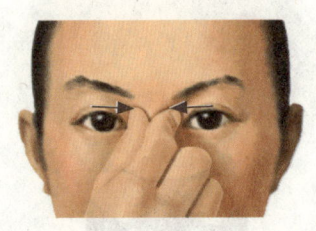

4. 以两手的拇指指端对置于两侧攒竹穴，稍用力向下点按30次，以酸胀为度。

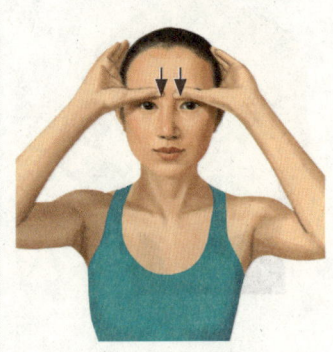

5. 以两手的拇指指端对置于两侧鱼腰穴，稍用力向下点按30次，以酸胀为度。

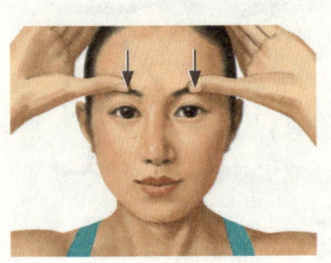

6. 以两手的食指或中指指腹螺纹面对置于两侧四白穴、丝竹空穴，稍用力按揉30次，以酸胀为度。

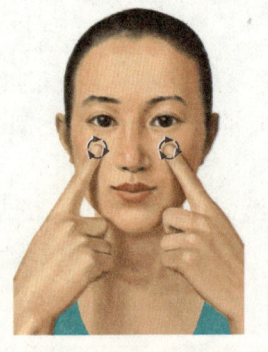

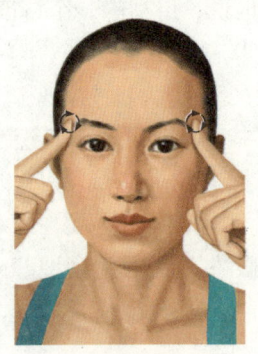

7. 以两手食指、中指螺纹面对置于两侧攒竹穴，由内向外沿眉弓经鱼腰穴至眉梢处，反复抹动5～10次。

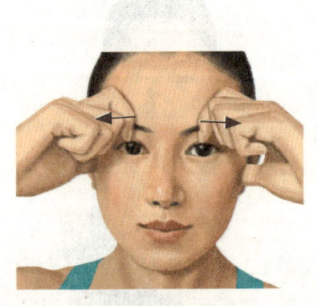

8. 轻闭双眼，以两手食指、中指指腹分别置于两眼上下泡，由内向外沿眼眶上下边缘摩动10次。

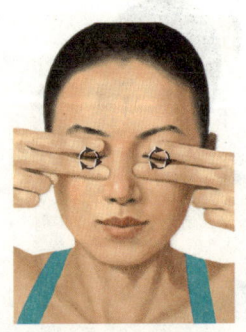

9. 轻闭双眼，两手掌心搓热后，分别置两眼球上，慢慢向下压，待眼球有微胀感时抬手，反复操作5次。

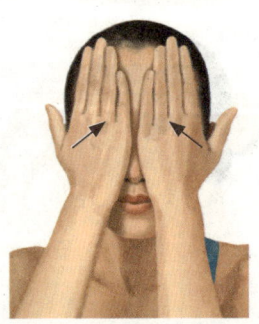

10. 以两手中指指腹分别对置于两侧风池穴，按揉30次。

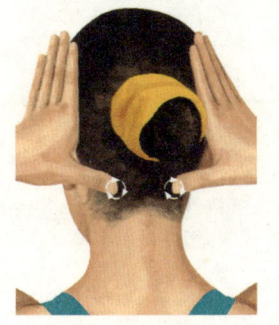

11. 然后沿颈椎按揉两侧肌肉，自上向下至大椎穴高度，反复5～10次。

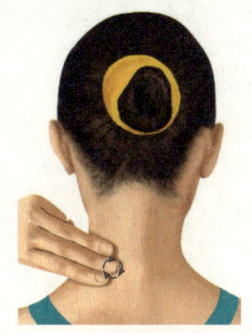

12. 以拇指指端按揉上肢部养老穴30次。

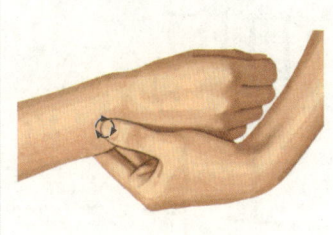

13. 以拇指指端按揉下肢部光明穴30次。

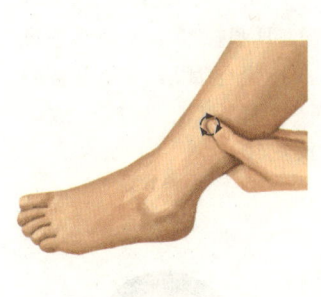

14. 以拇指指端按揉背部肝腧穴30次。

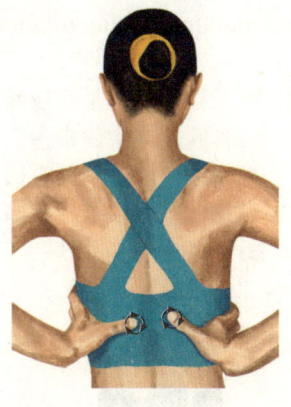

15. 以拇指指端按揉背部肾腧穴30次。

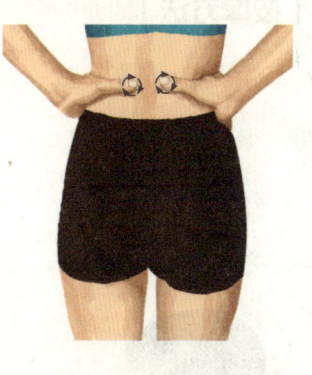

16. 手握空拳，轻轻叩击前头部10次。

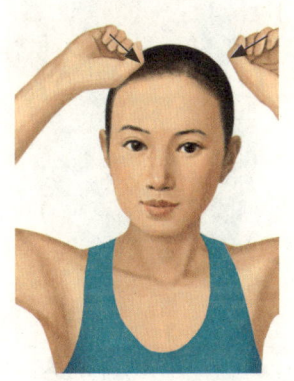

17. 手握空拳，轻轻叩击侧头部10次。

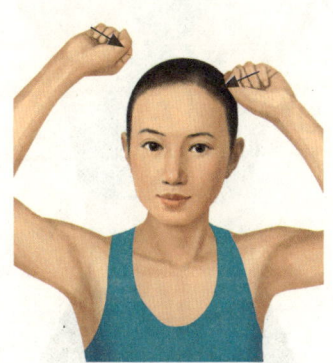

18. 用食指指腹弹打眼眶周围区域10次。

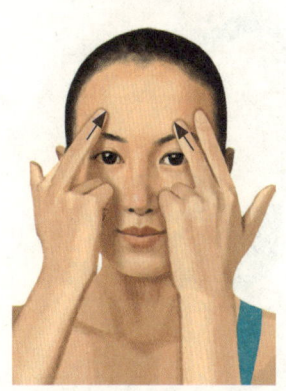

耳鸣耳聋

耳鸣是指耳内有鸣响的听幻觉，或如蝉声，或如潮声，或大或小，妨碍正常听觉；耳聋是指听力减退，甚至失听。

耳聋可分为器质性和功能性两大类。器质性耳聋又分为传音性、感音性和混合性三类。此外耳聋又有先天性耳聋、药物性耳聋、噪声性耳聋、突发性耳聋、外感性耳聋、肾虚性耳聋之分。

【按摩方法】

• 基本手法 •

1. 擦耳周部1～2分钟。

2. 鸣天鼓：两手掌心按紧两耳孔，其余四指指尖向后并对称横放枕部两侧，一手中指指腹叩另一手中指指甲8～10次，可闻及鼓音。

3. 耳膜按摩术：用双手食指指尖压耳屏，或用掌心按住耳道口，一按一放，反复40次。

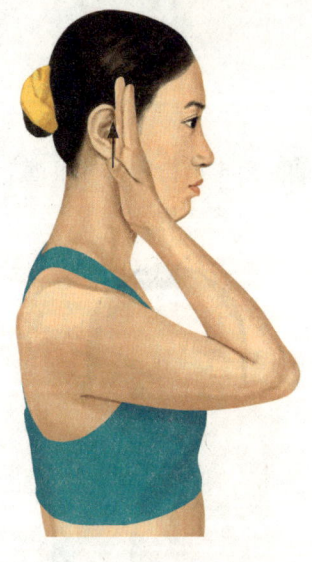
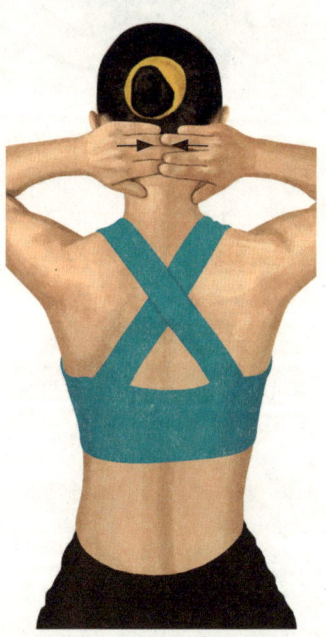
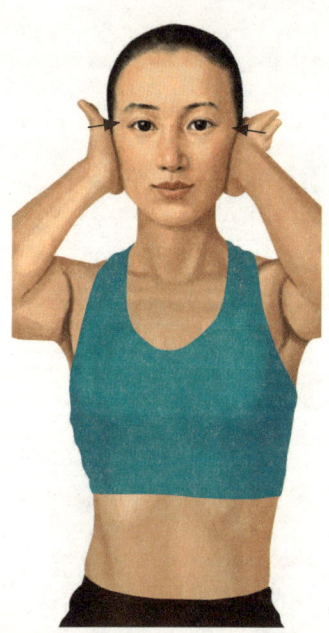

4. 按耳前三穴：拇、食、中指指腹按揉耳前听会穴、耳门穴、听宫穴0.5～1分钟。

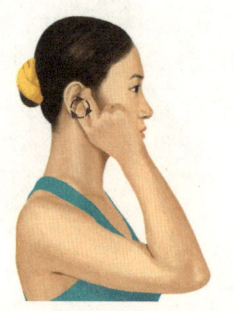

5. 食、中指按压下关穴、上关穴0.5～1分钟。

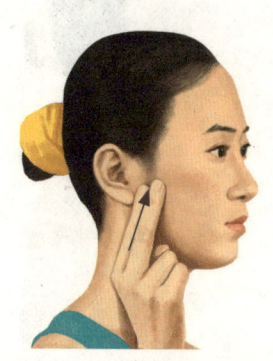

6. 按揉百会穴0.5～1分钟。

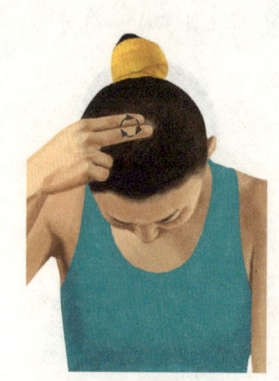

7. 按压翳风穴0.5～1分钟。

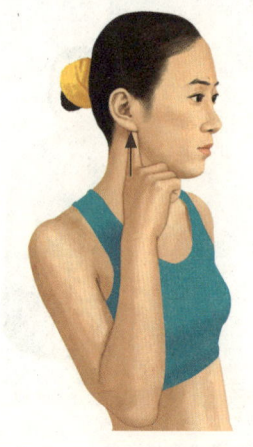

8. 点揉风池穴0.5～1分钟。

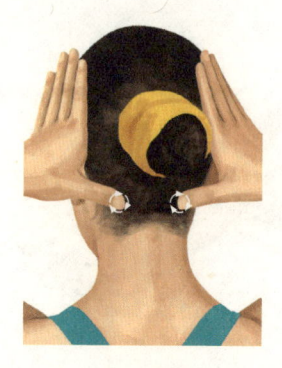

9. 拿颈项1～2分钟。

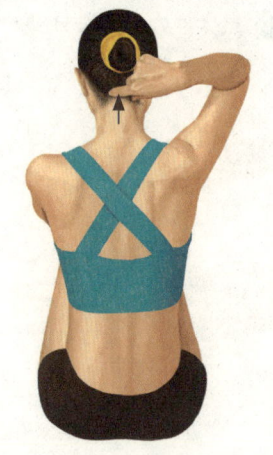

10. 按大椎穴1～2分钟。

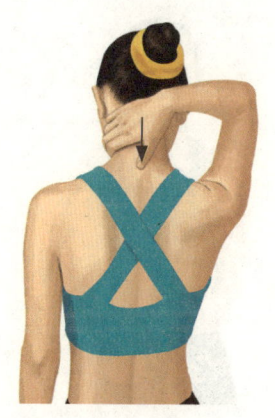

11. 按压中渚穴0.5～1分钟。

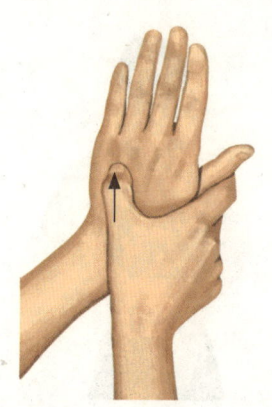

12. 以指腹自前额至枕后抹头侧部，反复10次。

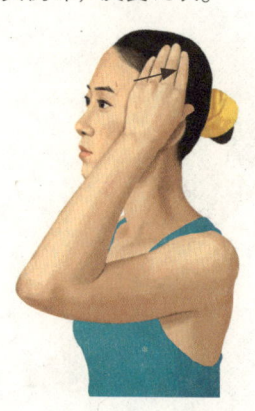

• 根据病情加减 •
◎ 风热侵袭型

13. 揉太阳穴0.5~1分钟。

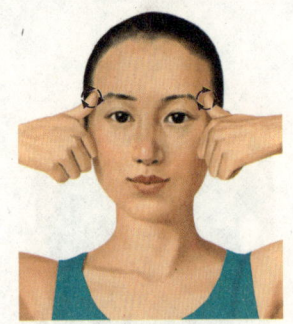

14. 按肩井穴0.5~1分钟。

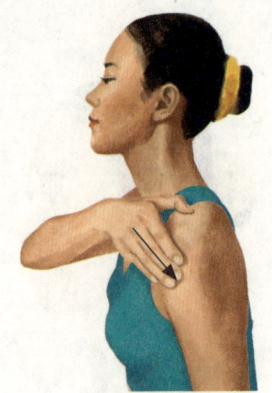

15. 按揉合谷穴0.5~1分钟。

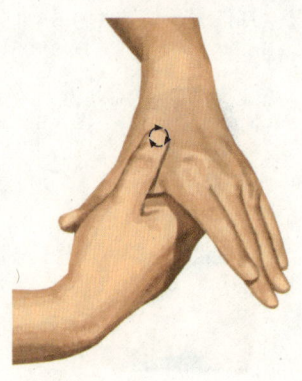

◎ 肝火上扰型

16. 点太冲穴0.5~1分钟。

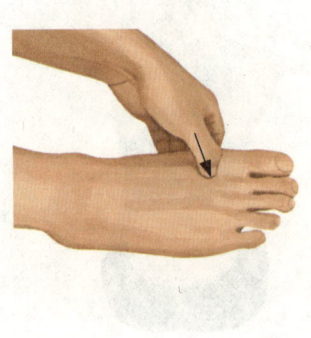

17. 按压丘墟穴0.5~1分钟。

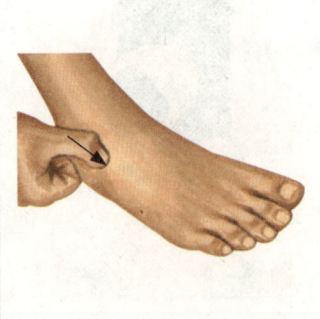

◎ 痰火郁结型

18. 按揉足三里穴0.5~1分钟。

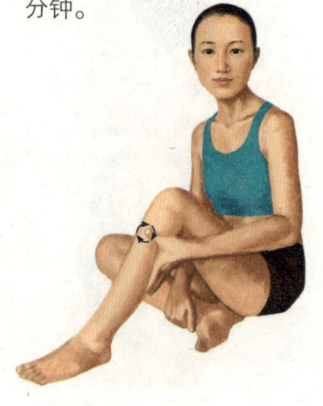

19. 按揉丰隆穴0.5~1分钟。

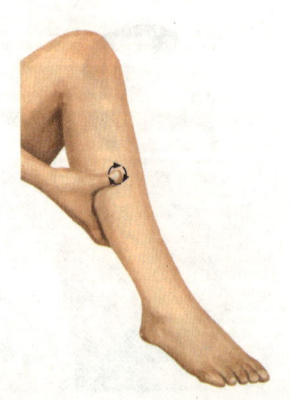

◎ 肾精亏损型

20. 擦命门、肾腧穴20~30次。

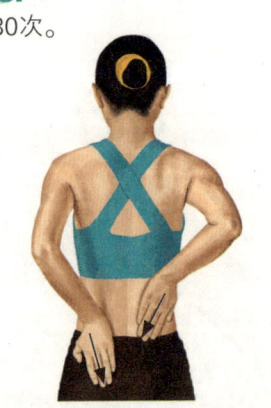

21. 按揉气海穴0.5~1分钟。

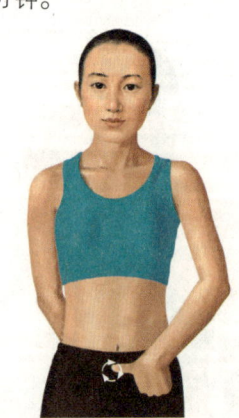

22. 按揉三阴交穴0.5~1分钟。

23. 按揉太溪穴0.5~1分钟。

◎脾胃虚弱型

24. 揉摩腹部2~3分钟。

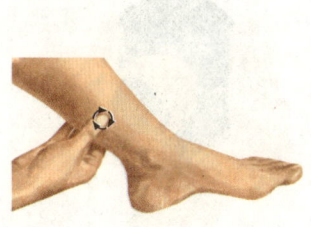
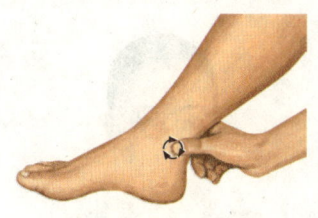
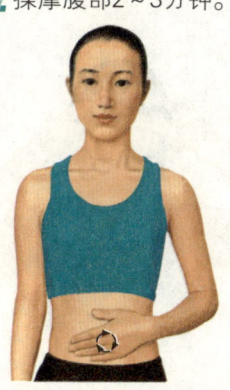

鼻炎

鼻炎,指的是鼻腔黏膜和黏膜下组织的炎症。鼻炎的表现多种多样,本书只讨论急性鼻炎、慢性鼻炎两类。慢性鼻炎分为单纯性、肥厚性、干燥性、萎缩性和过敏性五种。

急性鼻炎,中医称为"鼻窒",一般称为鼻黏膜炎,与俗称的"鼻感冒"是一样的。

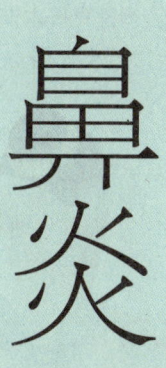

【按摩方法】

• 基本手法 •

1. 搓掌温鼻。

2. 两指由鼻两侧起推抹至太阳穴20次。

3. 食指按揉迎香穴1分钟。

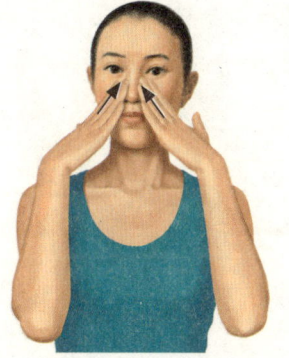
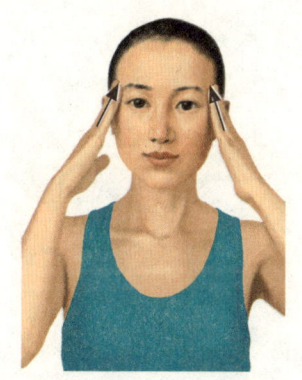
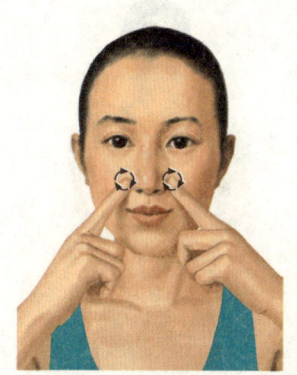

4. 食指按揉曲差穴1分钟。

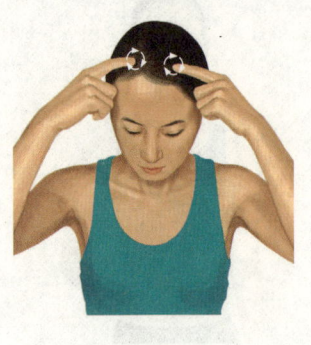

5. 用一手拇、食指指腹沿鼻上的山根穴向下至迎香穴往返施推抹法10~15次。

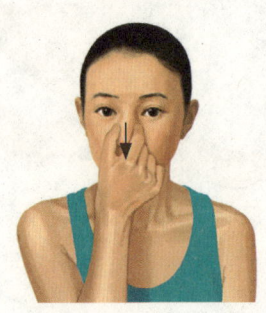

6. 拇指点按风池穴1分钟。

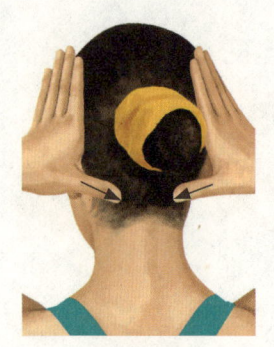

7. 拇指点按大椎穴1分钟。

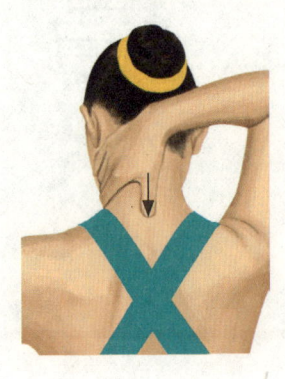

8. 五指捏拿颈项。

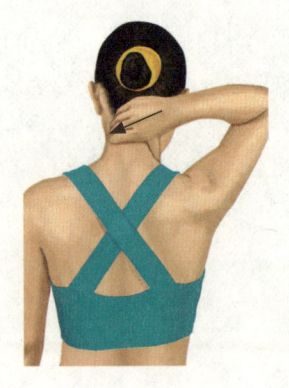

9. 食、中指按揉肺腧穴1分钟。

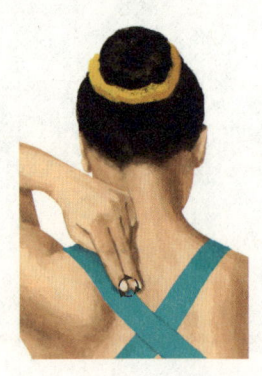

10. 双手掌擦背腰部,以透热为度。

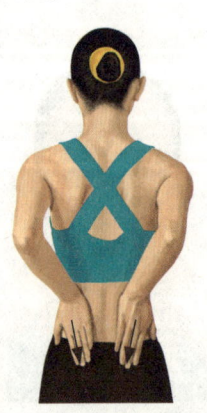

11. 一指禅推合谷穴1分钟。

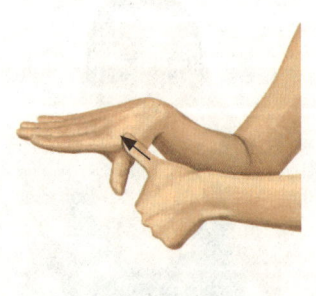

12. 一指禅推列缺穴1分钟。

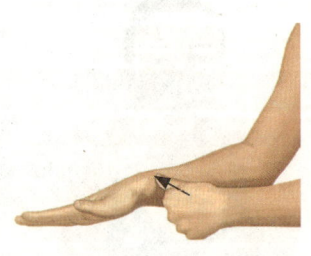

13. 掌擦大鱼际，以透热为度。

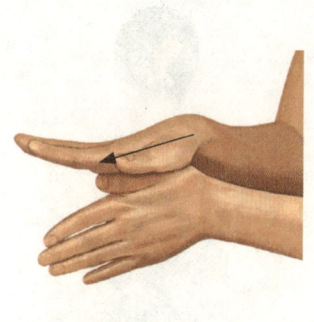

● 根据病情加减 ●
◎急性鼻炎

14. 食指按揉上星穴1分钟。

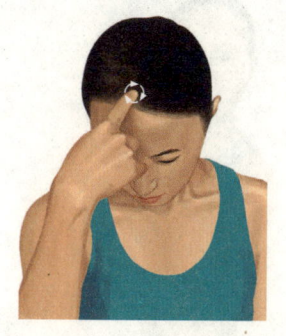

15. 食指按揉印堂穴1分钟。

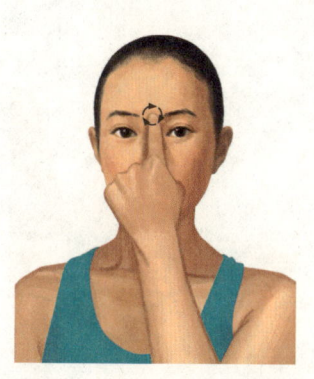

16. 中指点按大杼穴1~2分钟。

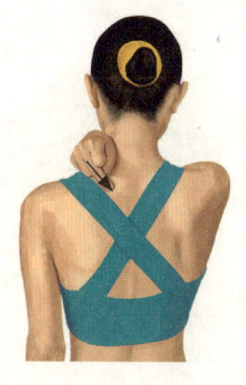

17. 大鱼际横擦前胸上部，以透热为度。

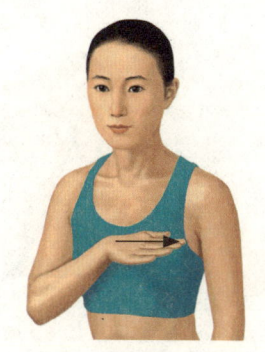

◎慢性单纯性、肥厚性鼻炎

18. 拇指沿印堂穴到神庭穴连线上来回推50次左右。

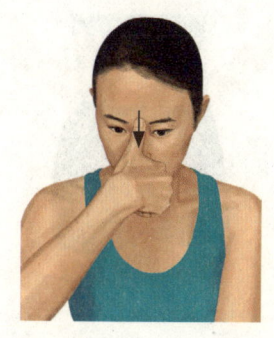

19. 食、中指按压百会穴1~2分钟。

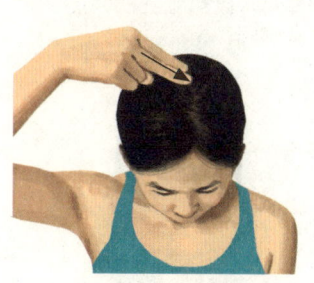

20. 食、中指按压承光穴1~2分钟。

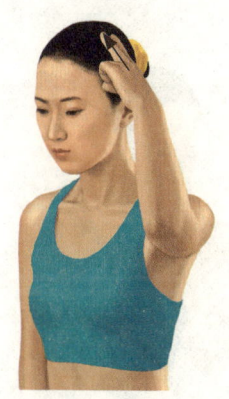

21. 用两拇指螺纹面紧贴在两攒竹穴，做抹法，至太阳穴，5~7次。

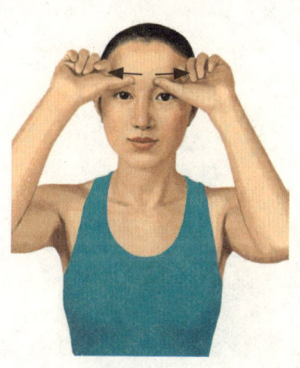

22. 拇指揉少商穴1分钟。

23. 实证加按揉尺泽穴1分钟。

24. 虚证加拇指点按脾腧穴1分钟。

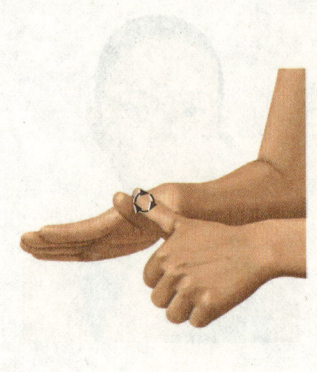
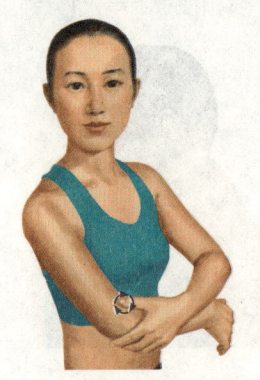
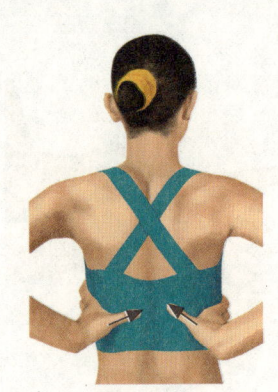

25. 拇指点肾腧穴1分钟。

26. 食、中指叠按足三里穴1分钟。

27. 食、中指叠按阴陵泉穴1分钟。

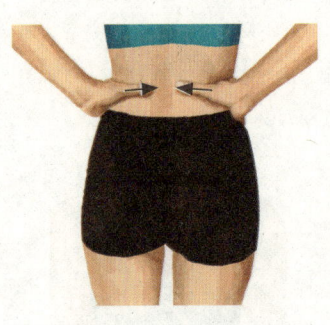
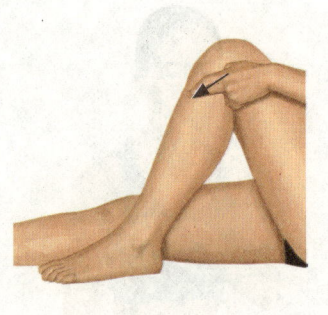
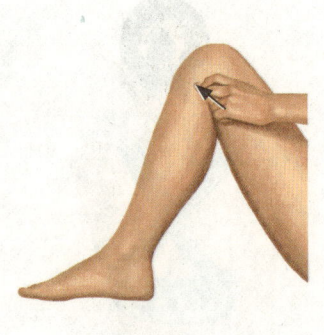

◎ 萎缩性鼻炎

28. 屈拇指按揉法，按揉禾髎穴，以有酸胀痛感为度。

29. 屈拇指按揉法，按揉水沟穴，以有酸胀痛感为度。

30. 用食指推擦鼻梁骨两侧，上至睛明穴，下到迎香穴，以热胀红润为度。

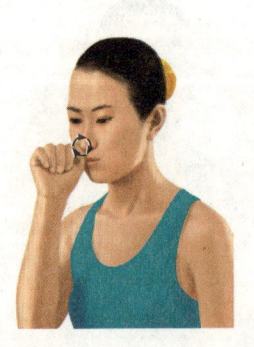
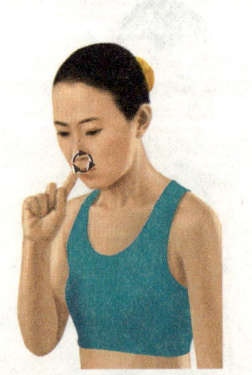
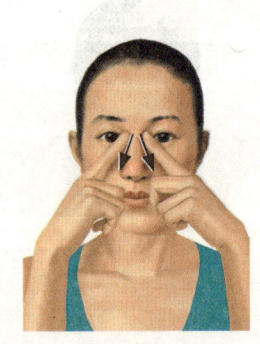

31. 用食指推擦鼻梁骨两侧，上至承泣穴，下到地仓穴，以热胀红润为度。

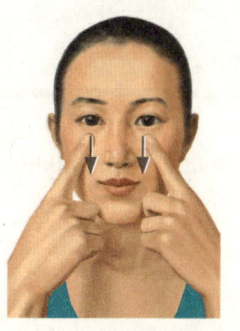

32. 食指尖置素髎穴，拇、中指抚两侧，捏拿鼻翼。捏拿30次，有涕为宜。

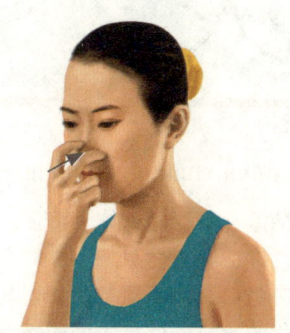

33. 用食、中两指弹山根穴，以微红为度。

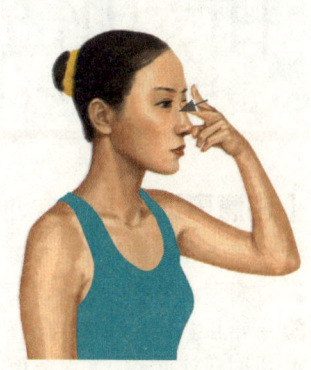

◎过敏性鼻炎

34. 揉攒竹穴1分钟。

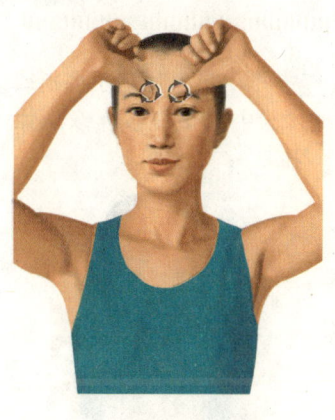

35. 食指揉太阳穴1分钟。

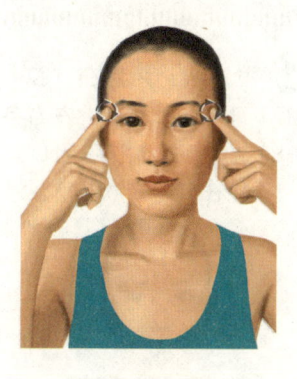

36. 食指分推前额50次。

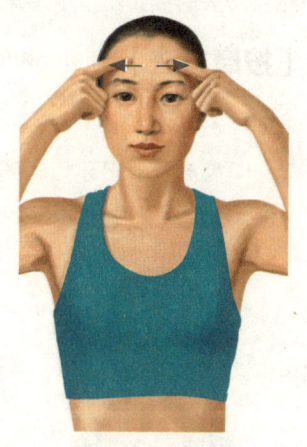

37. 双掌上推面颊。

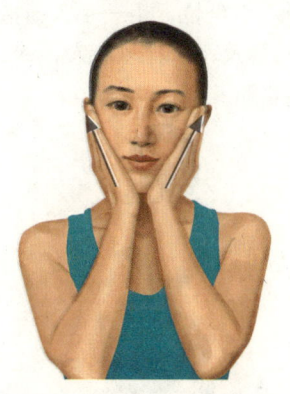

38. 按揉鱼际穴1分钟。

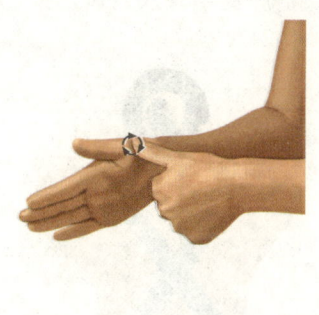

39. 掌擦手太阴肺经（肘以下部分，上肢桡侧），以透热为度。

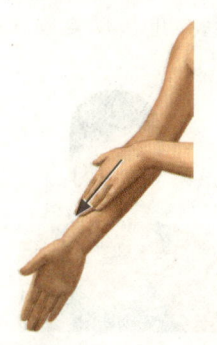

咽喉炎

【注意事项】

1. 注意不吃辛辣刺激性食物,不抽烟,不酗酒,饮食清淡。
2. 注意劳逸结合,防止受凉,急性期应卧床休息。
3. 经常接触粉尘或化学气体者,应戴口罩、面罩等防护器具。
4. 平时多饮淡盐开水,多吃易消化的食物,保持大便通畅。
5. 注意口腔卫生,养成饭后漱口的习惯,使病菌不易生长。
6. 保持室内空气流通。
7. 不要长时间讲话,更忌声嘶力竭地喊叫。

【按摩方法】

基本手法

1. 叩齿法:上下牙齿轻叩36次,其力从小到大,以轻轻作响为度。

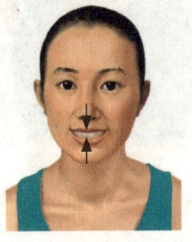

2. 搅海法:用舌在口腔中上下牙齿内外运转,左右各18次,产生津液后闭口,将津液在口内鼓漱36次。

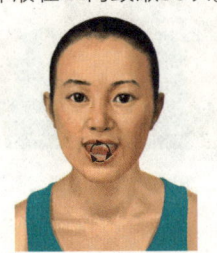

3. 取坐位,用双手拇指或食、中指指腹按揉双侧太阳穴,约2分钟。

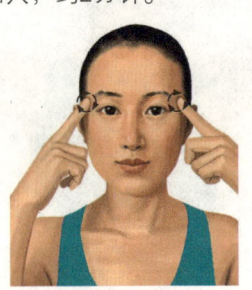

4. 取坐位,用一手大拇指指腹自印堂穴推抹至神庭穴止,反复操作约2分钟。

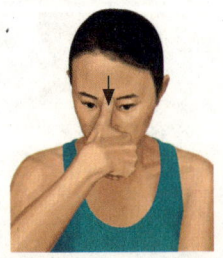

5. 取坐位,用双手大拇指指腹反手拿双侧风池穴,约2分钟。

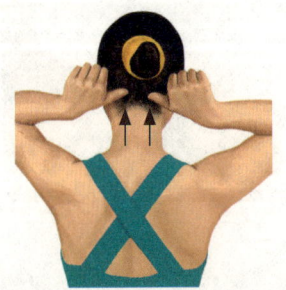

6. 取坐位,用一手大拇指指腹反手按揉风府穴,约2分钟。

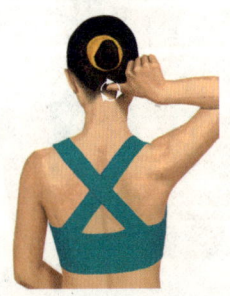

7. 取坐位,用双手拇指反手按揉耳后翳风穴,约2分钟。

8. 取坐位,用一手大拇指指腹轻轻按揉两侧扁桃体穴,约2分钟。

9. 取坐位,用一手大拇指指腹以点法点哑门穴,约2分钟。

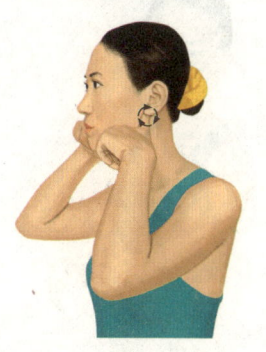
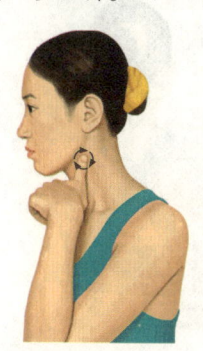
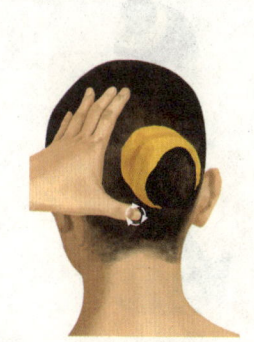

10. 取坐位,用一手食指指腹勾点天突穴,约1分钟。

11. 取坐位,用一手拇、食指轻轻拿揉喉结周围,约2分钟。

12. 取坐位,用一手拇、食指轻轻按揉两侧人迎穴,约1分钟。

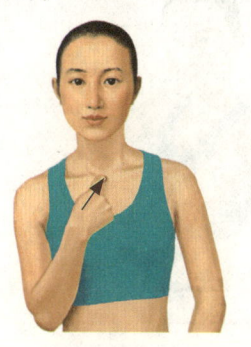
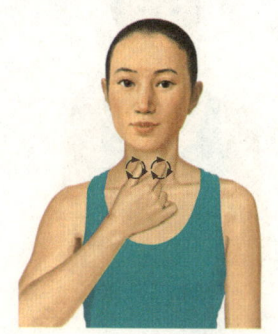
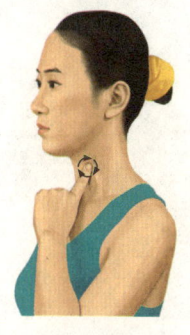

13. 取坐位,用一手拇、食指轻轻按揉两侧水突穴,约1分钟。

14. 取坐位,反手捏拿双侧肩井穴5~10次,并以空拳叩击双侧肩部。

15. 取坐位,用双手食指反手按揉颈夹脊穴30~40次。

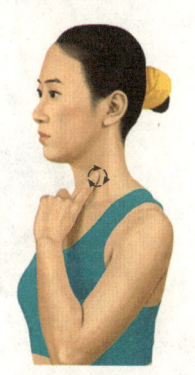
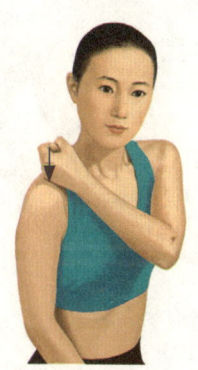
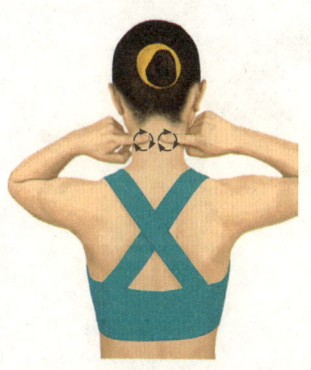

16. 取坐位，用大拇指反复点擦大椎穴，约1分钟。

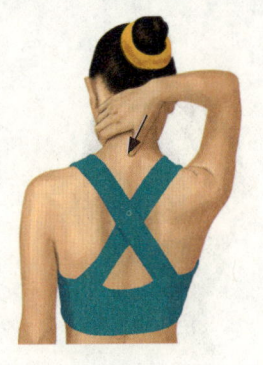

17. 食、中指按揉背部肺腧穴，左右交替，各约1分钟。

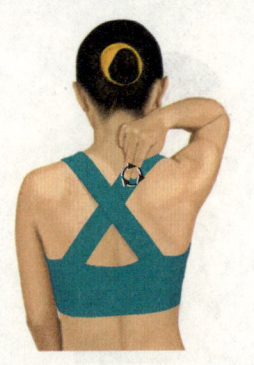

18. 用一手拇指指端按揉双侧曲池穴，约1分钟。

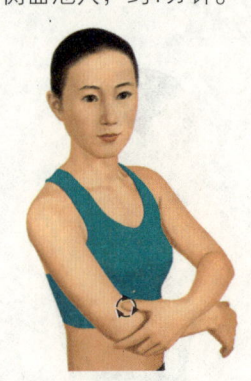

19. 用一手拇指指端按揉双侧合谷穴，约1分钟。

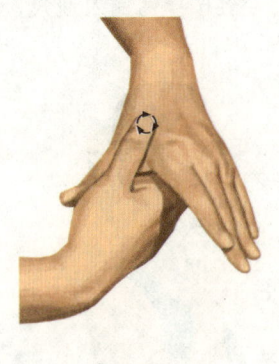

20. 用一手拇指指端按揉双侧手三里穴，约1分钟。

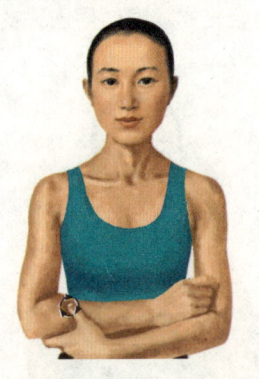

21. 用一手拇指推一侧上肢肺经循行路线，约2分钟。

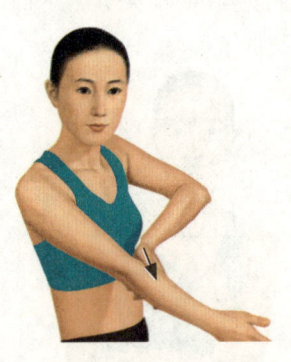

22. 用一手拇指指端按揉双侧三阴交穴，约1分钟。

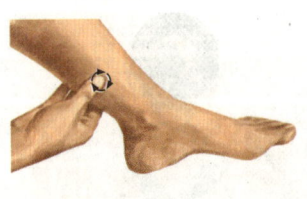

23. 用一手拇指指端按揉双侧照海穴，约1分钟。

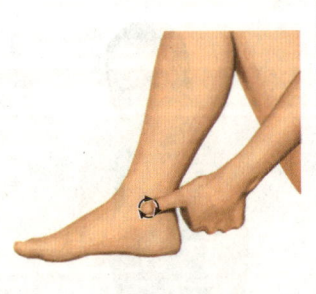

● 根据病情加减 ●

◎ 慢性咽喉炎

24. 用一手拇指指端按揉双侧足三里穴，约1分钟。

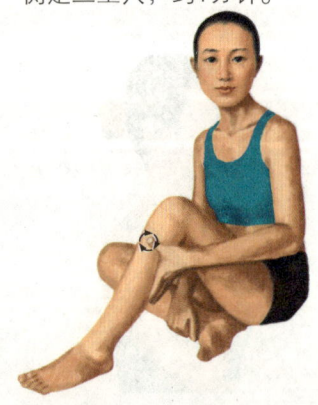

25. 用一手拇指指端按揉双侧足心的涌泉穴，约1分钟，并以手掌小鱼际擦足心。

◎ 急性咽喉炎

26. 一手拇、食指蘸水，捏住喉结周围皮肤提拉，反复多次，至皮肤成紫红色。

27. 咽喉肿痛伴有颧红、唇赤、头晕、耳鸣、虚烦不眠、腰膝酸软、手足心热等症状者，加揉擦志室穴半分钟。

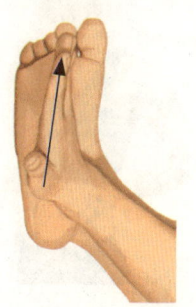 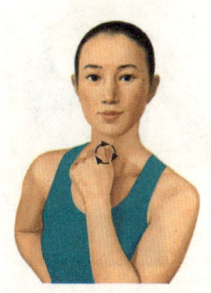 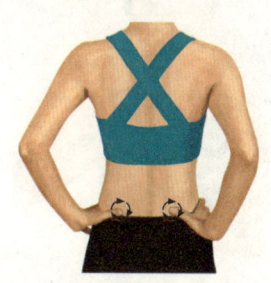

28. 加揉关元穴半分钟。

29. 加拿内关穴半分钟。

30. 加拿外关穴半分钟。

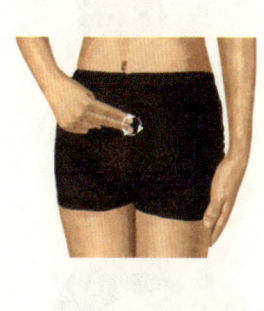 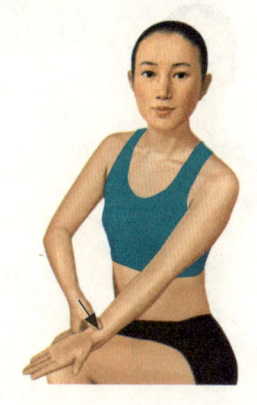 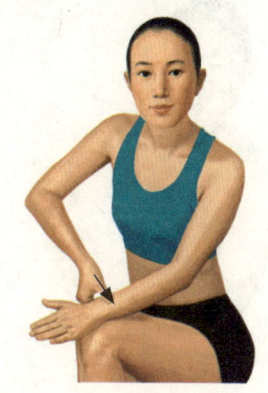

31. 加拿按太溪穴半分钟。

32. 加拿按昆仑穴半分钟。

33. 加掐太冲穴半分钟。

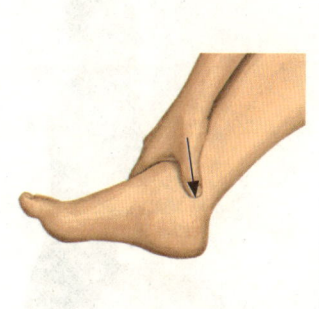 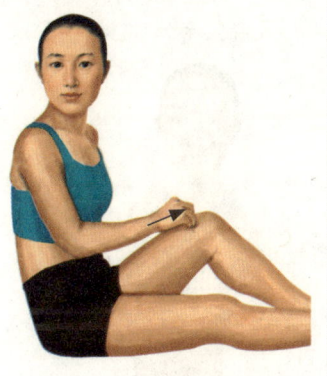 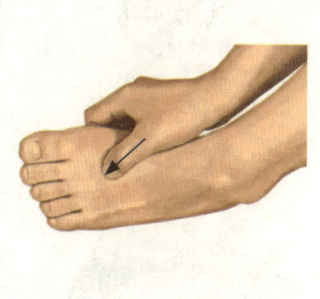

34. 咽喉肿痛伴有胸闷、胁痛、喉部微痛等症状者，加揉膻中穴半分钟。

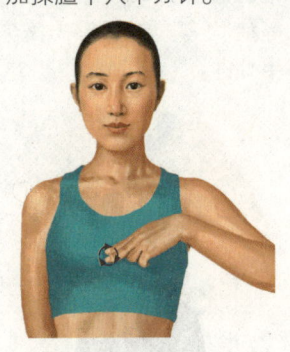

35. 摩中脘穴半分钟。

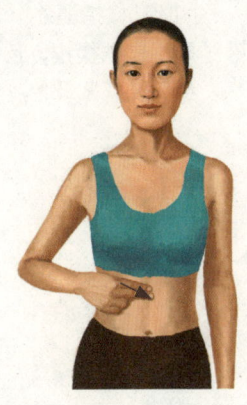

36. 擦章门穴半分钟。

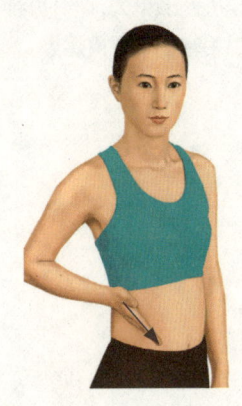

37. 按合谷穴半分钟。

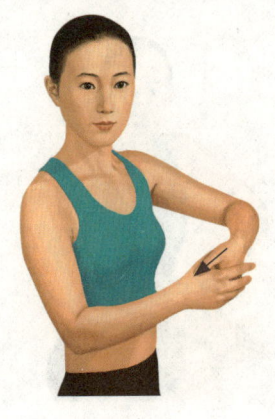

38. 按揉尺泽穴半分钟。

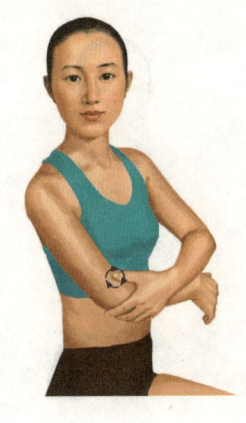

39. 拿内关穴半分钟。

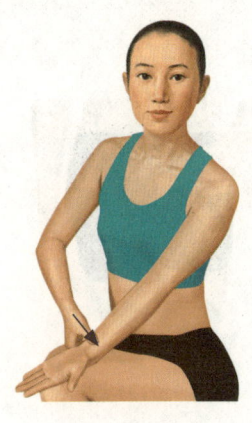

40. 拿外关穴半分钟。

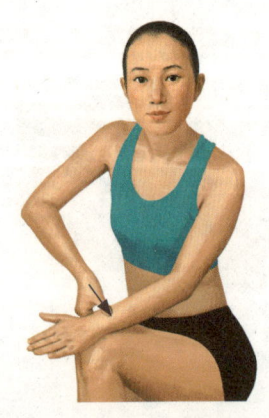

41. 咽喉肿痛伴有咽干、喉痒、咳嗽、痰稠者，加按揉尺泽穴半分钟。

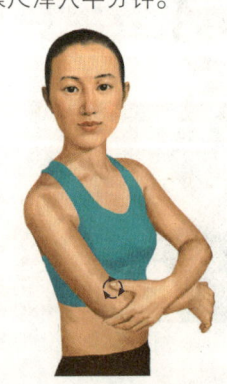

42. 加掐揉太渊穴半分钟。

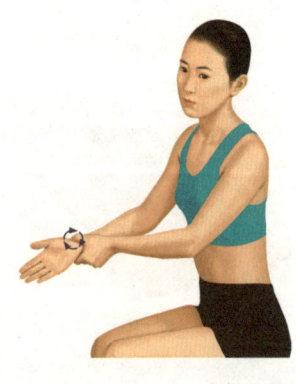

阳痿

阳痿是指男子阴茎不能勃起，或勃起不坚，因而难以获得性交成功的一种疾病，又叫性无能。阳痿的临床表现有：

1. 命门火衰证：阳事不举，精少清冷，头晕耳鸣，面色苍白，精神不振，腰膝酸软无力，怕冷，四肢不温，舌淡，苔白，脉沉细。2. 心脾两虚证：阳事不举，失眠多梦，头晕健忘，食欲不振，倦怠乏力，面无光泽，舌质淡嫩，脉弱。3. 湿热下注证：阴茎痿软，阴囊潮湿，臊臭，下肢困重，小便色黄，苔黄腻，脉濡数。4. 恐惧伤肾证：阳事不举，举而不坚，胆怯多疑，心悸易惊，失眠，苔薄腻，脉弦细。

阳痿的发生率和年龄关系极大，随着年龄的增长，患病率也不断上升。一般年轻人发生阳痿多由心理因素引起，老年人则由于身体衰老及合并躯体疾病引起。

【按摩方法】

· 基本手法 ·

1. 用掌按揉法按揉神阙穴5分钟左右。

2. 用中指按法按气海穴2分钟左右。

3. 用中指按法按关元穴2分钟左右。

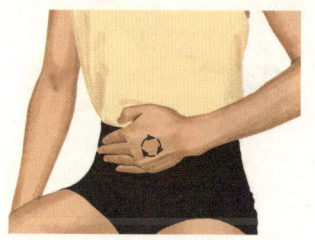
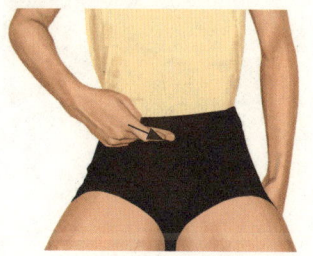
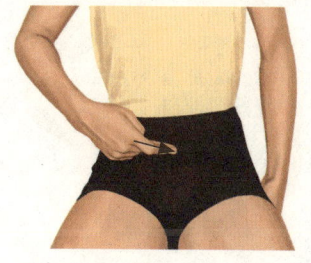

4. 用中指按法按中极穴2分钟左右。

5. 用掌摩法摩小腹部5分钟左右。

6. 用掌震颤法震颤小腹部1分钟左右。

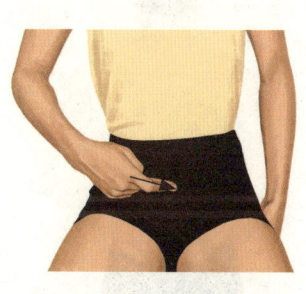
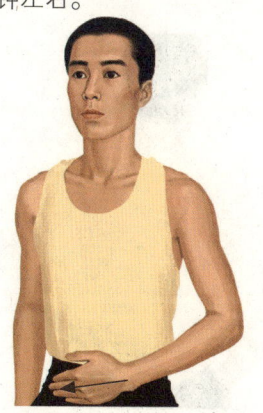
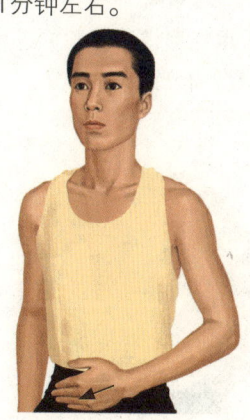

7. 用三指按揉法按揉命门穴2分钟左右。

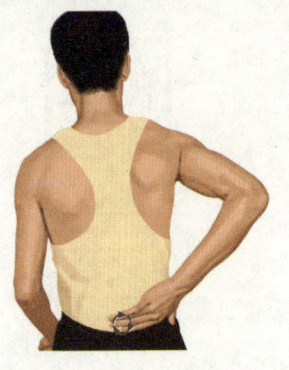

8. 用三指按揉法按揉肾腧穴2分钟左右。

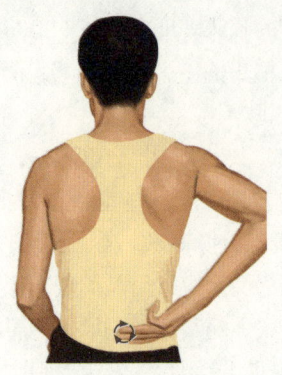

9. 用三指按揉法按揉胃腧穴2分钟左右。

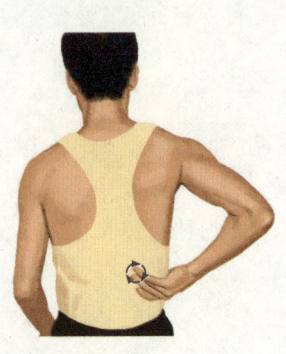

10. 用三指按揉法按揉腰阳关穴2分钟左右。

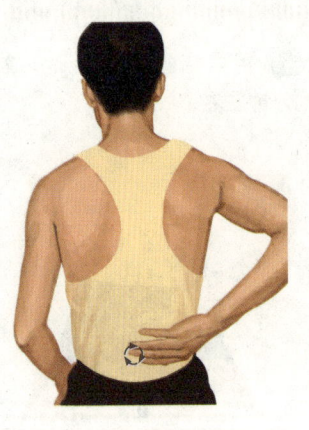

11. 用拇指按法按三阴交穴2分钟左右。

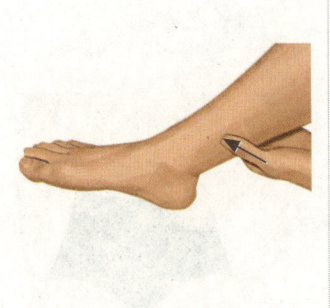

12. 用拿法拿大腿内侧肌肉5分钟左右。

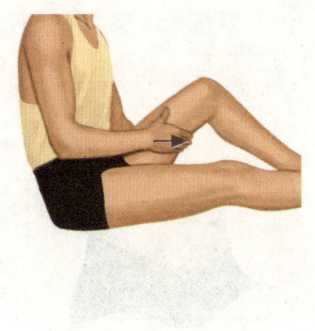

———— 根据病情加减 ————
◎命门火衰证

13. 用指摩法摩肾腧穴、命门穴各2分钟左右。

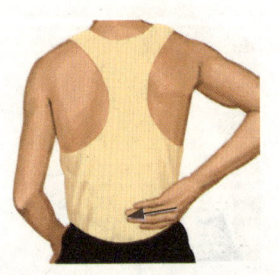

14. 用掌擦法擦肾腧穴，以透热为度。

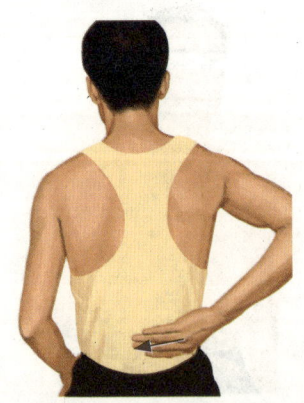

15. 用掌擦法擦命门穴，以透热为度。

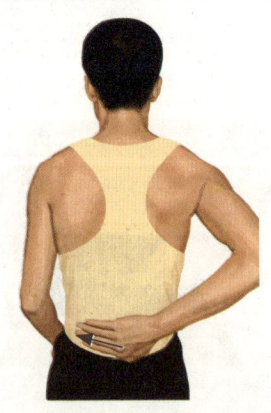

16. 用掌擦法擦八髎穴，以透热为度。

◎心脾两虚证

17. 用拇指按法或掐法在内关穴处治疗1分钟左右。

18. 用单指叩点法或五指叩点法在血海穴处治疗1分钟左右。

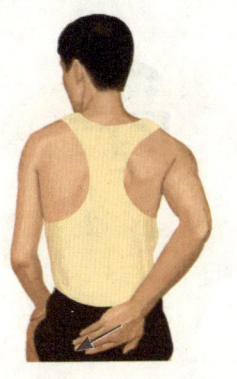
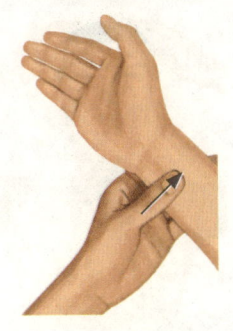
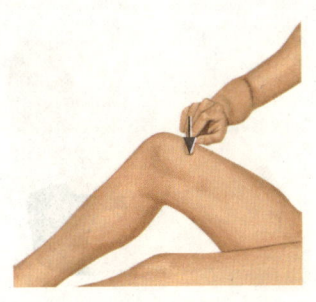

19. 用单指叩点法或五指叩点法在足三里穴处治疗1分钟左右。

◎湿热下注证

20. 用三指按揉法按揉天枢穴2分钟左右。

21. 用三指按揉法按揉大肠腧穴2分钟左右。

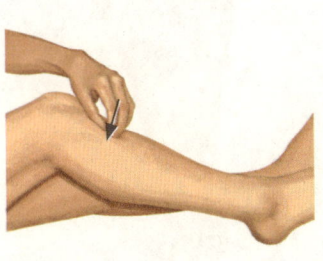
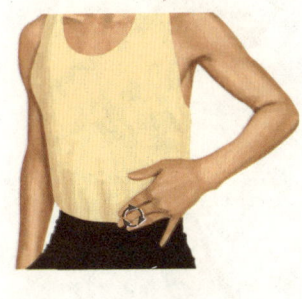
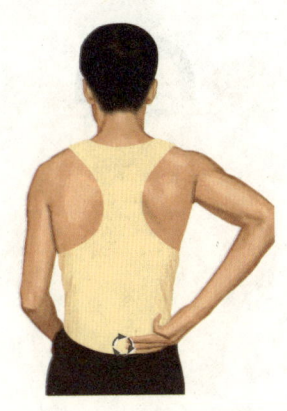

22. 用三指按揉法按揉膀胱腧穴2分钟左右。

23. 用单指或五指叩点足三里穴1分钟左右。

24. 用单指或五指叩点丰隆穴1分钟左右。

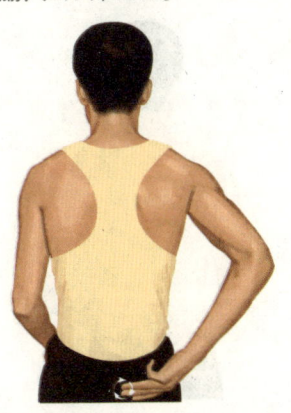
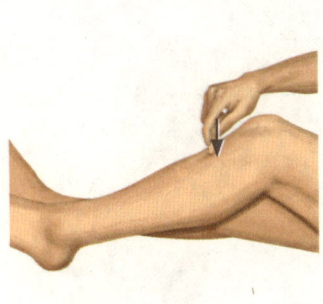
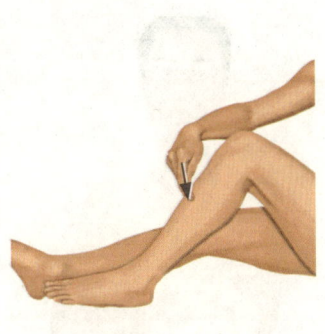

25. 用拇指按法按阴陵泉穴1分钟左右。

◎ 恐惧伤肾证

26. 用分抹法分抹前额部1分钟左右。

27. 用五指拿法拿头部2分钟左右。

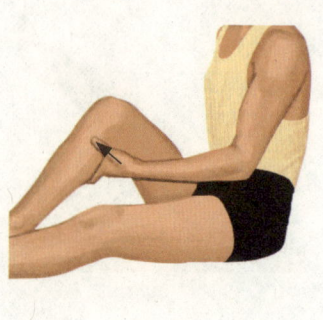
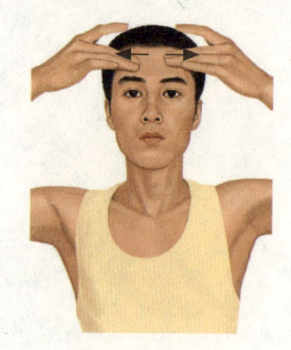
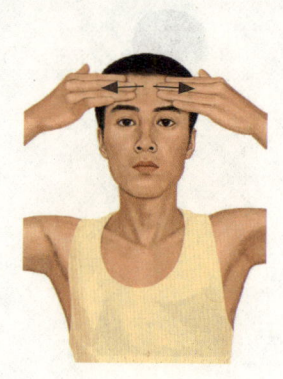

28. 用拇指按揉法按揉太阳穴1分钟左右。

29. 用拇指按揉法按揉神门穴1分钟左右。

30. 用拇指按揉法按揉胆囊穴1分钟左右。

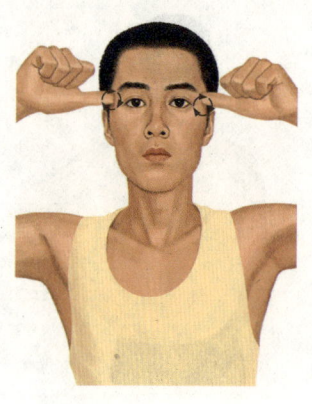
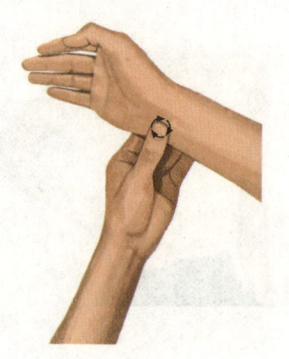
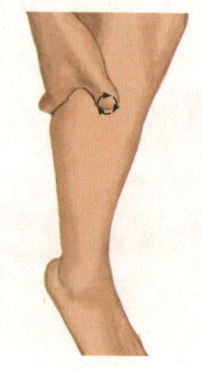

31. 用拿法拿上肢内侧肌肉2分钟左右。

32. 用小鱼际擦法擦涌泉穴,以透热为度。

33. 用掌按揉法按揉肾俞穴2分钟左右。

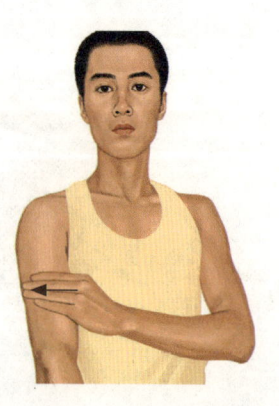
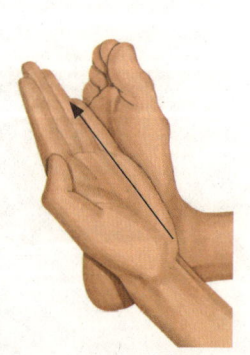
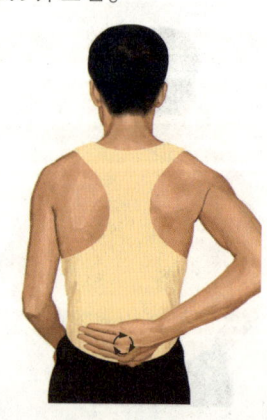

第一章 穴位按摩治百病

早泄是指性交时间极短即行排精，甚至性交前即泄精的病证。早泄严重可以导致阳痿，阳痿又常可伴有早泄，治疗上可以相互参考。

早泄的临床表现有：

1. 阴虚火旺证：欲念时起，阳事易举，或举而不坚，临房早泄，心慌耳鸣，口燥咽干，舌质红，脉细数。2. 阴阳两虚证：身体怕凉，四肢不温，面色白而无光，气短，腰膝酸软，阳痿精稀，舌淡，脉沉细。

早泄多半是由于大脑皮质抑制过程减弱，高级性中枢兴奋性过高，对脊髓初级射精中枢的抑制过程减弱，或者骶髓射精中枢兴奋性过高所引起。

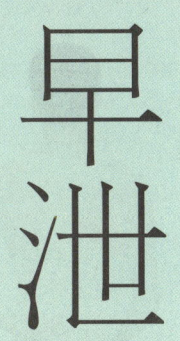

早泄

【按摩方法】

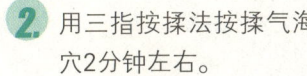

基本手法

1. 用掌摩法摩小腹5分钟。

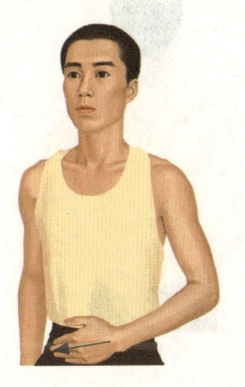

2. 用三指按揉法按揉气海穴2分钟左右。

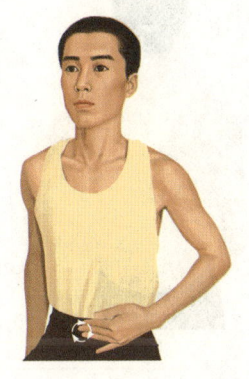

3. 用三指按揉法按揉关元穴2分钟左右。

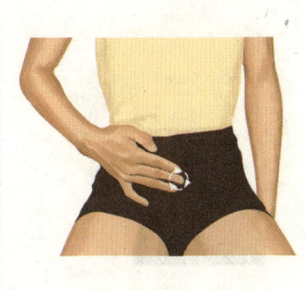

4. 用三指按揉法按揉中极穴2分钟左右。

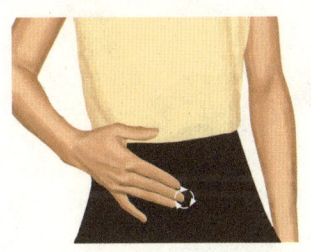

5. 用掌按揉法按揉气海穴3分钟左右。

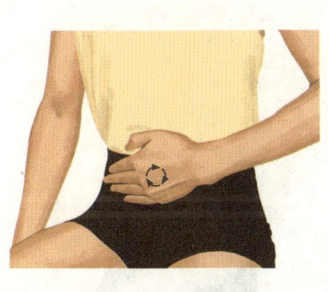

6. 用三指按揉法按揉脾俞穴1分钟左右。

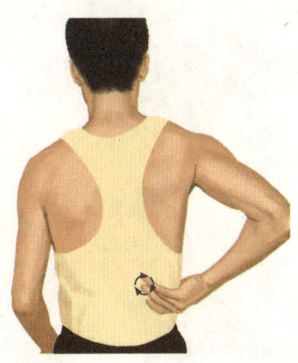

7. 用三指按揉法按揉肾俞穴1分钟左右。

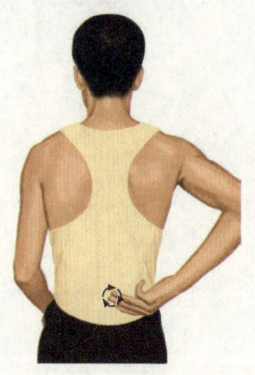

8. 用三指按揉法按揉命门穴1分钟左右。

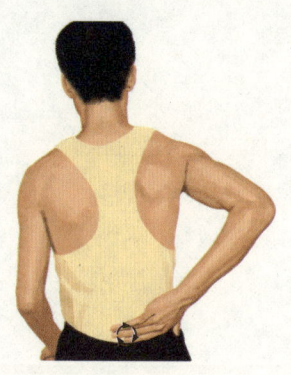

9. 用三指按揉法按揉腰阳关穴1分钟左右。

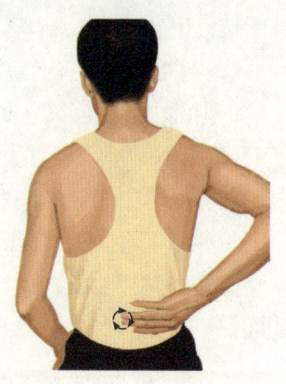

10. 用掌擦法横擦肾俞穴，以透热为度。

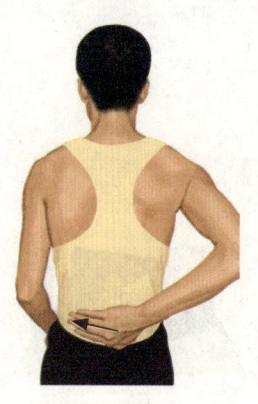

11. 用掌擦法横擦命门穴，以透热为度。

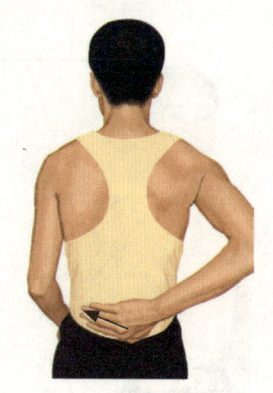

12. 用虚掌拍法轻拍八髎穴1分钟左右。

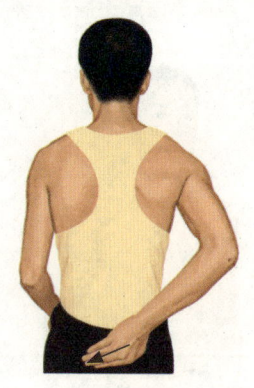

13. 用拇指按揉法按揉内关穴2分钟左右。

• 根据病情加减 •

◎阴虚火旺证

14. 用拇指按揉法按揉曲池穴2分钟左右。

15. 用拇指按揉法按揉神门穴2分钟左右。

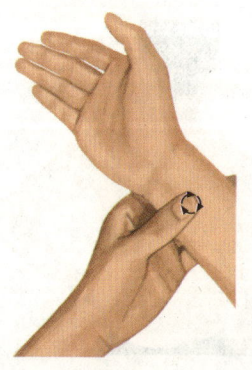
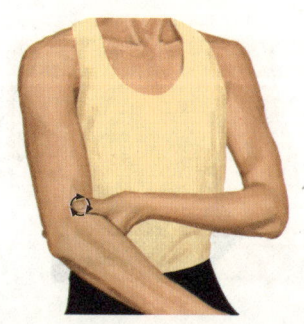
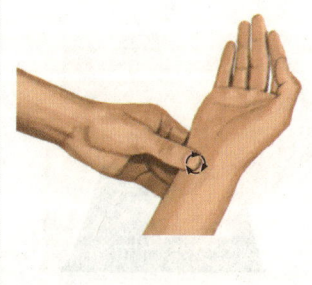

遗精

遗精是指不因性生活而精液频繁遗泄的病症。中医将精液自遗现象称遗精或失精。有梦而遗精者，称为梦遗；无梦而遗精，甚至清醒时精液流出者，称为滑精。梦遗和滑精都是遗精，只是轻重不同而已，前者较轻，后者较重。遗精的临床表现有：

1. 阴虚火旺证：遗精，少寐多梦，耳鸣头晕，倦怠乏力，腰膝酸软无力，健忘，心烦，手足心发热，舌红，少苔，脉细数。2. 湿热下注证：遗精或尿时有精液外出，小便黄赤混浊，心烦少寐，大便稀臭，舌质红，苔黄腻，脉濡数。3. 心脾两虚证：遗精，劳累加重，失眠多梦，健忘，面色无华，精神不振，食少便溏，舌质淡，苔薄白，脉弱。4. 肾虚不固证：遗精频作，甚则滑精，面白少华，精神萎靡不振，四肢不温怕冷，夜尿多，舌淡，苔白滑，脉沉细。

【按摩方法】

• 基本手法 •

1. 用掌按揉法按揉神阙穴5分钟左右。

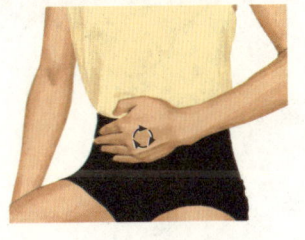

2. 用掌摩法摩小腹部5分钟左右。

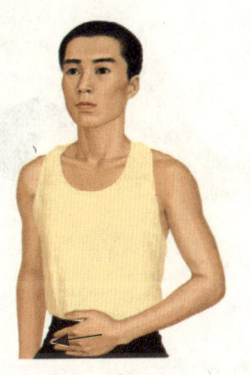

3. 用三指按揉法按揉气海穴2分钟左右。

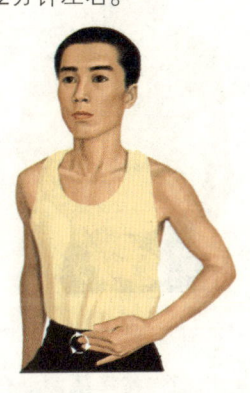

4. 用三指按揉法按揉关元穴2分钟左右。

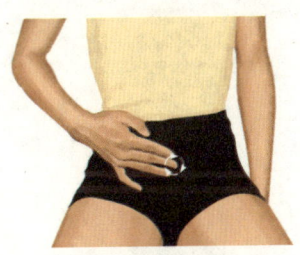

5. 用三指按揉法按揉中极穴2分钟左右。

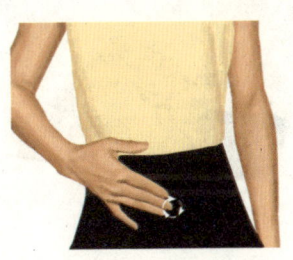

6. 用三指按揉法按揉肾俞穴2分钟左右。

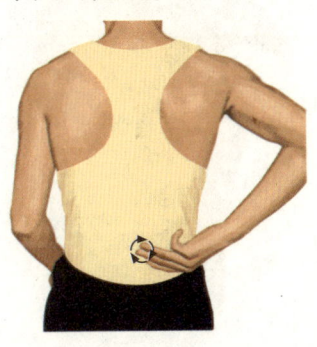

7. 用三指按揉法按揉命门穴2分钟左右。

8. 用掌擦法擦肾俞穴,以透热为度。

9. 用掌擦法擦命门穴,以透热为度。

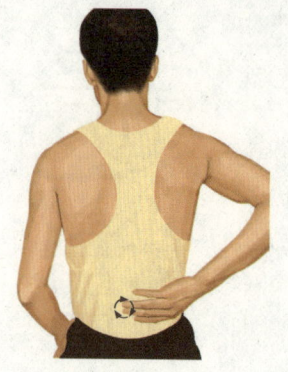
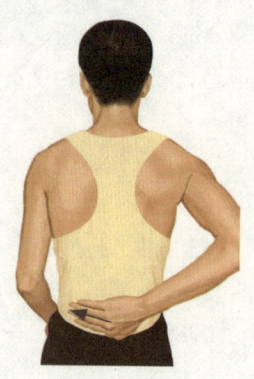
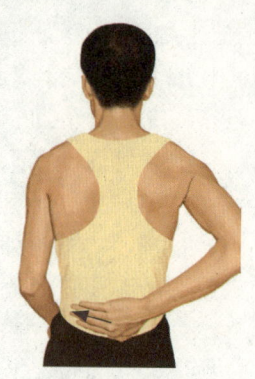

10. 用掌擦法擦八髎穴,以透热为度。

11. 用拇指按揉法按揉三阴交穴2分钟左右。

12. 用拇指按揉法按揉太溪穴2分钟左右。

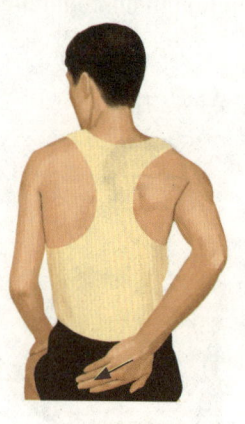
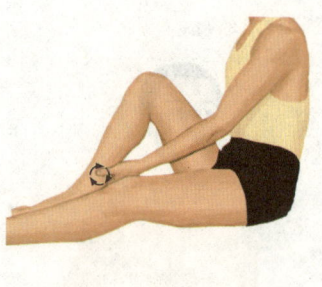
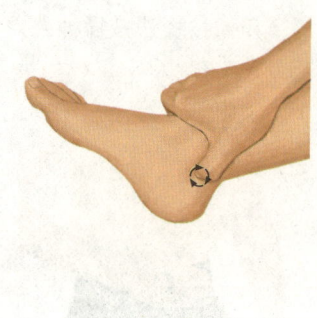

13. 用拇指按揉法按揉合谷穴2分钟左右。

14. 用拿法拿大腿内侧肌肉3分钟左右。

• **根据病情加减** •

◎ 阴虚火旺证

15. 用拇指按揉法按揉内关穴1分钟左右。

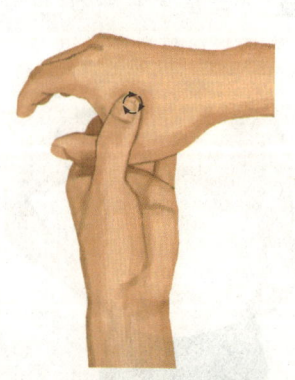
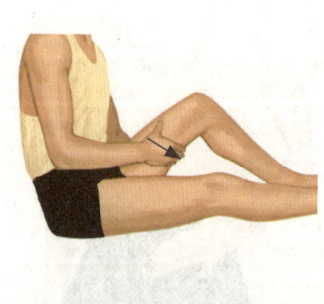
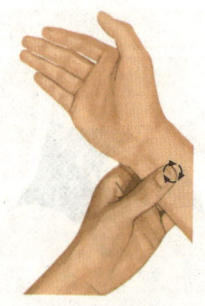

16. 用拇指按揉法按揉神门穴1分钟左右。

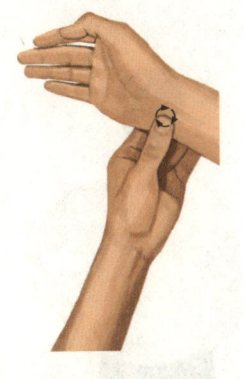

17. 用拇指按揉法按揉曲池穴1分钟左右。

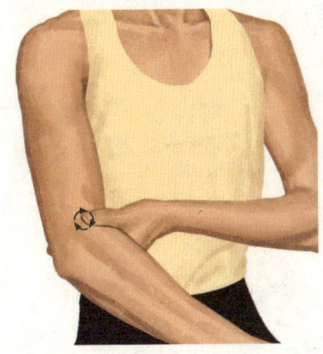

18. 用小鱼际擦法擦涌泉穴，以透热为度。

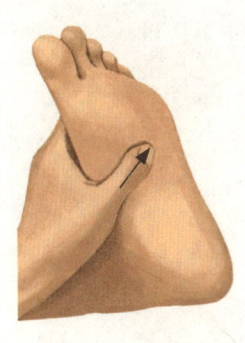

◎ 湿热下注证

19. 用三指按揉法按揉三焦俞穴2分钟左右。

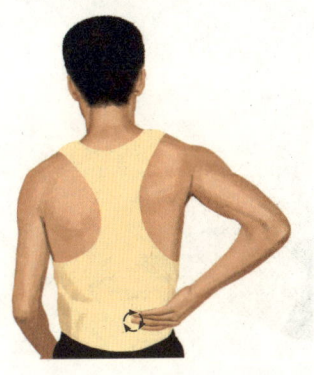

20. 用三指按揉法按揉膀胱俞穴2分钟左右。

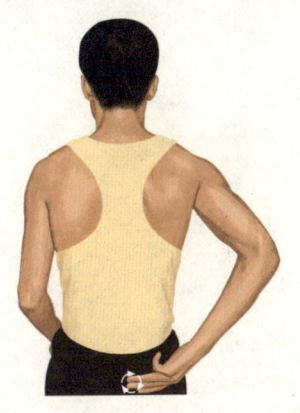

21. 用拇指按揉法按揉曲池穴1分钟左右。

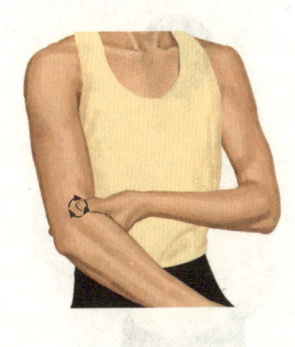

22. 用拇指按揉法按揉阴陵泉穴1分钟左右。

◎ 心脾两虚证

23. 用三指按揉法按揉脾俞穴2分钟左右。

24. 用三指按揉法按揉胃俞穴2分钟左右。

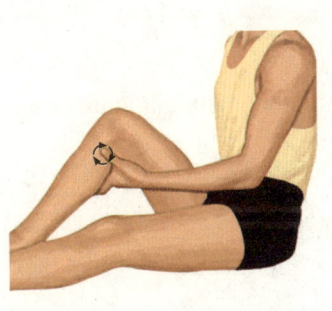
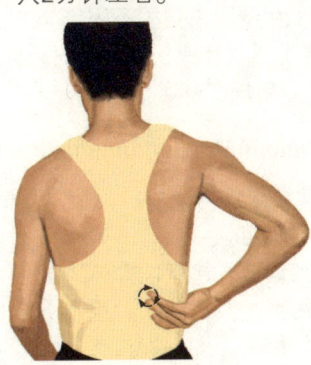
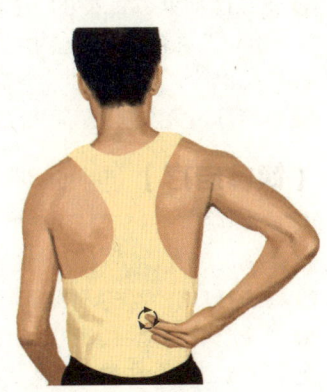

25. 用拇指按揉法按揉内关穴1分钟左右。

26. 用拇指按揉法按揉足三里穴1分钟左右。

◎肾虚不固证

27. 用三指按揉法按揉肾俞穴2分钟左右。

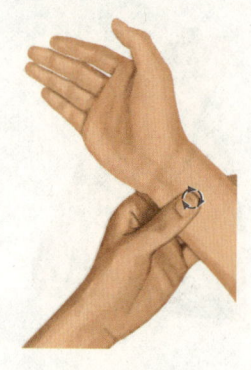
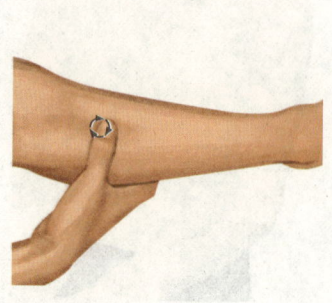
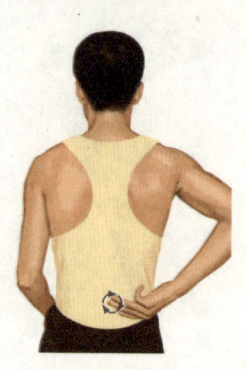

28. 用三指按揉法按揉志室穴2分钟左右。

29. 用小鱼际擦法擦涌泉穴，以透热为度。

30. 用三指按揉法按揉委中穴2分钟左右。

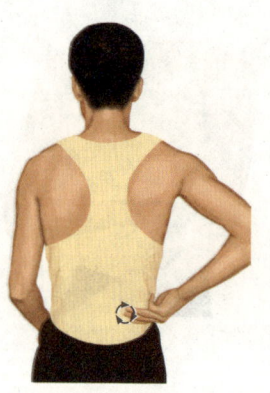
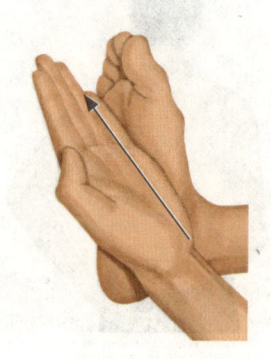
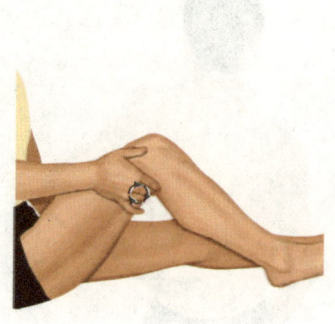

【药物自疗】

1. 金锁固精丸，每次8粒（浓缩丸），每日3次；六味地黄丸，每次8粒（浓缩丸），每日3次。两丸合用，淡盐水吞服。用于肾虚精关不固者。
2. 知柏地黄丸，每次8粒（浓缩丸），每日3次。用于肾阴不足、欲火上亢者。
3. 封髓丹，每次9克，每日3次。用于下部湿热蕴积者。

【饮食自疗】

1. 芡实100克，鸭子1只，加调料煮食。
2. 核桃肉50克，熟鸡蛋5个，同煮食用。
3. 猪小肚1副，荔枝树根60克，加调料一起煮，去药，食肚喝汤。
4. 干姜、赤古脂各30克，胡椒15克。共研为末，醋糊丸成梧桐子大，每服5~7丸，米汤饮下。本方主治男性大肠寒滑，小便精出。

前列腺病

前列腺疾病是多种原因造成的前列腺充血、水肿或增生或炎症，表现为一系列的临床症状，是困扰男性健康的主要病症之一。

前列腺疾病多与下列因素有关：性生活过度，手淫，上呼吸道感染，尿路感染，精囊炎，附睾炎，会阴部损伤，下半身受凉，骑自行车，骑马，便秘，过多饮酒，吸烟，食辛辣刺激性食物，年龄，以及内分泌性激素水平等。

前列腺疾病如不及早治疗，会引发一系列的并发症，包括慢性精囊炎、附睾炎、阳痿、不育症、后尿道炎、膀胱炎、膀胱结石、血尿、急性尿潴留等。

【按摩方法】

● 基本手法

1. 手掌揉摩小腹部3分钟。

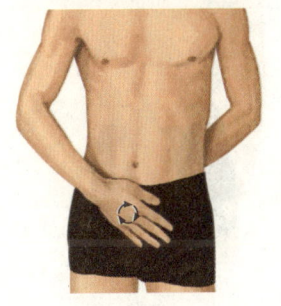

2. 食、中指按揉气海穴50～60次。

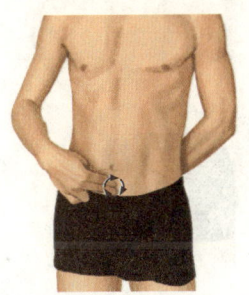

3. 中指按揉天枢穴50～60次。

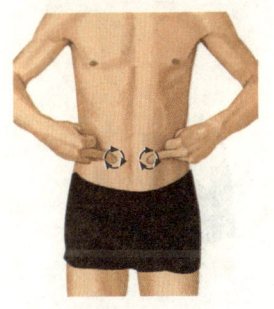

4. 大鱼际按揉中极穴50～60次。

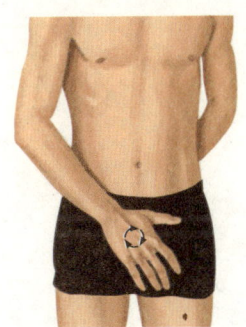

5. 食、中指按揉气冲穴50～60次。

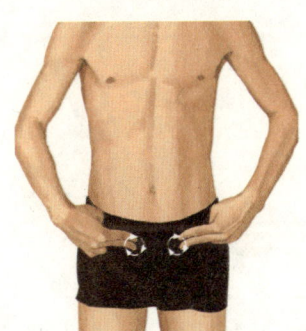

6. 大鱼际按揉中极穴50～60次。

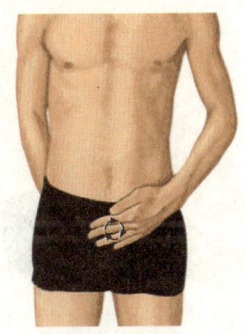

7. 双手握拳，用掌指关节揉拨腰椎部脊柱两侧，上下20次，酸痛部多施手法。

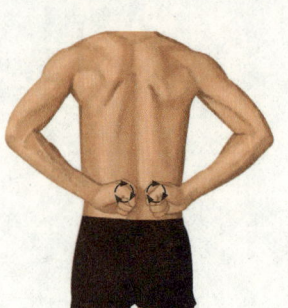

8. 双手食、中指按揉三焦腧穴2~3分钟。

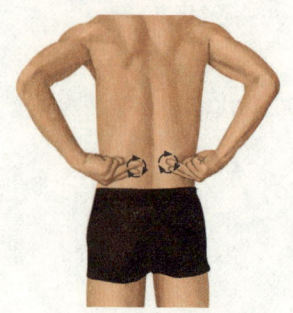

9. 双手拇指按揉肾腧穴2~3分钟。

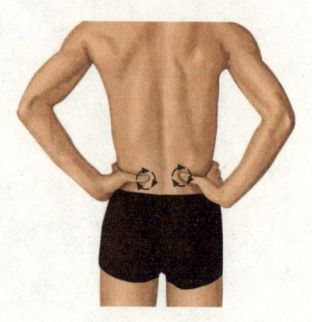

10. 双手掌按揉膀胱腧穴2~3分钟。

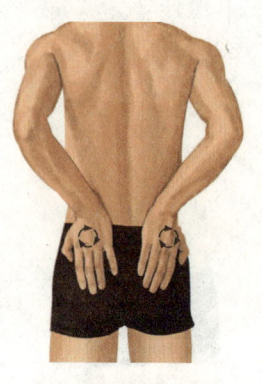

11. 拇指按揉命门穴2~3分钟。

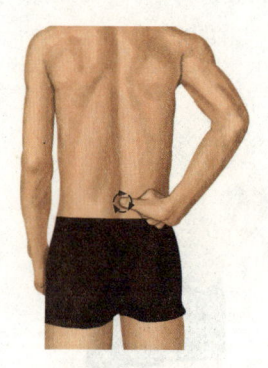

12. 掌根擦八髎穴30次。

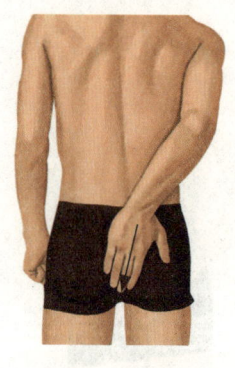

13. 拇指按揉阴陵泉穴2~3分钟。

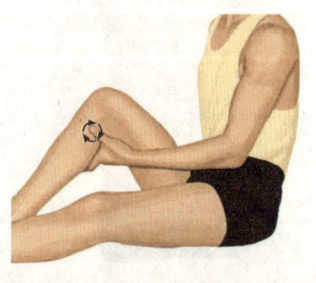

14. 拇指按揉三阴交穴2~3分钟。

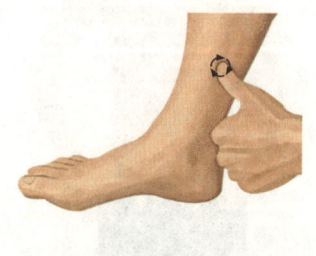

15. 拇指按揉太溪穴2~3分钟。

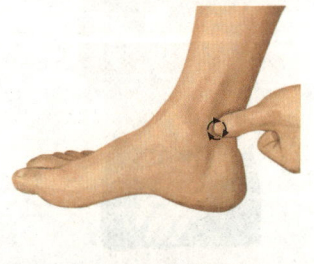

16. 拇指按揉太冲穴2～3分钟。

17. 小鱼际擦涌泉穴2～3分钟。

• **根据病情加减** •
◎ 急性前列腺炎

18. 拇指按合谷穴30次。

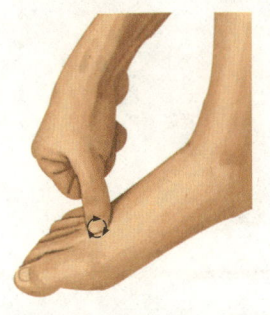
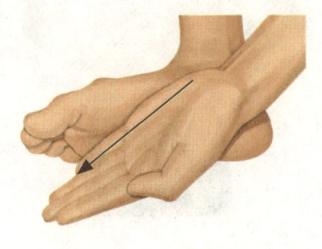
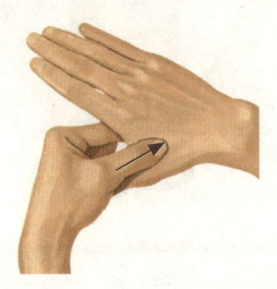

19. 拇指揉曲池穴2分钟。

20. 拇指点按大椎穴30次。

◎ 慢性前列腺炎

21. 拇指按阴陵泉穴30次。

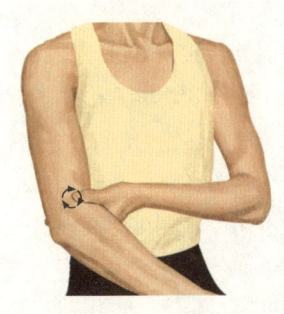
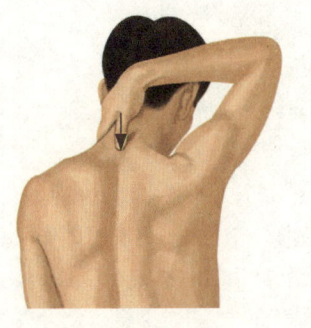
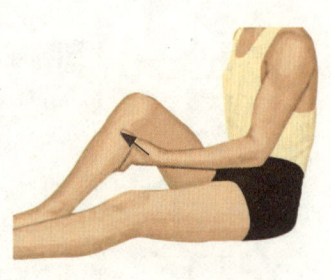

22. 大鱼际揉中脘穴2分钟。

23. 拇指点中极穴20次。

24. 双拇指揉脾腧穴1分钟。

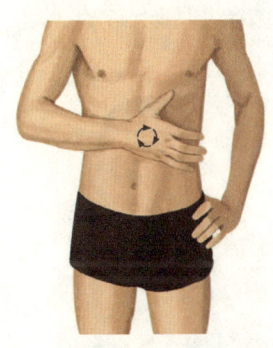
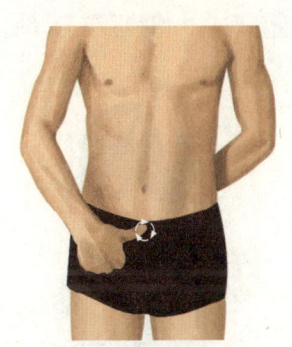
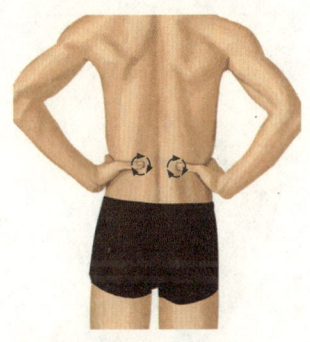

25. 双拇指揉大肠腧穴1分钟。

26. 双掌擦志室穴，以透热为度。

◎ 前列腺增生

27. 加食指推列缺穴30次。

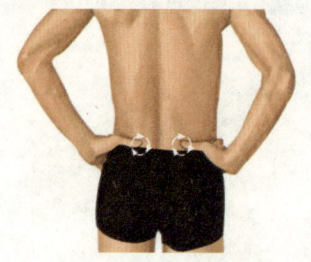
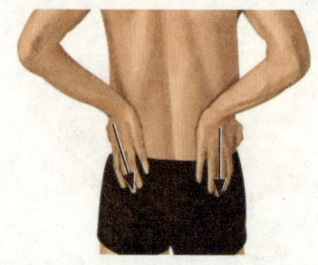
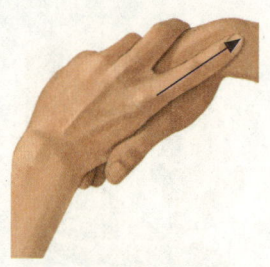

更年期综合征

更年期综合征是指更年期发生内分泌改变导致生理功能改变的综合征。女性较男性表现突出。其症状表现为女性月经紊乱渐至绝经，男性性功能衰退，但不论男女均可伴有烦躁不安、面部潮热、心悸多疑、焦虑易怒、抑郁、兴趣减低、耳鸣失眠、神经质、易疲劳、记忆力减退、发烧、注意力不集中等症状。女性多发生在45～55岁之间，男性多发生在50～65岁之间。

更年期综合征因妇女绝经或男性性功能减退，性激素分泌减少，垂体反馈性地分泌多量的激素，引起甲状腺和肾上腺皮质功能亢进，内分泌失调，致使植物神经功能紊乱而产生。

更年期是每个人必然要经历的阶段，但每个人表现的症状却轻重不同，时间长短也不一样，轻的可以无大碍，重的可以影响工作及日常生活。由于性激素的速减甚至引发其他疾病，如骨质疏松症、冠心病、高血压、糖尿病、肥胖症、老年性精神病、老年性阴道炎等。更年期短的可持续几个月，长的可延续几年。

【按摩方法】

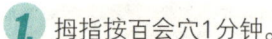
• 基本手法 •

1. 拇指按百会穴1分钟。

2. 四指掐四神聪穴1分钟。

3. 双食指按揉太阳穴1分钟。

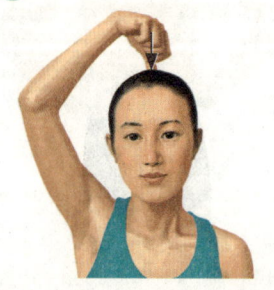
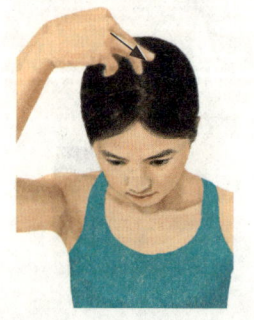
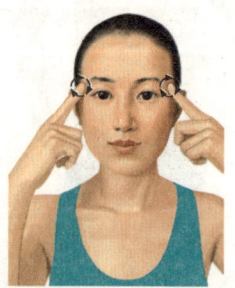

4. 双拇指按揉风池穴1分钟。

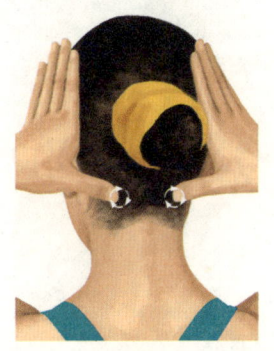

5. 食、中指摩膻中穴2分钟。

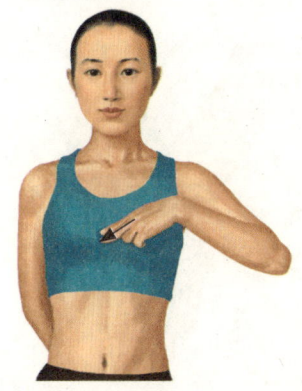

6. 手掌摩神阙穴2分钟。

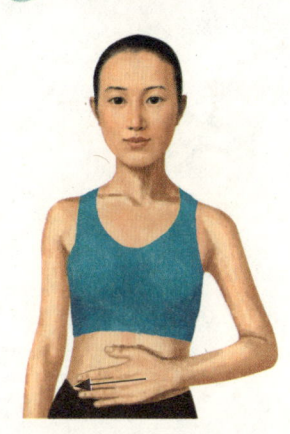

7. 大鱼际揉气海穴1分钟。

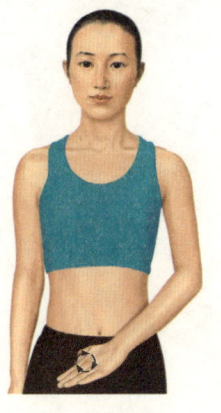

8. 大鱼际揉中脘穴1分钟。

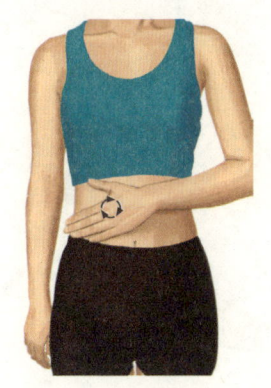

9. 拇指按大椎穴1分钟。

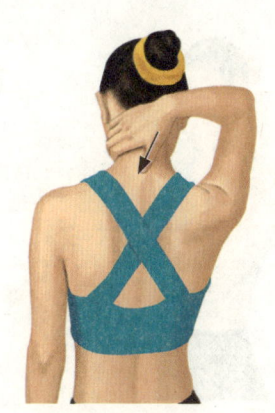

10. 食、中指按肩中腧穴1分钟。

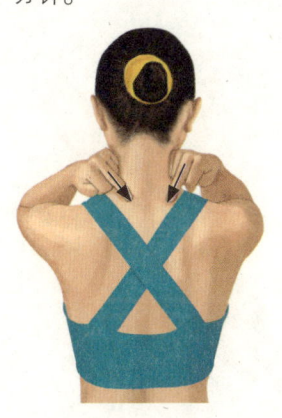

11. 双掌擦肾腧穴，以透热为度。

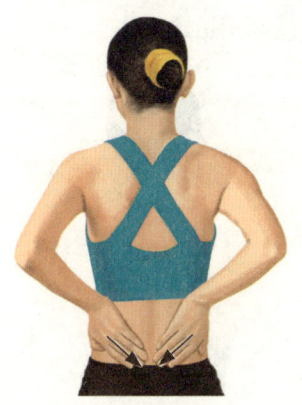

12. 拇指点按曲池穴15～20次。

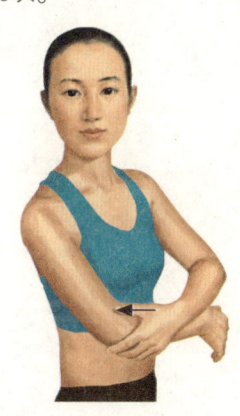

13. 拇指点按手三里穴15~20次。

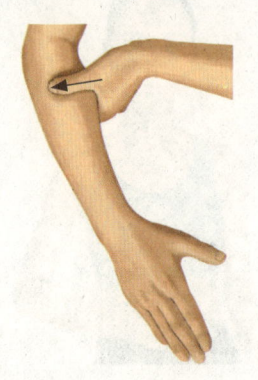

14. 拇指点按合谷穴15~20次。

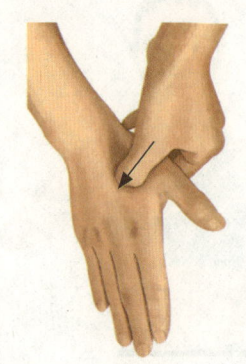

15. 拇指按揉劳宫穴1分钟。

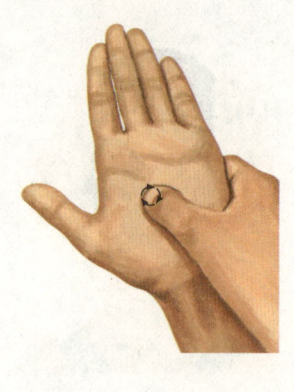

16. 拇指端按揉神门穴1分钟。

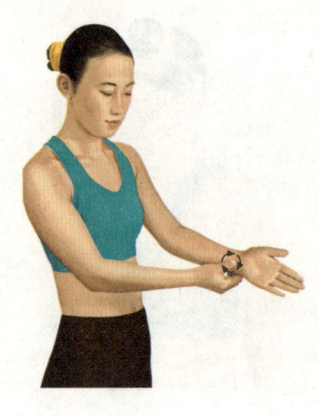

17. 拇指按压足三里穴1分钟。

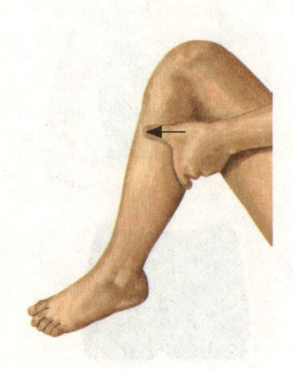

18. 拇指按压三阴交穴1分钟。

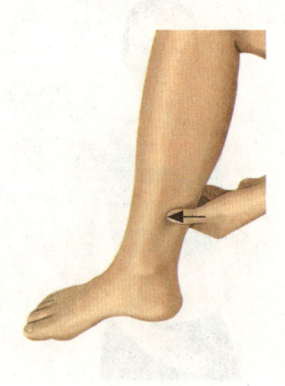

19. 小鱼际擦涌泉穴，以透热为度。

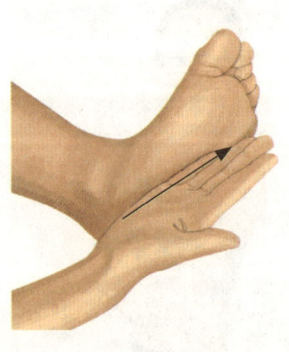

———— • 根据病情加减 • ————

◎ 伴失眠为主

20. 双拇指揉安眠穴1分钟。

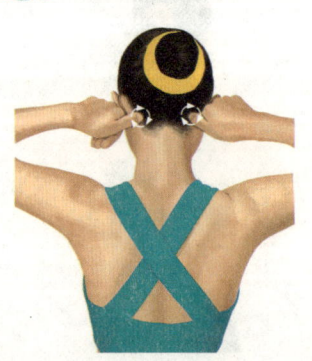

21. 拇指推太溪穴15~20次。

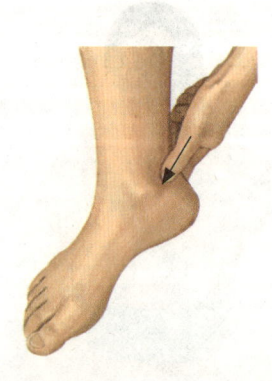

◎伴骨质疏松

22. 食指点按大杼穴15~20次。

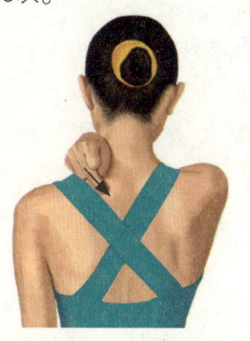

23. 拇指点按绝骨穴15~20次。

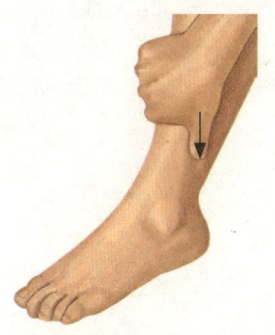

◎伴烦躁易怒

24. 拇指揉行间穴1分钟。

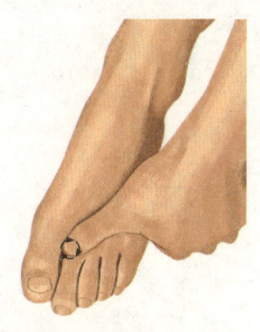

25. 拇指揉太冲穴1分钟。

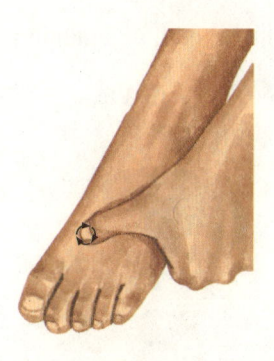

26. 双拇指点按肝腧穴15~20次。

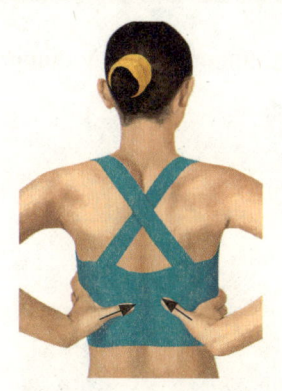

◎伴潮热汗出

27. 拇指推复溜穴15~20次。

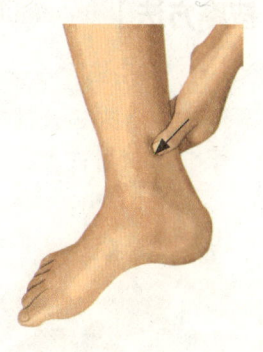

◎伴眩晕为主

28. 拇指揉血海穴1分钟。

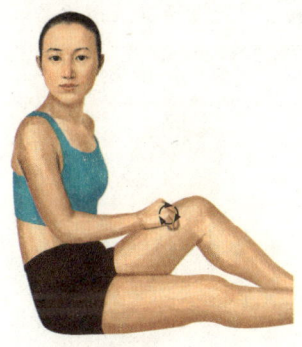

◎伴脾胃不适

29. 拇指揉足三里穴1分钟。

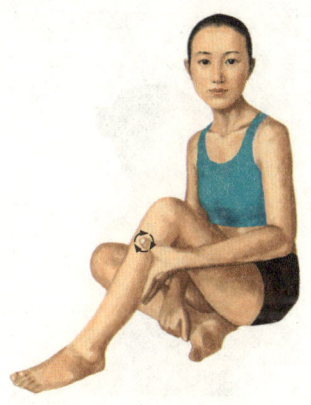

◎伴头痛、头胀

30. 拇指按印堂穴1分钟。

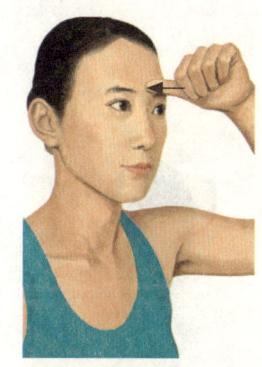

经前期紧张症

经前期紧张症是指女性在月经来潮前数天内出现精神异常等一些症状,行经后消失,而又反复发作。其临床表现有:

月经前1~2周出现症状,尤其月经前2~3天症状明显,月经来潮后症状又随之而消失。主要表现为精神紧张、压抑、失眠、多梦、头痛、腹胀、倦怠无力、乳房胀痛、小便减少、容易感冒、声音嘶哑。心血不足证者可以伴有心慌、舌质淡、舌苔薄白、脉细。肝郁火旺证者可以伴有狂躁不安、情绪激动、舌质红、舌苔黄、脉弦数。痰气郁结证者可以伴有头晕、痰多、嗜睡、舌苔白腻、脉弦滑。

经前期紧张症的病因目前还不十分清楚。一般认为,可能是由于体内雌激素水平过多,雌孕激素不平衡或自主神经功能紊乱所致。另外,它还可能与抗利尿激素(ADH)过多,碳水化合物代谢的改变,以及低血糖、高催乳素、肾脏对水与盐的储留有关,而且更与精神因素有关。

【按摩方法】

● 基本手法 ●

1. 用三指分抹法分抹前额、眼眶,约5分钟。

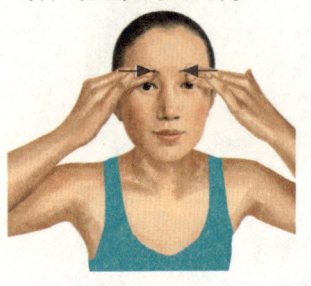

2. 用中指按揉法按揉太阳穴1分钟左右。

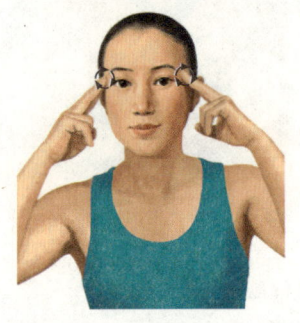

3. 用扫散法在侧头部交替治疗各30秒。

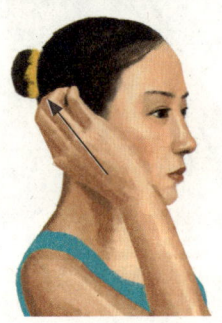

4. 用拿法拿头部6~8遍,此法又叫五指拿头。

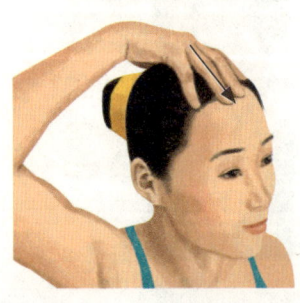

5. 以掌摩法横摩两胁部,以局部微热为度。

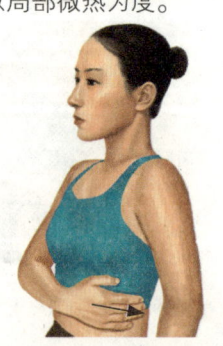

6. 用拇指按揉法按揉劳宫穴2分钟左右。

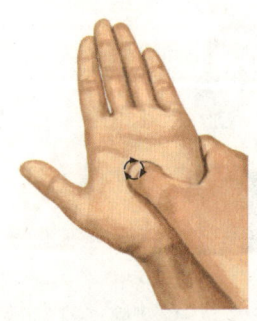

• 根据病情加减 •

◎ 心血不足证

7. 用拇指按揉法按揉肝腧穴2分钟左右。

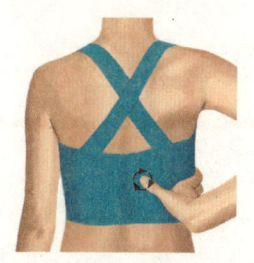

8. 用拇指按揉法按揉脾腧穴2分钟左右。

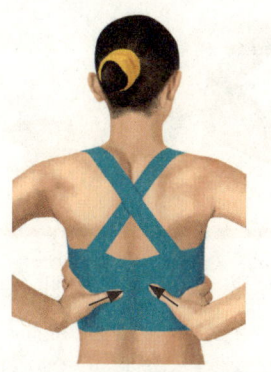

9. 用拇指按揉法按揉胃腧穴2分钟左右。

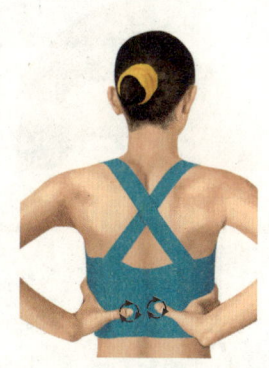

10. 用拇指弹拨法弹拨足三里穴1分钟左右。

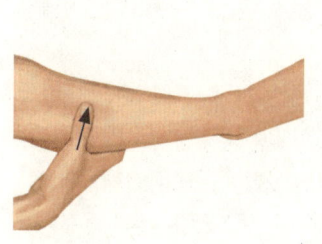

◎ 肝郁火旺证

11. 用五指叩点法或单指叩点法叩点血海穴1分钟左右。

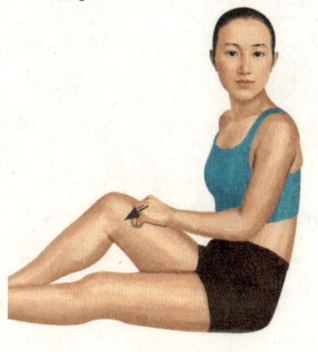

12. 用拇指端点法点按太冲穴1分钟左右，用力大小以穴位局部微有酸胀感为度。

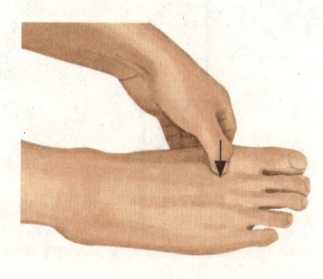

13. 用拇指按揉法按揉三阴交穴2分钟左右。

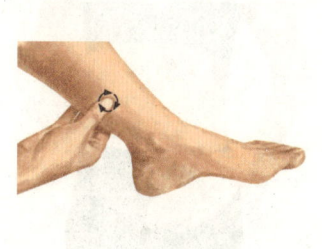

14. 用三指按揉法按揉章门穴2分钟左右。

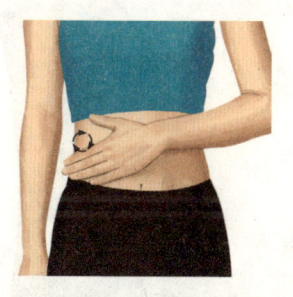

◎ 痰气郁结证

15. 用勾点法勾点天突穴1分钟左右。

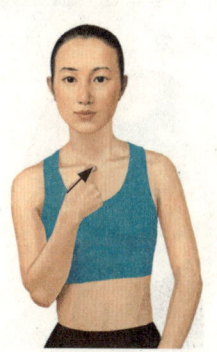

16. 用拇指按揉法按揉阴陵泉穴2分钟左右。

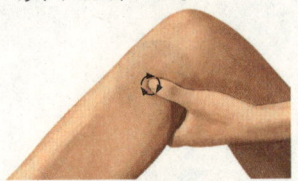

17. 用拇指按揉法按揉三阴交穴2分钟左右。

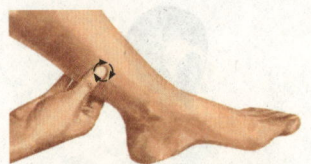

月经不调

月经不调是指女性月经的周期、经期、经色、经质等发生异常并伴有其他症状的一种疾病，又称为经血不调，是一种常见的妇科病。

月经不调包括月经先期、月经后期、月经先后不定期、月经过少、月经过多等症。月经先期是指月经周期提前8~9天，甚至一月两至者；月经后期是指月经周期延后8~9天，甚至四五十日一至者；月经先后无定期是指月经不按周期来潮，或提前或延后7天以上者。月经不调若治疗及时得当，多易痊愈，若治疗不当，可发展成崩漏、闭经等病。

引起月经不调的原因有两大类：

1. 神经内分泌功能失调引起：主要是下丘脑—垂体—卵巢轴的功能不稳定或者有缺陷。

2. 器质病变或药物等引起：包括生殖器官局部的炎症、肿瘤及发育异常、营养不良、颅内疾患，其他内分泌功能失调如甲状腺、肾上腺皮持功能异常、糖尿病、席汉氏病等，肝脏疾患，血液疾患等；使用治疗精神病的药物、内分泌制剂或采取宫内节育器避孕者均可能引发月经不调。

【按摩方法】

首先要判断出患者的月经不调属于哪种类型，然后根据类型选择适当的自我按摩方法治疗。

• 基本手法 •

1. 用手掌掌面按揉气海穴2分钟左右。

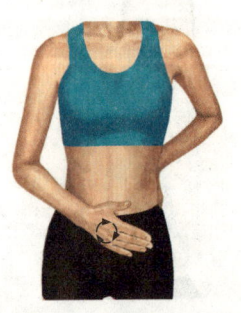

2. 用三指按揉法按揉关元穴2分钟左右。

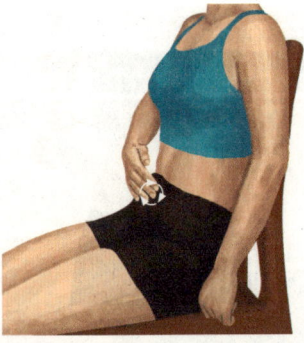

3. 用三指按揉法按揉中极穴2分钟左右。

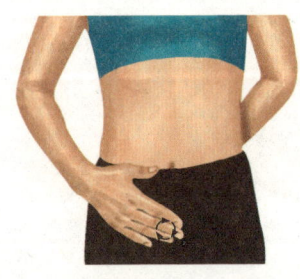

4. 用手掌掌面摩小腹部5分钟左右。

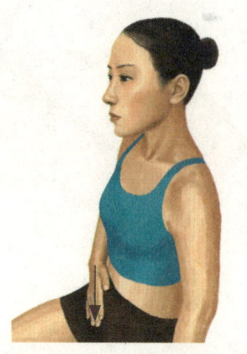

5. 用拇指按揉法按揉肝腧穴2分钟左右。

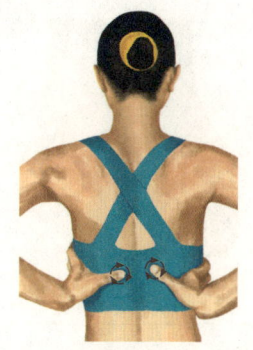

6. 用拇指按揉法按揉脾腧穴2分钟左右。

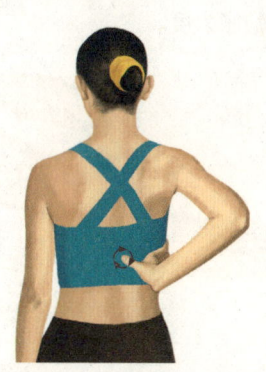

7. 用拇指按揉法按揉肾腧穴2分钟左右。

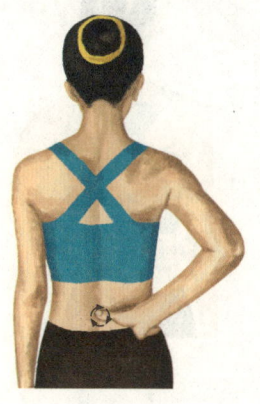

8. 用单指叩点法叩点太冲穴1分钟左右。

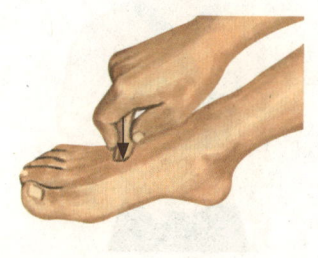

9. 用拇指按揉法按揉三阴交穴约1分钟,以被按摩局部酸胀为度。

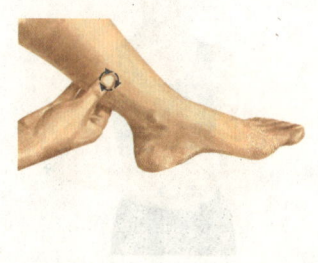

10. 用拇指按揉法按揉太溪穴约1分钟,以被按摩局部酸胀为度。

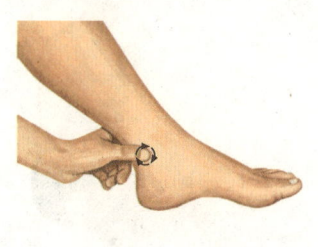

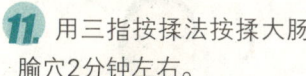
• 根据病情加减 •
◎血热证

11. 用三指按揉法按揉大肠腧穴2分钟左右。

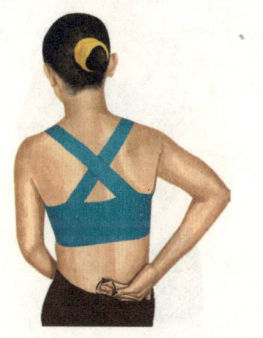

12. 用五指叩点法或单指叩点法叩点血海穴1分钟左右。

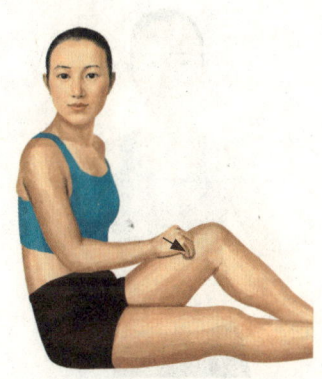

13. 用拇指按揉法按揉解溪穴约1分钟，以被按摩部位酸胀为度。

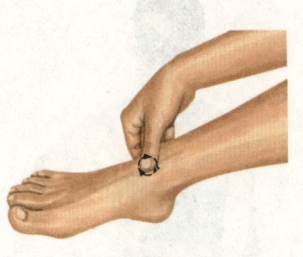

14. 用掐法掐隐白穴10~15次。

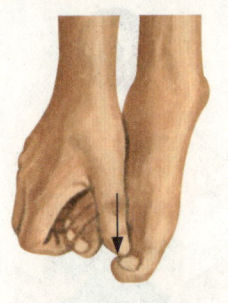

15. 用掐法掐大敦穴10~15次。

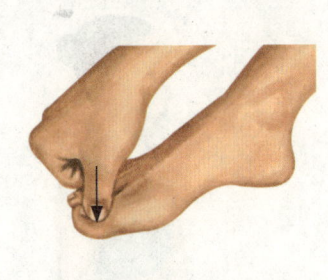

◎血寒证

16. 用手掌掌面按揉脐部3分钟左右。

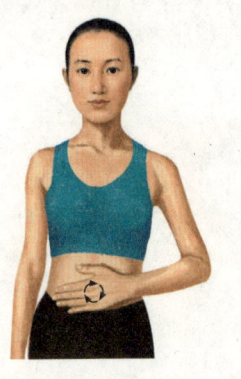

17. 用掌擦法横擦肾腧穴，以透热为度。

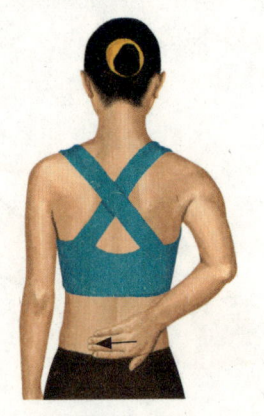

18. 用掌擦法横擦命门穴，以透热为度。

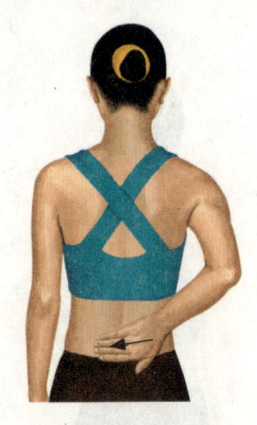

◎气血虚证

19. 用手掌掌面按揉中脘穴3分钟左右。

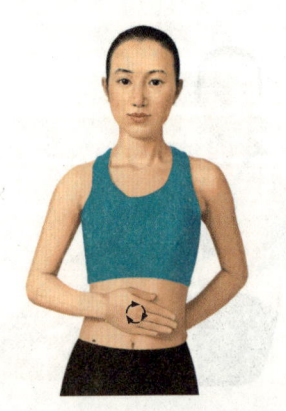

20. 用手掌掌面按揉气海穴3分钟左右。

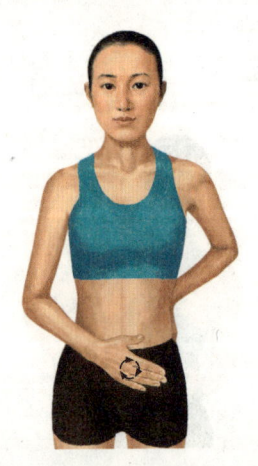

21. 用拇指弹拨法弹拨足三里穴约1分钟，以被按摩部位酸胀为度。

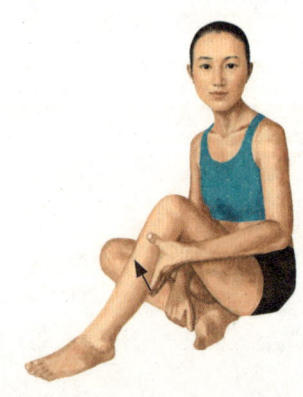

22. 用掌搓法搓背部脾胃处，以被按摩部位微热为度。

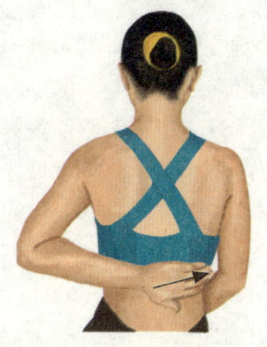

◎肝郁证

23. 用三指按揉法按揉章门穴约1分钟，以被按摩部位酸胀为度。

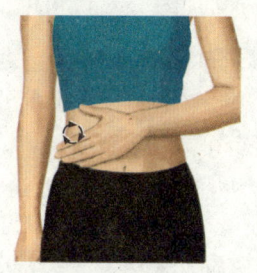

24. 用三指按揉法按揉期门穴约1分钟，以被按摩部位酸胀为度。

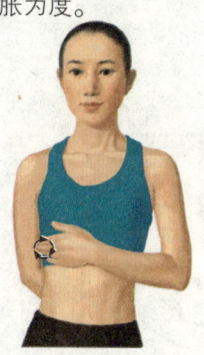

◎肾虚证

25. 用掌按揉法按揉关元穴3分钟左右。

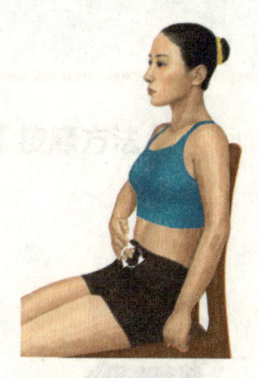

26. 用拇指按揉法按揉涌泉穴约1分钟，以被按摩部位酸胀为度。

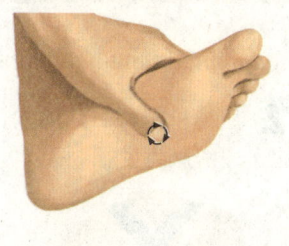

27. 沿足底纵轴用掌擦法，以被按摩部位温热为度。

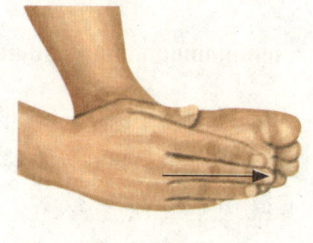

28. 用掌擦法横擦肾腧穴，以被按摩部位温热为度。

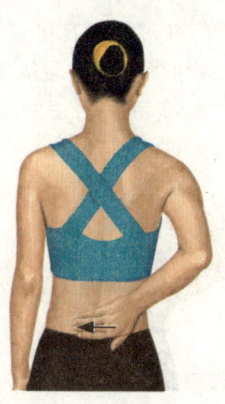

29. 用掌擦法横擦命门穴，以被按摩部位温热为度。

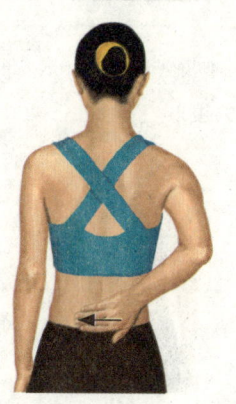

30. 双掌擦肾腧穴，以透热为度。

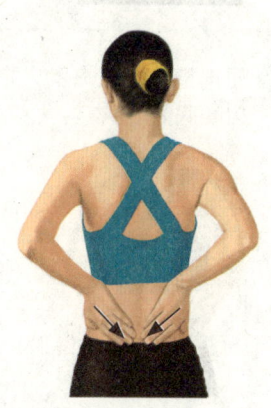

痛经

痛经是指在经前或行经期间发生难以忍受的下腹疼痛，常表现为阵发性或持续性疼痛，且有阵发加剧的现象。

痛经的症状表现各不相同，有些妇女会有腹部或背腰部钝痛，并引起尿频和不断的排便感，有些妇女则会出现严重的痉挛性腹痛、腹泻。典型的痛经表现在月经开始时腹痛很厉害，面色苍白、恶心、呕吐，甚至昏厥。如果痛经发生在月经初潮后三年之内，这种痛经叫做原发性痛经。这种痛经有可能在生育后解除。如果在月经初潮三年之后发生痛经，这种痛经叫继发性痛经。对于这种情况，只要祛除病因，痛经问题就会迎刃而解。

中医认为经血流通不畅、气滞血瘀是痛经发生的根本原因，"不通则痛"是中医最根本的观点。西医认为造成痛经的原因很多，如子宫黏膜下肌瘤患者所表现的痛经，可能因为宫腔内有占位性病变，影响经血顺利排出而产生痉挛性疼痛；生殖道畸形患者，如生殖道不全梗阻、宫颈口狭窄、处女膜闭锁等，子宫内膜异位症患者往往由于体内前列腺素含量增高也会产生痛经。

【按摩方法】

● 基本手法 ●

1. 取站立位，用双手掌根直擦两侧腰骶部2~3分钟。

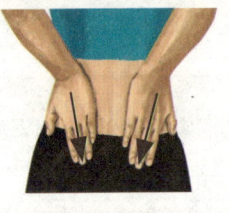

2. 屈拇指按揉三焦腧穴，以酸胀为度。

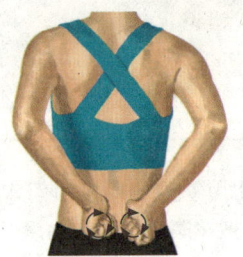

3. 拇指按揉肾腧穴，以酸胀为度。

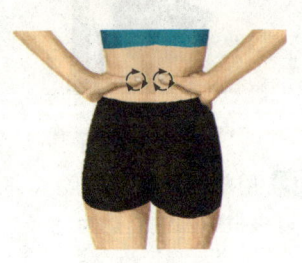

4. 屈拇指按揉气海腧穴，以酸胀为度。

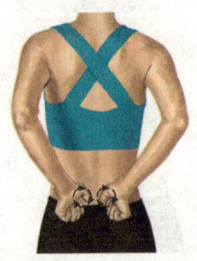

5. 掌根按揉八髎穴，以酸胀为度。

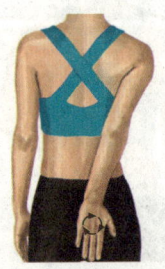

6. 双手多指捏拿腰骶部两侧，以酸胀舒适为佳。

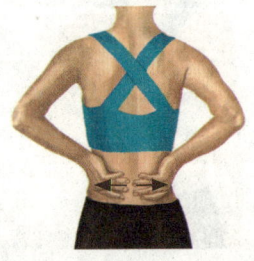

7. 双掌叠放于小腹部，做顺时针按抚揉，手法移动要缓慢，持续3～5分钟。

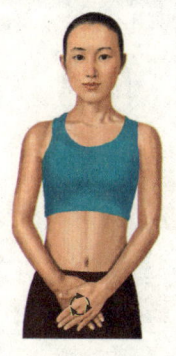

8. 双拇指在下腹部任脉循行路线施行交替按压法5～10次。

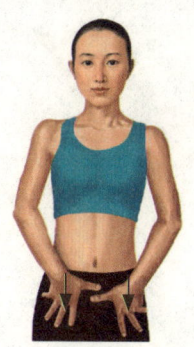

9. 食、中指点按揉膻中穴1分钟。

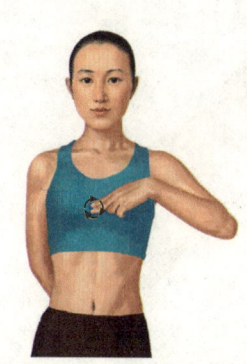

10. 食指点按揉关元穴1分钟。

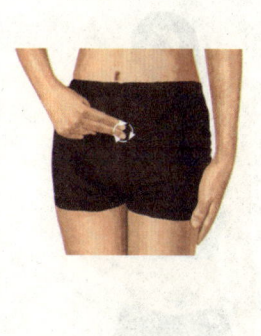

11. 食指按揉肓腧穴1分钟。

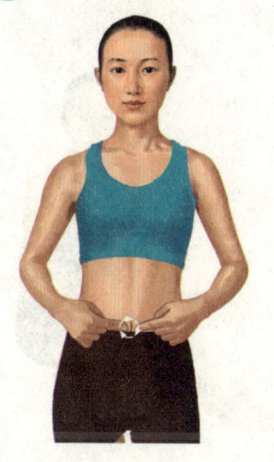

12. 双手食指点子宫穴，并按揉1分钟。

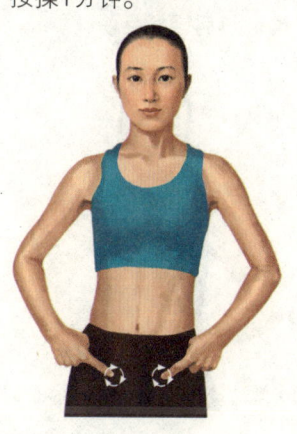

13. 自上而下多指提拿小腹部肌肉5～7次。

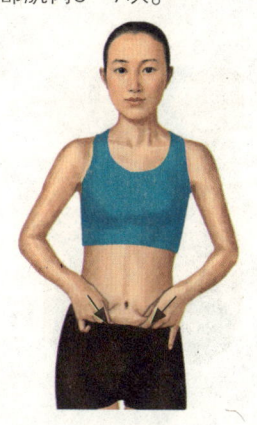

14. 一手掌根直推对侧下肢足三阴经5～7次。

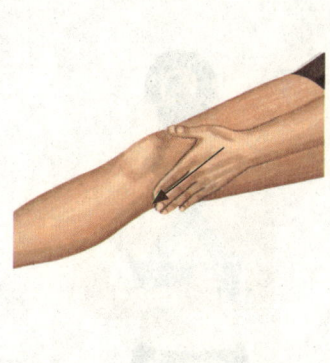

15. 取坐位，拇指按压三阴交穴1分钟，以酸胀为度。

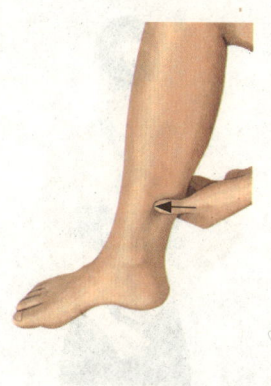

16. 取坐位,双手拇指按压然谷穴1分钟,以酸胀为度。

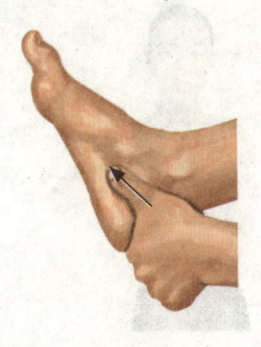

17. 鱼际擦涌泉穴,以有热感向小腿部放散为宜。

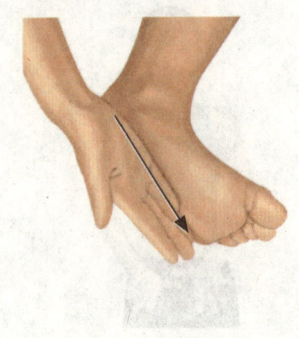

● 根据病情加减 ●

◎ 气滞血瘀型

18. 以双手拇指端置期门穴,点压1分钟。

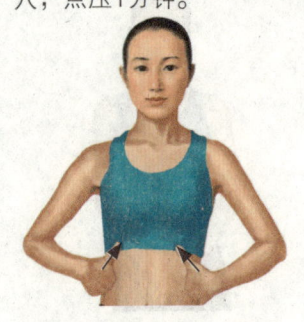

19. 以双手拇指端置于两肋部日月穴处,持续点压1分钟,然后轻揉之。

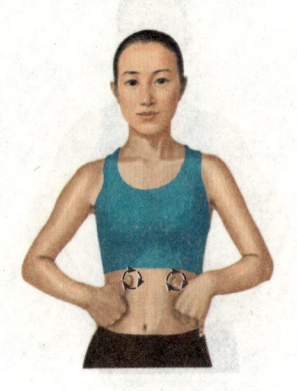

20. 以拇指按揉足三里穴2分钟。

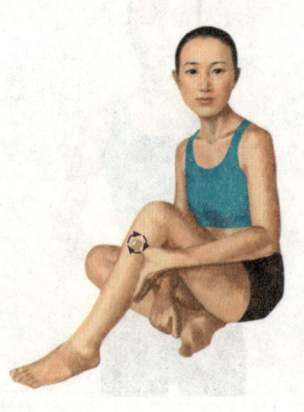

◎ 寒湿凝滞型

21. 掌擦命门穴,以透热为度。

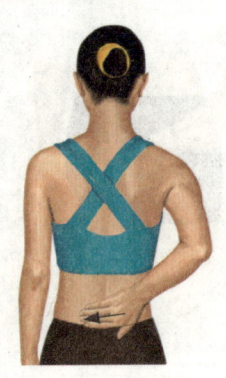

22. 以双手叩击八髎穴20次。

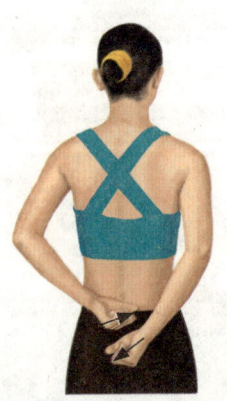

◎ 气血虚弱型

23. 拇指点揉背部膈俞穴1分钟。

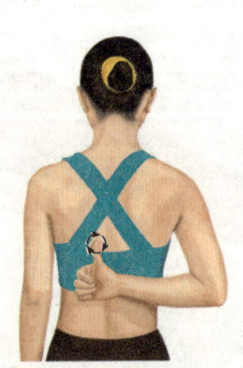

24. 拇指点揉背部脾俞穴1分钟。

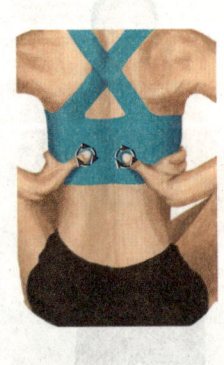

25. 双手拇指点揉背部胃腧穴1分钟。

◎肝肾亏损型

26. 双手拇指点按肝腧穴1分钟。

27. 用擦法擦热两胁,然后以掌根直推法,从期门穴开始,经过章门穴推至京门穴,反复操作10~20次。

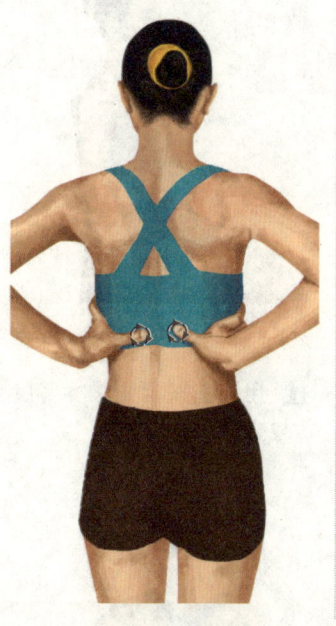
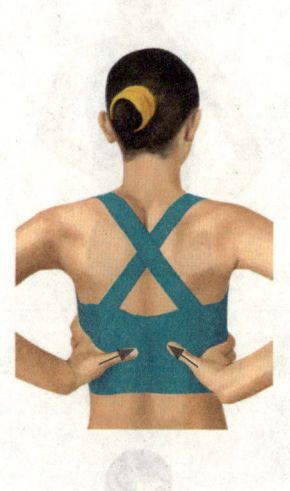
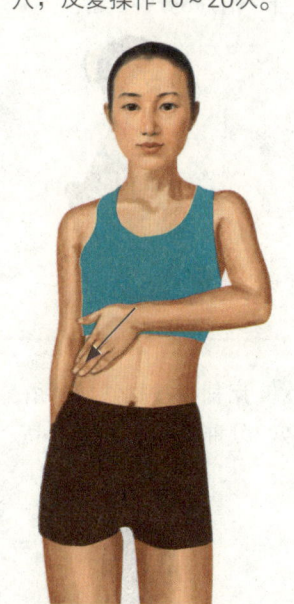

闭经

凡女性年满18周岁从未行经者,或月经周期已建立,但又发生三个月以上无月经者为闭经。前者为原发性闭经,后者为继发性闭经。妊娠期、哺乳期暂时的停经,绝经期的绝经或有些少女初潮后,一段时间内有停经现象等,均属正常生理现象,不作闭经而论。

闭经的症状除了患者月经闭止之外,尚可有如下表现:面色苍白或萎黄,心悸气短,神疲乏力;消瘦,午后低热,失眠多梦,心烦易怒;胸胁胀痛,精神抑郁,性情急躁;小腹冷痛,四肢不温;身体肥胖,白带增多,胃纳不振等。

引起闭经的原因比较多,多由疾病引起,如消耗性疾病,重度肺结核、严重贫血、营养不良等;特有的内分泌疾病,如"肥胖生殖无能性营养不良症"等。另外,体内一些内分泌腺,如肾上腺、甲状腺、胰腺等功能紊乱,结核性子宫内膜炎及脑垂体和下丘脑功能不正常等也会造成闭经。

【按摩方法】
首先要判断出患者的闭经属于哪种类型,然后根据类型选择适当的自我按摩方法治疗。

● 基本手法 ●

1. 用掌摩法在小腹部治疗，在此摩法方向为逆时针，治疗5分钟左右。

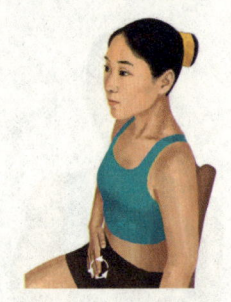

2. 用三指按揉法按揉关元穴2分钟左右。

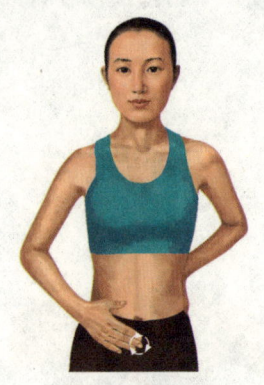

3. 用三指按揉法按揉气海穴2分钟左右。

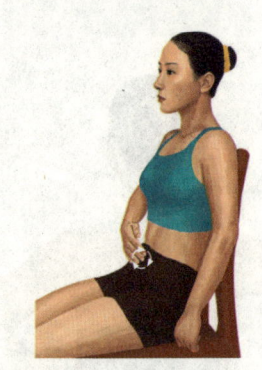

4. 用拇指按揉法按揉肝腧穴2分钟左右。

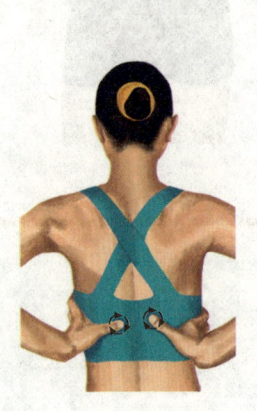

5. 用拇指按揉法按揉脾腧穴2分钟左右。

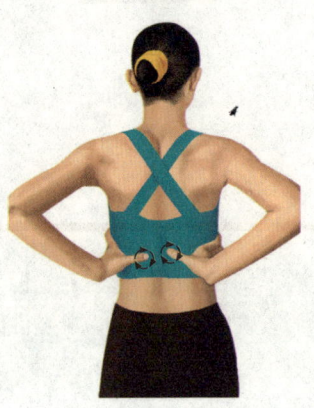

6. 用拇指按揉法按揉肾腧穴2分钟左右。

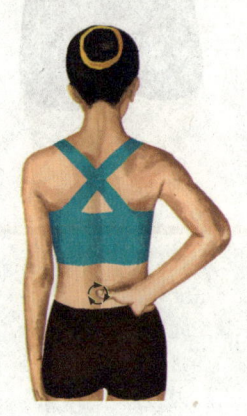

7. 用拇指按揉法按揉志室穴2分钟左右。

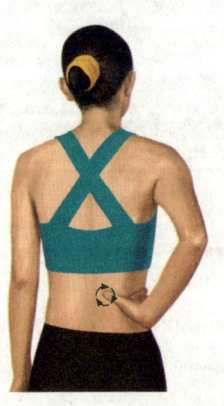

8. 用五指叩点法叩点血海穴1分钟左右。

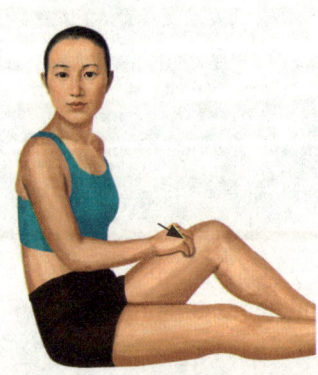

9. 用拇指弹拨法弹拨足三里穴1分钟左右。

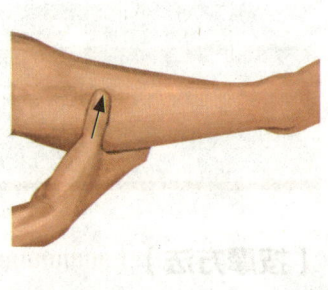

第一章 穴位按摩治百病

10. 用拇指按揉三阴交穴2分钟左右。

11. 用掌揉法在腰部脊柱两旁治疗3分钟左右。

• 根据病情加减 •
◎肝肾不足证、气血虚弱证

12. 用拇指按揉法按揉前胸的中府穴2分钟左右。

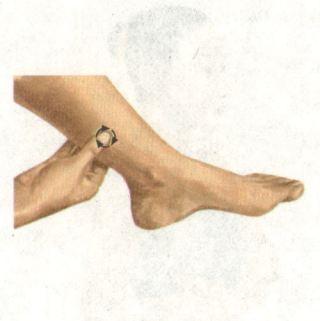
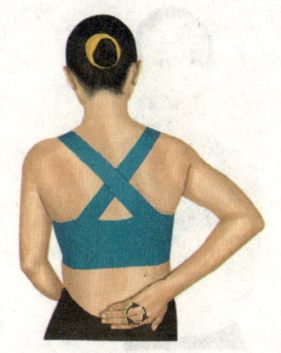
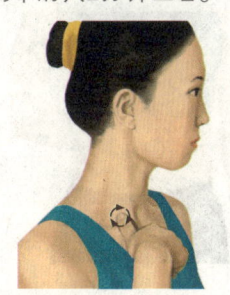

13. 用拇指按揉法按揉前胸的云门穴2分钟左右。

14. 用掌擦法横擦腰部的肾腧穴，以透热为度。

15. 用掌擦法横擦腰部的命门穴，以透热为度。

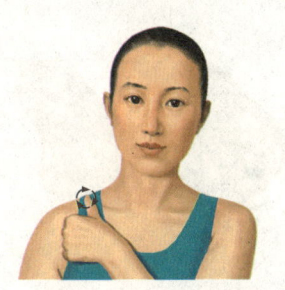
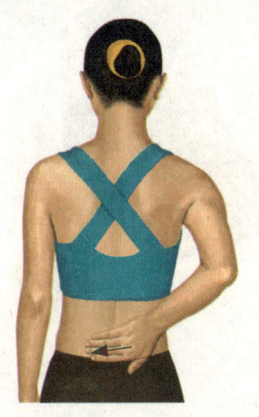
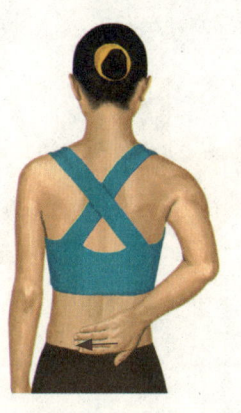

16. 用掌搓法斜搓小腹两侧，以局部微热为度。

◎肝气郁结证

17. 用拇指按揉法按揉行间穴2分钟左右，用力大小以穴位处感觉酸胀为度。

18. 用单指叩点法叩点太冲穴1分钟左右。

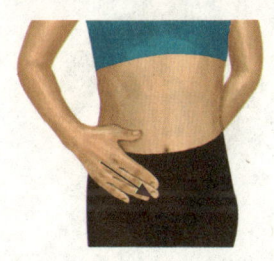
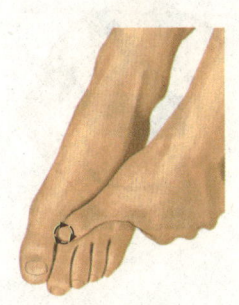
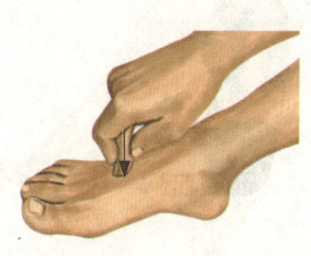

119

19. 用三指按揉法按揉章门穴2分钟左右。

20. 用三指按揉法按揉期门穴2分钟左右。

21. 用掌搓法斜搓两胁，以局部微热为度。

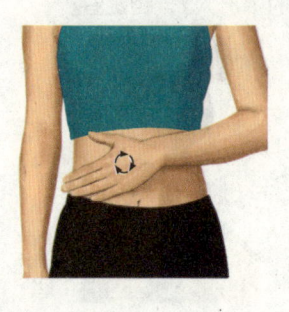
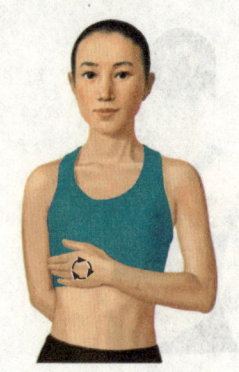
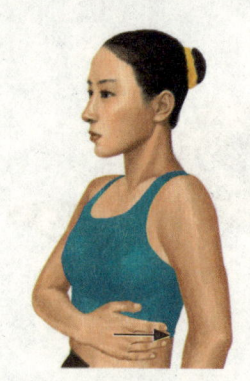

◎ 寒凝血瘀证

22. 用拇指端点法点按然谷穴2分钟左右。

23. 用拇指端点法点按公孙穴2分钟左右。

24. 用拇指端点法点按隐白穴2分钟左右。

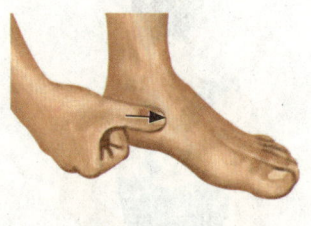
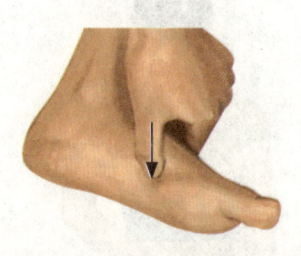
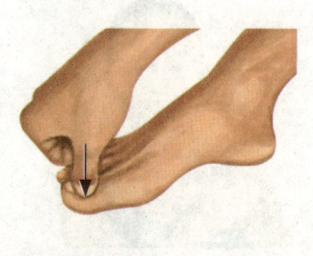

25. 用拿法拿大腿内侧肌肉3分钟左右。

26. 用掌搓法搓八髎穴，以局部微热为度。

◎ 痰湿阻滞证

27. 用三指按揉法按揉八髎穴，以微有酸胀感为度。

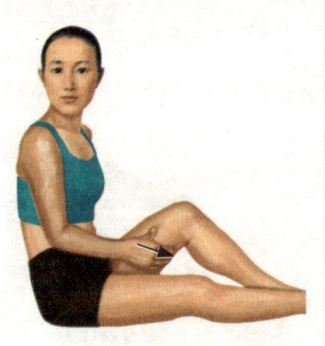
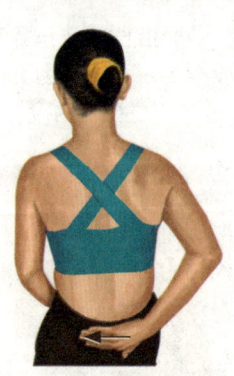
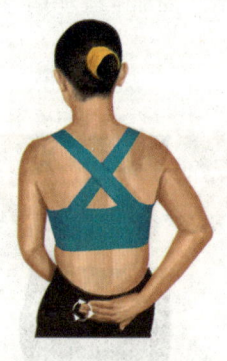

28. 用掌搓法横搓腰骶部，以局部微热为度。

29. 用虚掌拍法轻拍腰骶部1分钟左右。

30. 用双掌擦肾腧穴，以透热为度。

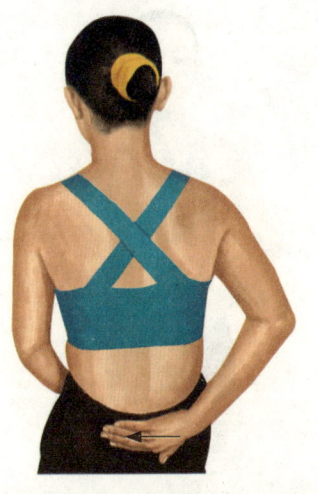
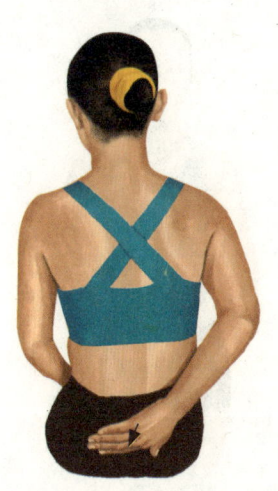
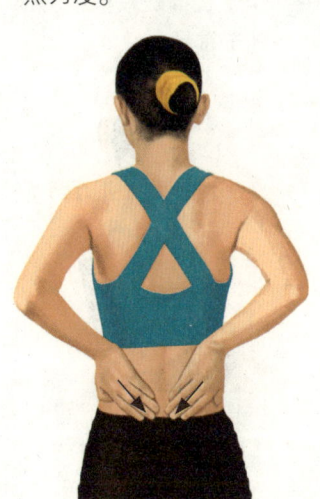

不孕症

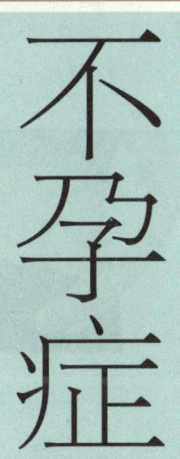

不孕症是指女子结婚后，夫妇正常同居2年以上，配偶生殖功能正常，未采取任何避孕措施而仍不能怀孕的病症。

女性不孕症的原因有子宫发育不全、子宫内膜炎、子宫后屈症，以及卵巢功能不全等。如果是子宫炎症引起的不孕症，治疗较容易，而子宫发育不全，则虽经治疗，仍无多大效果。

近年来，不孕症发病率呈明显上升趋势，世界卫生组织于20世纪末在25个国家调查结果显示，发达国家不孕症患病率为5%~8%，发展中国家一些地区不孕症的患病率可高达30%，我国为6%~15%。全世界不孕症患者人数为8000万~1.1亿。不孕症发病率的递增趋势可能与过于晚育、人工流产、性传播疾病等有关。

【注意事项】

1. 做好妇科检查，明确诊断，查清病因。如属先天性生殖系统异常，则非按摩治疗适应证，若属身体其他疾病引起，应积极治疗原发病。
2. 少吃肥甘辛辣食物，多吃富含维生素、蛋白质的食物。
3. 节制房事，注意劳逸结合。
4. 克服紧张、焦虑情绪，保持心情舒畅。
5. 婚后短期内不欲生育者，应采取有效的避孕措施，避免因反复人工流产导致继发不孕。

【按摩方法】

首先要判断出患者的不孕症属于哪种类型，然后根据类型选择适当的自我按摩方法治疗。

• **基本手法** •

1. 用掌按揉法按揉小腹部5分钟左右。

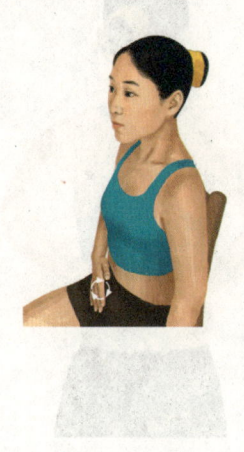

2. 用手掌掌面按揉气海穴2分钟左右。

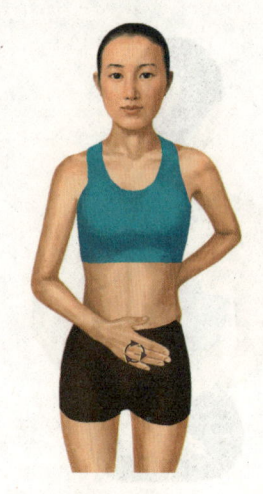

3. 用三指按揉法按揉关元穴2分钟左右。

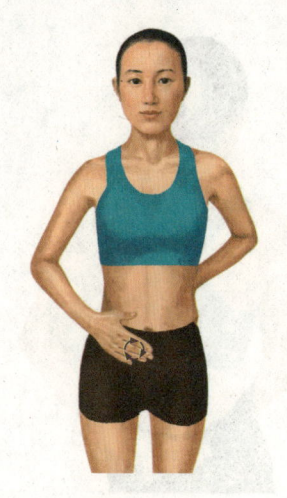

4. 用三指按揉法按揉中极穴2分钟左右。

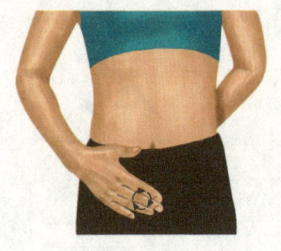

5. 用三指按揉法按揉子宫穴2分钟左右。

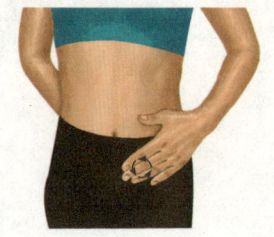

6. 用三指按揉法按揉子户穴2分钟左右。

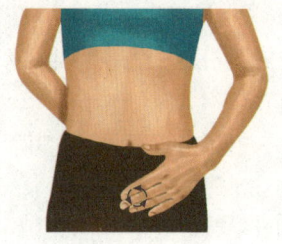

7. 用拇指按揉法按揉三阴交穴2分钟左右。

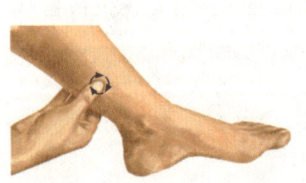

8. 用拇指按揉法按揉复溜穴2分钟左右。

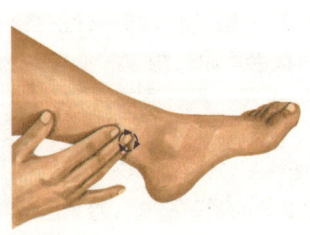

9. 用五指叩点法叩点血海穴1分钟左右。

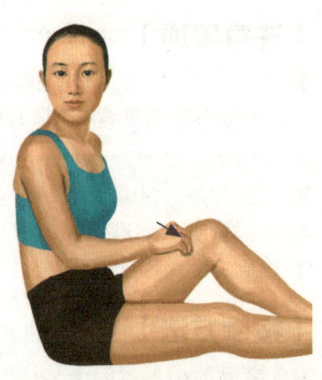

10. 用掌擦法横擦肾俞穴、命门穴，以透热为度。

11. 用掌搓法搓八髎穴，以透热为度。

• **根据病情加减** •

◎ 肾虚不孕证

12. 用三指按揉法按揉命门穴1分钟左右。

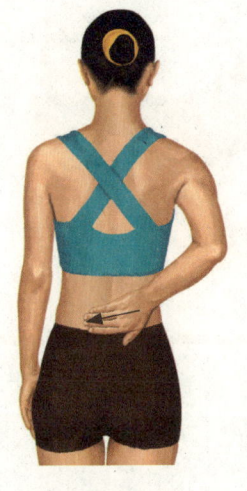
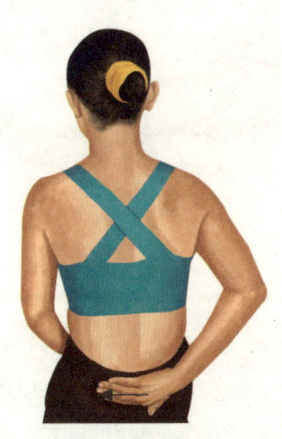
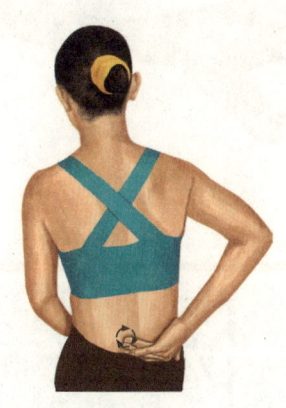

13. 用一手的拇指按揉法按揉太溪穴2分钟左右。

14. 用一手的拇指按揉法按揉照海穴2分钟左右。

◎ 肝郁不孕证

15. 用拇指点法点按蠡沟穴2分钟左右。

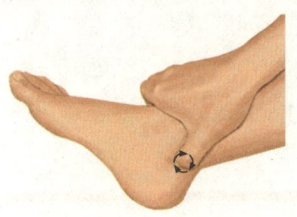
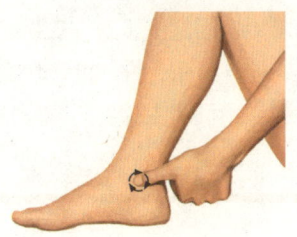
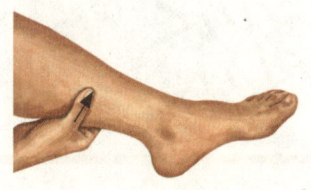

16. 用单指叩点法叩点太冲穴1分钟左右，用力大小以穴位局部微有酸胀感为度。

17. 用掌摩法摩腹部5分钟左右。

◎ 痰湿不孕证

18. 用拇指按揉法按揉脾俞穴2分钟左右。

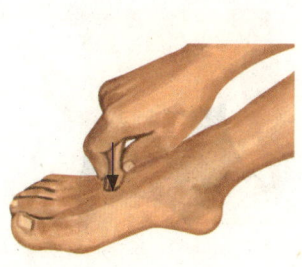
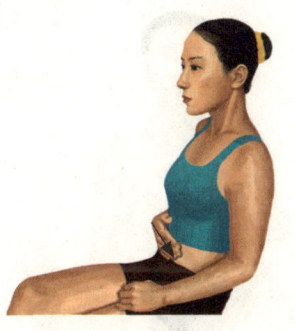
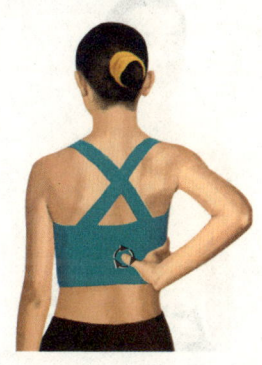

19. 用拇指弹拨法弹拨足三里穴2分钟左右。

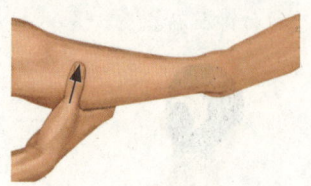

20. 用拇指弹拨法弹拨丰隆穴2分钟左右。

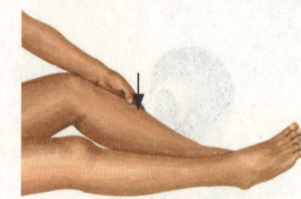

21. 用小鱼际擦涌泉穴,以透热为度。

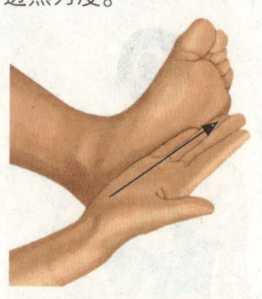

性冷淡

性冷淡是指女子结婚后长期对房事没有兴趣,行房事时不能进入性高潮的妇科病症,也叫"性欲缺乏""性欲淡漠",在中医妇科的"不孕""阴冷"等病症中有类似症状的记述。

性冷淡的临床表现有:性欲冷淡,房事疼痛,精神萎靡不振,记忆力减退,四肢困倦,腰膝酸软没劲,乳房萎缩,毛发脱落,性情急躁,心烦易怒,四肢不温,小腹寒冷甚则疼痛,月经不调等。

性冷淡的常见病因是由于对性知识了解不足而产生的心理障碍,情绪抑制、恐惧,精神紧张,性生活不协调,卵巢功能不良,垂体前叶功能减退,促性腺激素及肾上腺皮质激素分泌功能失调等。

【按摩方法】

1. 用掌摩法摩小腹部5分钟左右。

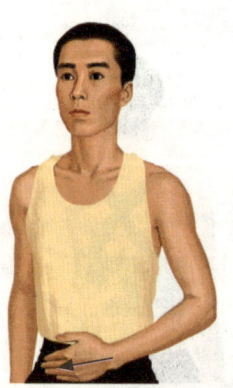

2. 用指摩法摩膻中穴2分钟左右。

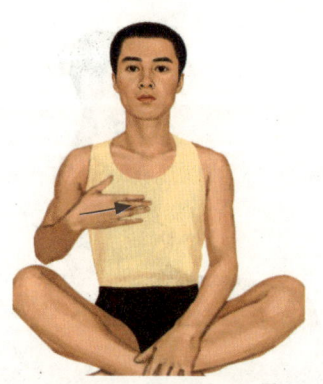

3. 用指摩法摩气海穴2分钟左右。

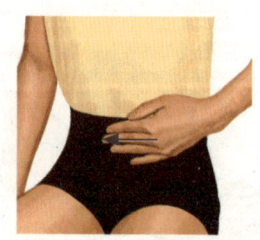

4. 用指摩法摩关元穴2分钟左右。

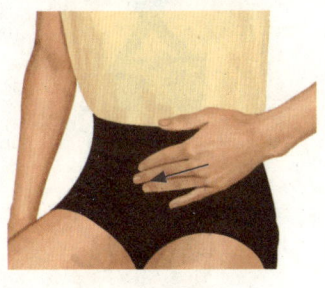

5. 用指摩法摩中极穴2分钟左右。

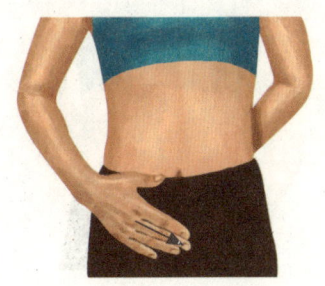

6. 用掌平推法平推肾腧穴2分钟左右。

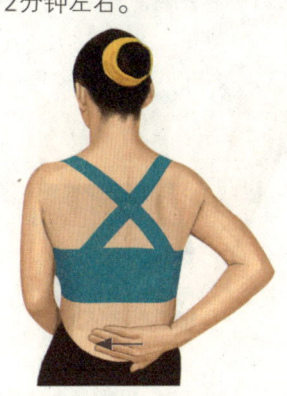

7. 用掌平推法平推命门穴2分钟左右。

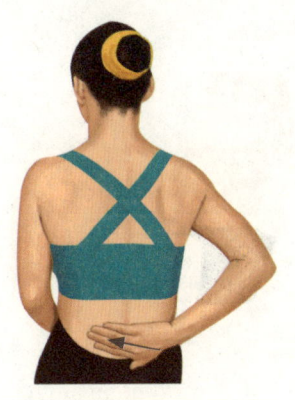

8. 用掌分推法分推腰部2分钟左右。

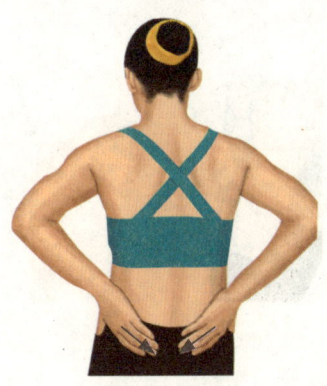

9. 用掌搓法搓八髎穴,以透热为度。

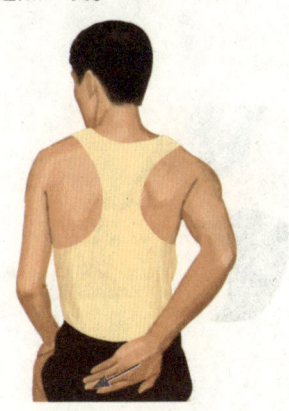

10. 用拇指按揉法按揉神门穴1分钟左右。

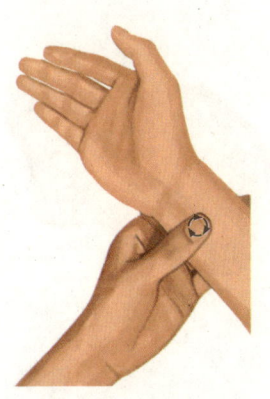

11. 用拇指按揉法按揉合谷穴1分钟左右。

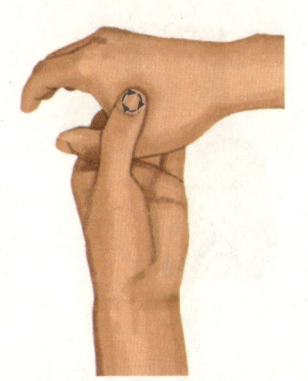

12. 用拇指按揉法按揉支沟穴1分钟左右。

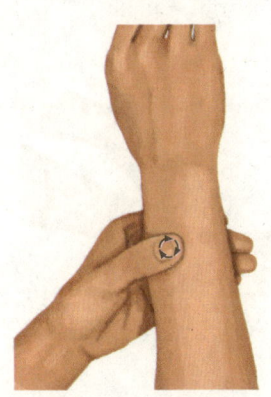

13. 用拇指按揉法按揉居髎穴1分钟左右。

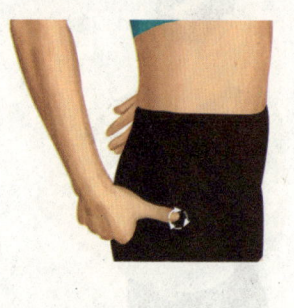

14. 用拇指按揉法按揉大巨穴1分钟左右。

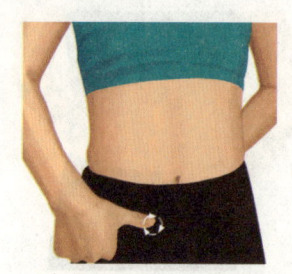

15. 用三指弹拨法弹拨承扶穴1分钟左右。

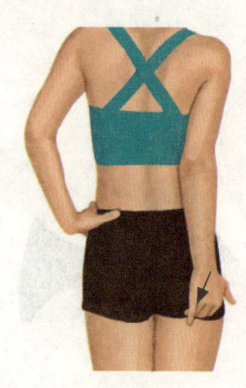

16. 用三指弹拨法弹拨委中穴1分钟左右。

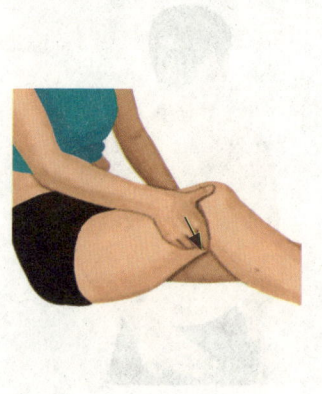

17. 用掌按法按大腿内侧肌肉2分钟左右。

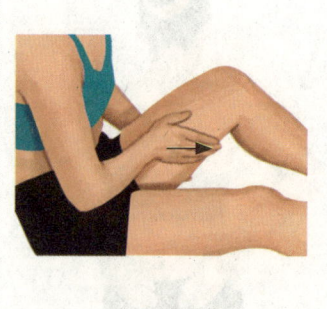

18. 用五指拿法拿大腿内侧肌肉3分钟左右。

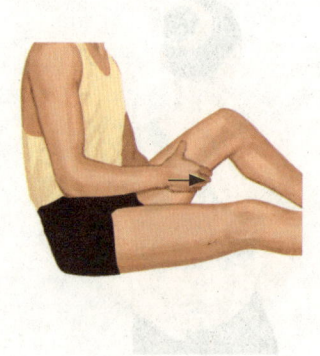

19. 用拇指按揉法按揉解溪穴约1分钟，以被按摩部位酸胀为度。

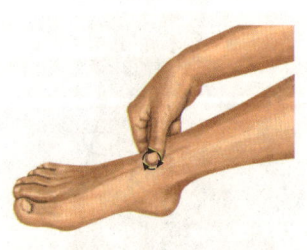

20. 用掐法掐大敦穴10～15次。

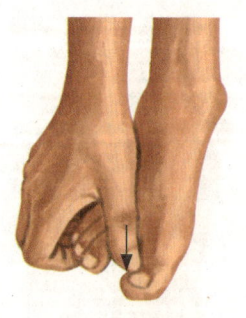

21. 用掐法掐隐白穴10～15次。

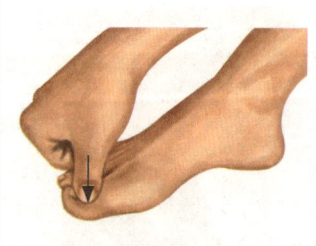

慢性盆腔炎

慢性盆腔炎是指女性内生殖器官和周围结缔组织以及盆腔腹膜发炎的慢性炎症，是妇科的常见病、难治病。炎症可局限在一个部位，也可波及几个部位。它包括子宫内膜炎、输卵管炎、卵巢炎、盆腔腹膜炎及盆腔结缔组织炎等。

慢性盆腔炎多有下腹持续疼痛，腰酸痛、月经失调、白带增多、尿急、尿频、排尿困难、食欲不佳、发热、头痛等症状，小腹两侧有条索状肿物硬结，并伴有不孕症。

慢性盆腔炎常为急性盆腔治疗不彻底，或患者体质较差，病程迁延所致，但也有的妇女并没有急性盆腔炎的过程，而直接表现为慢性盆腔炎。慢性盆腔炎较顽固，可反复发作，当机体抵抗力较差时，可急性发作。

【注意事项】

1. 平时加强体育锻炼，增强机体抵抗力。
2. 经期使用清洁的卫生巾，平时勤换内裤，保持外阴干净。
3. 节制性生活，预防感染。
4. 注意保暖，避受风寒。
5. 治疗期间应卧床休息，半卧位，饮食宜清淡，注意营养。

【按摩方法】

首先要判断出患者的慢性盆腔炎属于哪种类型，然后根据类型选择适当的自我按摩方法治疗。

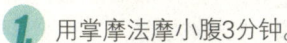

1. 用掌摩法摩小腹3分钟。

 用一手的掌揉法揉神阙穴3分钟左右。

 用三指按揉法按揉章门穴1分钟左右。

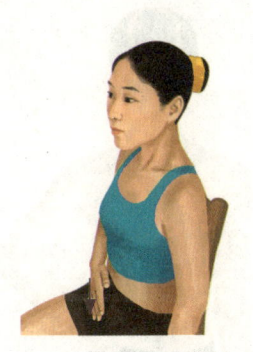
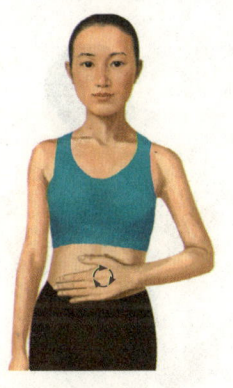
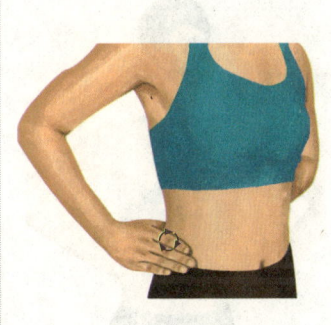

4. 用三指按揉法按揉期门穴1分钟左右。

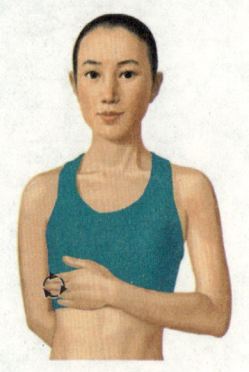

5. 用三指按揉法按揉中脘穴1分钟左右。

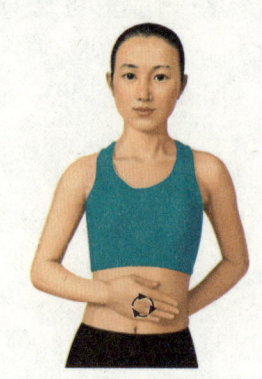

6. 用手掌掌面按揉气海穴1分钟左右。

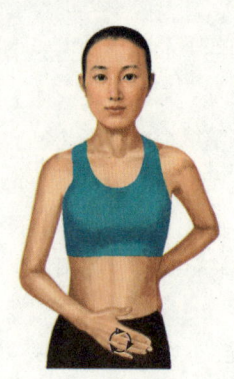

7. 用三指按揉法按揉关元穴1分钟左右。

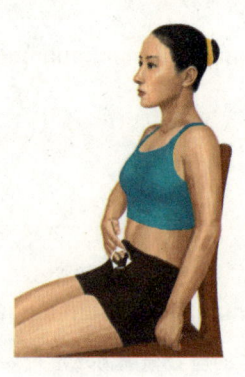

8. 用三指按揉法按揉带脉穴1分钟左右。

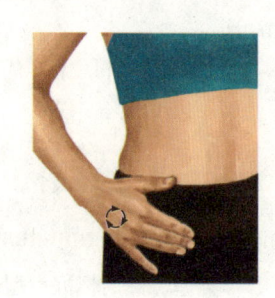

9. 用拇指按揉法按揉至阳穴1分钟左右。

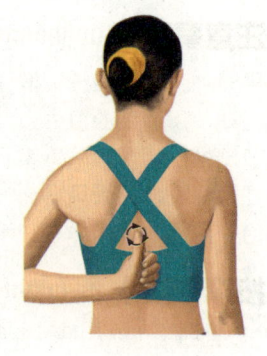

10. 用双手拇指点按肝俞穴1分钟左右。

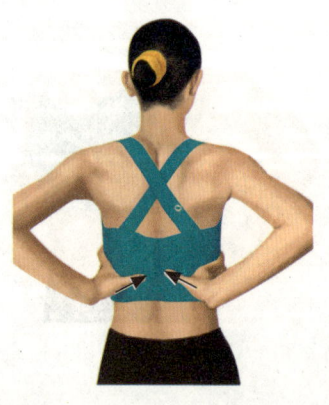

11. 用三指按揉法按揉脾俞穴1分钟左右。

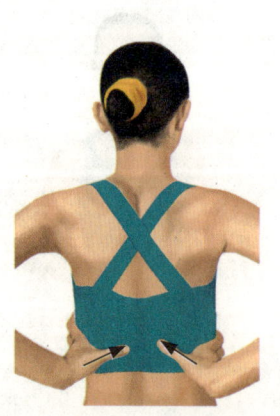

12. 用拇指按揉法按揉大肠俞穴1分钟左右。

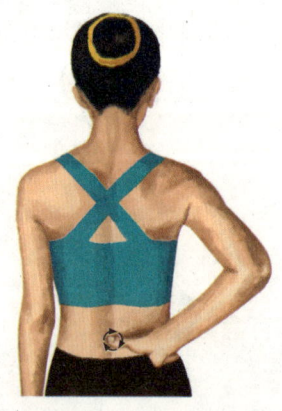

13. 用三指按揉法按揉关元俞穴1分钟左右。

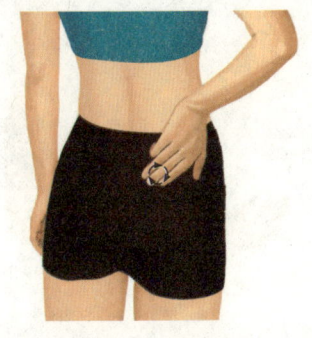

14. 用五指叩点法叩点箕门穴1分钟左右。

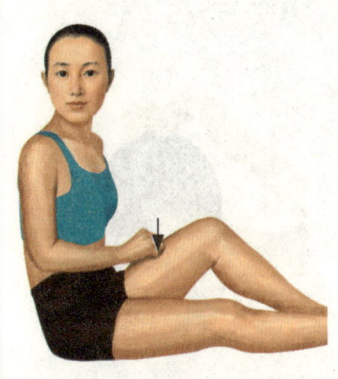

15. 用一手的掌擦法横擦命门穴，以透热为度。

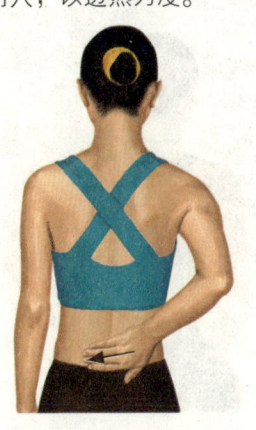

16. 用一手的掌擦法横擦肾俞穴，以透热为度。

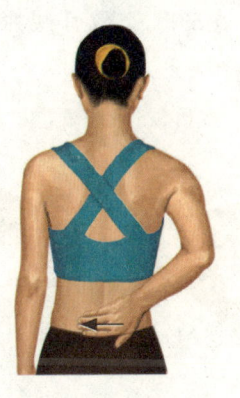

17. 用掌搓法搓八髎穴，以透热为度。

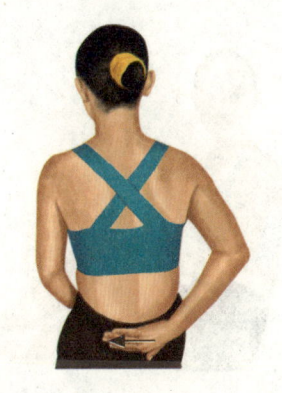

• **根据病情加减** •

◎肝郁湿热证

18. 用拇指端点法点按三阴交穴1分钟。

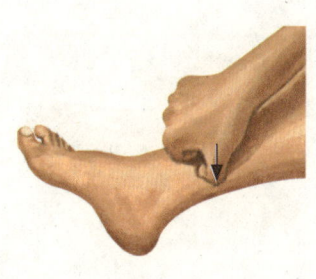

19. 用拇指端点法点按丘墟穴1分钟。

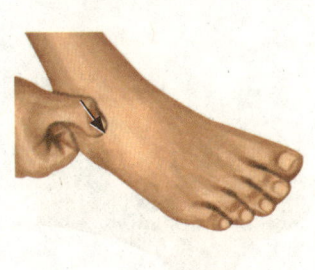

20. 用拇指端点法点按太冲穴1分钟。

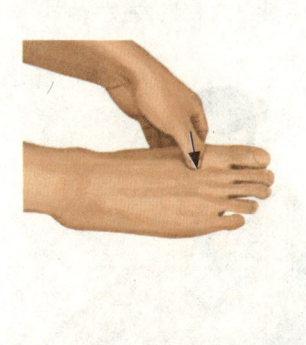

21. 用五指叩点法叩点血海穴1分钟左右。

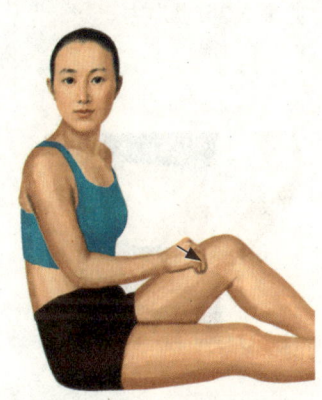

22. 用虚掌拍法轻拍骶髂部半分钟左右。

◎ 血虚寒湿证

23. 用中指按法按百会穴1分钟左右。

24. 用拇指端点法点按三阴交穴1分钟左右。

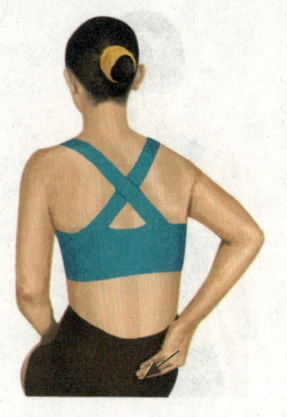
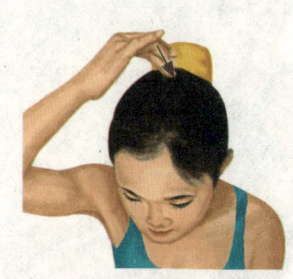
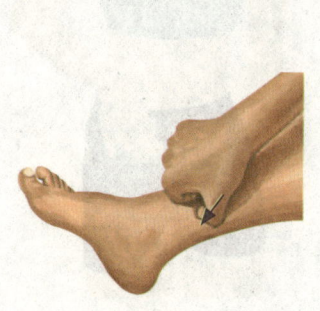

25. 用拇指端点法点按合谷穴1分钟左右。

26. 用五指叩点法叩点血海穴1分钟左右。

27. 用拇指弹拨法弹拨足三里穴1分钟左右，用力大小以被按摩处微有酸胀感为度。

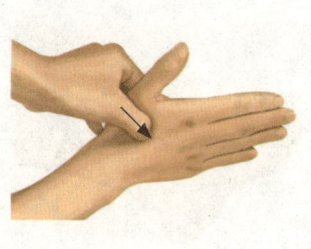
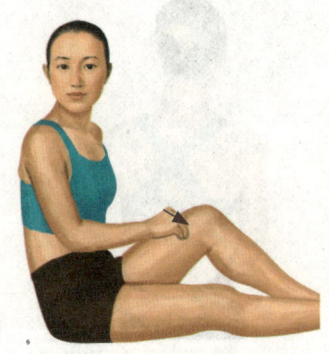
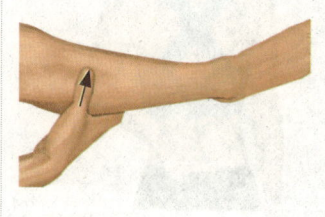

28. 用三指按揉法按揉归来穴2分钟左右。

◎ 气滞血瘀证

29. 用拇指端点法点按阴陵泉穴1分钟左右。

30. 用拇指端点法点按三阴交穴1分钟左右。

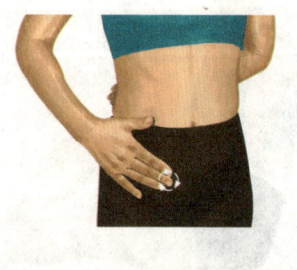
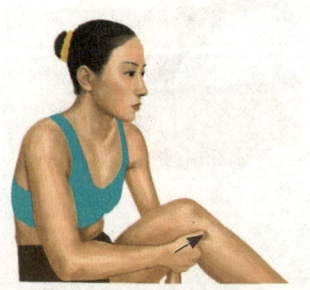
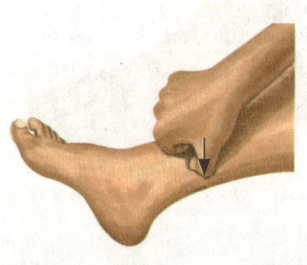

31. 用拇指端点法点按丘墟穴1分钟左右。

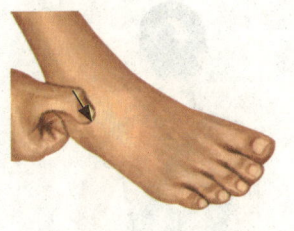

32. 用拇指端点法点按太冲穴1分钟左右。

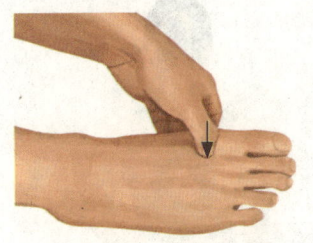

33. 用三指按揉法按揉归来穴2分钟左右。

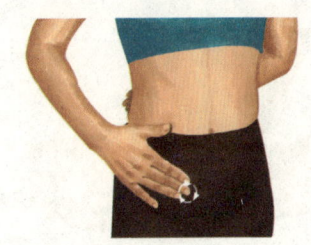

34. 用捶法叩击腰骶部半分钟左右。

◎症瘕包块证

35. 用五指叩点法叩点血海穴1分钟左右。

36. 用拇指弹拨法弹拨足三里穴1分钟左右，用力大小以被按摩处微有酸胀感为度。

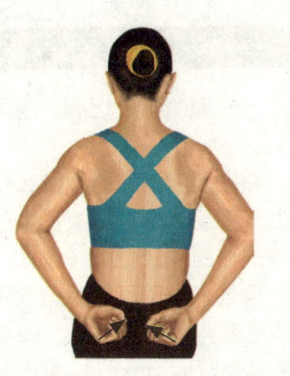
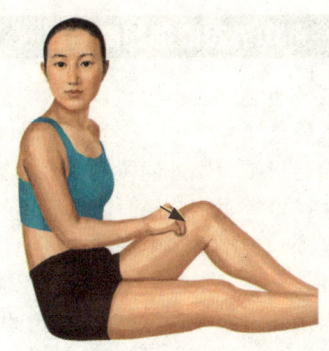
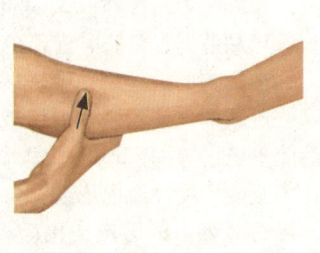

37. 用拇指端点法点按三阴交穴1分钟左右。

◎肾虚证

38. 用掌按揉法按揉关元穴3分钟左右。

39. 用拇指按揉法按揉涌泉穴约1分钟，以被按摩部位酸胀为度。

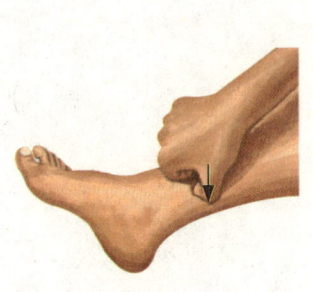
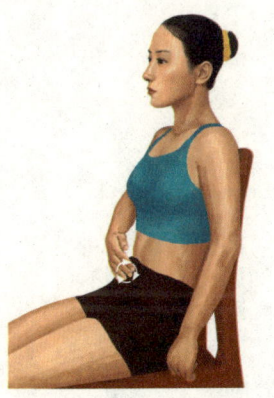
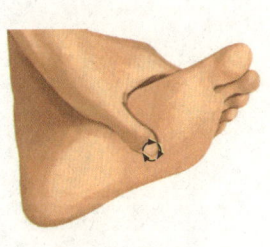

40. 沿足底纵轴用掌擦法，以被按摩部位温热为度。

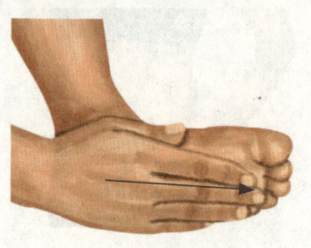

41. 用掌擦法横擦肾俞穴，以被按摩部位温热为度。

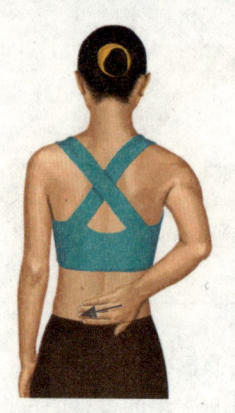

42. 用掌擦法横擦命门穴，以被按摩部位温热为度。

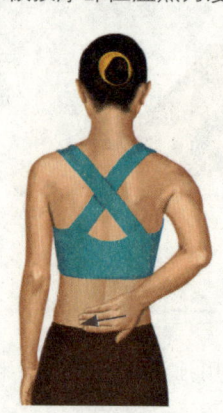

中外按摩的相融相通

　　按摩是中国传统医学的组成部分之一，中国也是世界上最早应用按摩的国家之一。国外按摩可溯源到古希腊时代，史籍载有在古希腊军队中盛行以按摩手段疗伤治病的记述。

　　在历史的进程中，中国按摩也影响着国外的按摩医术，秦汉时期在西亚地域的战事和张骞、班超的通使西域资料均载传按摩等医术，唐时国人所编的《按摩手册》据载传入日本而后流入法国等国家地区；国外按摩也曾丰富了中国按摩，如我国曾盛行的"天竺国按摩术"即为吸收印度按摩而形成，中外按摩在很大程度上是相融相通的。但是，由于不同的国家和地区有其各自的历史文化、人情风俗等，所以国外的按摩也各具特色。西洋按摩术，即广泛流传于欧洲各国的一类按摩方法，以西医学理论为基础，重视局部对症治疗，以保健为目的，多以揉捏动作在四肢按摩以使肌肉放松，常应用于体育运动及娱乐活动。对于应用于体育运动中的西洋按摩术，又常称为运动按摩，在一些东欧国家较为盛行，也有较系统的体系，并对按摩的生理作用有较深入的研究，有关资料指出"按摩使皮肤中形成类组织胺似的物质……"等。

第二章 刮痧治百病

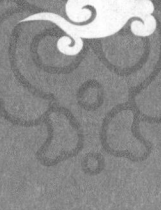
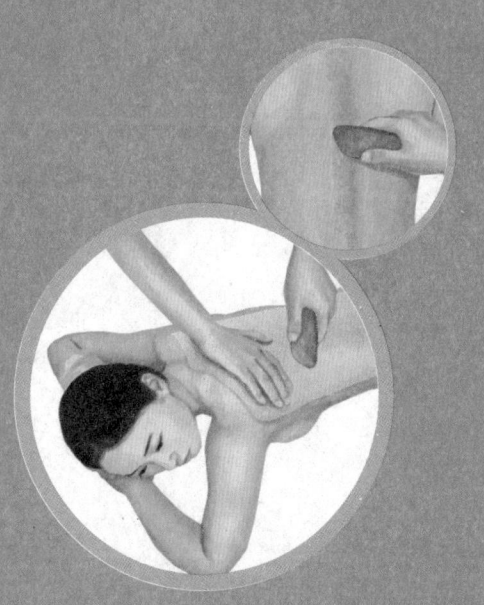
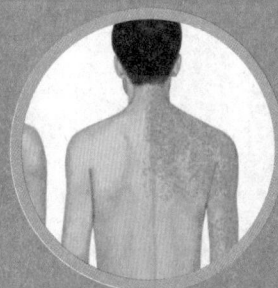

刮痧治百病

治百病

痧，又称"痧气""痧胀"，粤闽一带称作"瘴气"，北方又称"青筋"。总之，"痧"是民间对疾病的一种形象叫法。广义的"痧"，指的是"痧"疹征象，即痧象，它不仅是一个独立的病，而且是一种毒性反映的临床综合征。痧是临床许多疾病的共同症候，临床许多疾病都可出现痧象，故有"百病皆可发痧"之说。从狭义上讲，"痧"是指痧疹的形态外貌，亦即皮肤出现红点如粟，以指循皮肤，稍有阻碍的疹点，它是疾病在发展变化过程中反映在体表皮肤的一种表现。

中国传统医学认为，四时不正之气，侵袭人体肌肤、经络，阳气不得宣通、透泄而发痧证，其主要特征为有痧点和酸胀感。

现代医学认为，中医所述的痧证是许多疾病在其发展过程中，由于细菌病毒等的侵害，产生毒素等毒性物质，使皮肤或毛细血管破裂，产生自身溶血现象，大多可见到黏膜及肌肤之下呈现充血或出血点，状如沙粒，或分散，或密集，或积聚成片，或融合成斑块。当疾病发生时，人体的免疫细胞与细菌病毒对抗，产生的病理代谢产物在体内潴留，使毛细血管通透性异常，刮拭时就有痧的出现。故刮痧正是一种机体新陈代谢产物通过皮肤排泄的方法，所以刮痧可以促进疾病早日痊愈。

运用刮痧自然疗法，就是通过刮拭手段，对一定的经穴部位或人体某个局部进行一定程度的刺激，使人体神经末梢或感受器产生效应。一方面通过神经体液的传递，对中枢神经系统发出刺激信号，通过中枢神经的分析综合，对机体各部功能产生协调作用，并达到新的平衡；另一方面由于刮拭面宽，使局部产生热效应，局部的微血管和毛细血管扩张，致局部的血容量和血流量增加，有利于受损组织的再修复、更新与功能的恢复，重新产生人体顺应自然生理循环的医疗保健效应。用通俗的话讲，就是用刮痧术刮拭皮肤特定部位，使皮下充血，毛细血管破裂，产生自身溶血，使秽浊之气由里出表，体内邪气宣泄，滞留于体内的毒素排泄出来，使病变器官、组织及细胞得到营养和氧气的补充，使全身血脉畅通，促进人体的新陈代谢，使汗腺充血而得到开泄腠理，病邪从汗而解，周身气血畅通，人体损伤细胞活化，五脏六腑达到平衡协调，人体恢复健康。

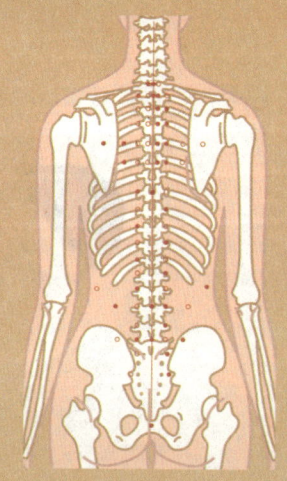

8种常用的刮痧手法

刮痧方法包括持具操作和徒手操作两大类。
持具操作又包括刮痧法、挑痧法、放痧法。
徒手操作又叫撮痧法,具体分为揪痧法、扯痧法、挤痧法、焠痧法、拍痧法。

刮痧法

刮痧法又分为直接刮法和间接刮法两种。

1. 直接刮法 指在施术部位涂上刮痧介质(如水、植物油、刮痧油等)后,用刮痧工具直接接触患者皮肤,在体表的特定部位反复进行刮拭,至皮下呈现痧痕为止。患者取坐位或俯伏位,术者用热毛巾擦洗患者被刮部位的皮肤,均匀地涂上刮痧介质。施术者持刮痧工具,在刮拭部位进行刮拭,以刮出出血点为止(见图①)。

2. 间接刮法 先在患者将要刮拭的部位放一层薄布,然后再用刮拭工具在布上刮拭,称为间接刮法。此法可保护皮肤。适用于儿童、年老体弱、高热、中枢神经系统感染、抽搐、某些皮肤病患者(见图②)。

挑痧法

施术者用针挑患者体表的一定部位,以治疗疾病的方法。具体方法为:术者用酒精棉球消毒挑刺部位,左手捏起挑刺部位的皮肉,右手持三棱针,对准部位,将针横向刺入皮肤,挑破皮肤0.2~0.3厘米,然后再深入皮下,挑断皮下白色纤维组织或青筋,有白色纤维组织的地方,挑尽为止。如有青筋的地方,挑三下,同时用双手挤出瘀血。(非专业人员慎用)术后用碘酒消毒,敷上无菌纱布,用胶布固定(见图③)。

放痧法

放痧法又分为泻血法和点刺法。

1. 泻血法 常规消毒,左手拇指压在被刺部位下端,上端用橡皮管结扎,右手持三棱针对准被刺部位静脉,迅速刺入脉中0.5毫米深,然后出针,使其流出少量血液,出血停止后,以消毒棉球按压针孔。当出血时,也可轻按静脉上端,以助瘀血排出,毒邪得泄。此法适用于肘窝、腘窝及太阳穴等处的浅表静脉,用以治疗中暑、急性腰扭伤、急性淋巴管

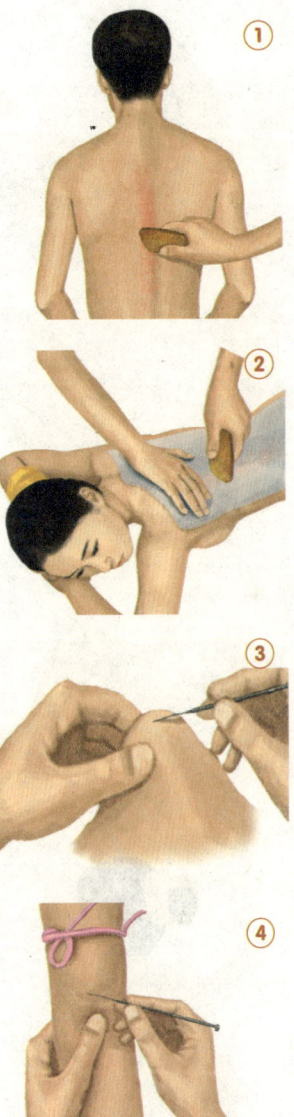

炎等病（见图④）。

2. 点刺法 即针刺前先推按被刺部位，使血液积聚于针刺部位，经常规消毒后，左手拇、食、中三指夹紧被刺部位或穴位，右手持针，对准穴位迅速刺入1～2分深，随即将针退出，轻轻挤压针孔周围，使少量出血，然后用消毒棉球按压针孔。此法多用于手指或足趾末端穴位，如十宣穴、十二井穴或头面部的太阳穴、印堂穴、攒竹穴、上星穴等（见图⑤）。

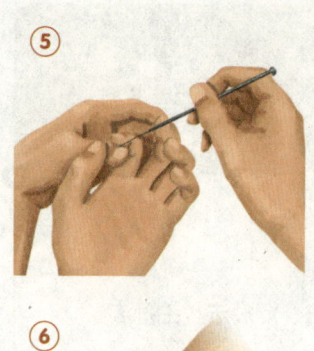

挑痧法及放痧法必须灭菌操作，以防止感染，针刺前消除患者紧张心理，点刺时手法宜轻宜快宜浅，出血不宜过多，以数滴为宜。注意勿刺伤深部动脉。另外，病后体弱、明显贫血、孕妇和有自发性出血倾向者不宜使用。为防止晕针，患者最好采取卧位，术后休息后再走。

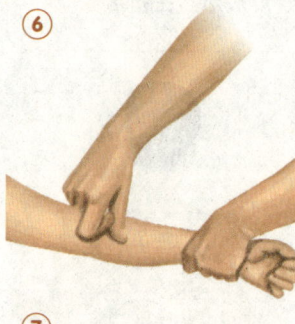

揪痧法

指在施术部位涂上刮痧介质后，施术者五指屈曲，用食、中指的第二指节对准施术部位，把皮肤与肌肉揪起，然后瞬间用力向外滑动再松开，一揪一放，反复进行，并连续发出"啪啪"的声响。每个部位可连续操作6～7遍，被揪起部位的皮肤才会出现痧点（见图⑥）。

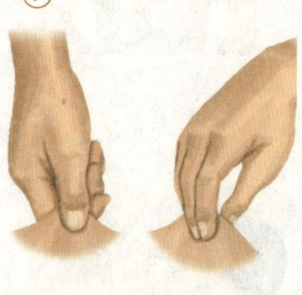

扯痧法

扯痧疗法是施术者用自己的食指、大拇指提扯患者的皮肤和一定的部位，使表浅的皮肤和部位出现紫红色或暗红色的痧点。此法主要应用于头部、颈项、背部（见图⑦）。

挤痧法

施术者用大拇指和食指在施术部位用力挤压，连续挤出一块块或一小块紫红痧斑为止（见图⑧）。

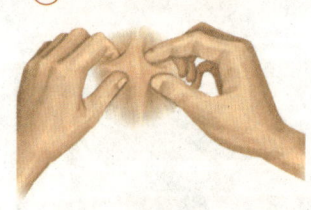

粹痧法

用灯芯草蘸油，点燃后，在患者皮肤表面上的红点处烧燃，手法要快，一接触到患者皮肤，立即离开皮肤，往往可听见十分清脆的灯火燃烧皮肤的爆响声。适用于寒证。如见腹痛、手足发冷等。

拍痧法

用虚掌拍打或用刮痧板拍打体表施术部位，一般为痛痒、胀麻的部位（见图⑨）。

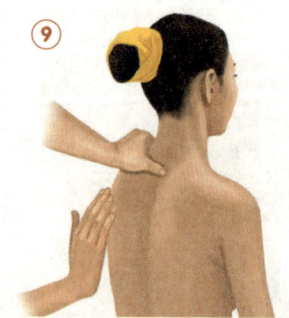

刮痧治病的7个步骤

选 择工具
准备齐全刮痧器具与用品，仔细检查刮痧板边缘是否光滑，应边角钝圆，厚薄适中，不宜使用粗糙或有裂纹的，以免伤及皮肤。比较常用的刮痧工具为刮痧板，可用水牛角或木鱼石制作而成。

消 除患者紧张心理
应向患者介绍刮痧的一般常识，消除其紧张恐惧心理，以取得其信任、合作与配合。

选 择体位
根据患者的病情，确定治疗部位，选择合适的体位。对体位的选择，应以施术者能够正确取穴，施术方便，患者感到舒适自然，并能持久配合为原则。常用的体位有以下几种：
仰卧位，适用于胸腹部、头部、面部、颈部、四肢前侧的刮痧。
俯卧位，适用于头、颈、肩、背、腰、四肢的后侧刮痧。
侧卧位，适用于侧头部、面颊一侧，颈项和侧腹、侧胸以及上下肢该侧的刮痧。
仰靠坐位，适用于前头、颜面、颈前和上胸部的刮痧。
俯伏坐位，适用于头顶、后头、项背部的刮痧。
侧伏坐位，适用于侧头、面颊、颈侧、耳部的刮痧。

涂 刮痧润滑剂
在刮拭部位均匀涂布刮痧润滑剂，用量宜薄不宜厚。因为刮痧润滑剂过多，不利于刮拭，还会顺皮肤流下，弄脏衣服。保健刮痧和头部刮痧可不用介质，亦可隔衣物刮拭。常用润滑剂多选用红花油、石蜡油、麻油或刮痧专用的活血剂。

刮 拭
操作时手持刮痧板，蘸上润滑剂，然后在患者体表的一定部位按一定方向进行刮拭，至皮下呈现痧痕为止。刮痧时要求用力要均匀，一般采用腕力，同时要根据患者的病情及反应调整刮动的力量。刮痧疗法的操作手法有平刮、竖刮、斜刮、角刮。
平刮就是用刮板的平边，着力于施术部位，按一定方向进行较大面积的平行刮拭。
竖刮就是用刮板的平边，方向为竖直上下着力于施术的部位，进行大面积刮拭。
斜刮就是用刮板的平边，着力于施术部位，进行斜向刮拭。适用于人体某些部位不能进行平、竖刮的情况下所采用的操作手法。
角刮就是用刮板的棱角和边角，着力于施术的部位，进行较小面积或沟、窝、凹陷地方的刮拭，如鼻沟、耳屏、神阙、听宫、听会、肘窝、关节等处。
另外，刮痧疗法分为补法、泻法和平补平泻法。其补泻作用，与操作力量的轻重、速度的急缓、时间的长短、刮拭的长短、刮拭的方向等诸多因素有直接关系。现简单介绍如下：
（1）刮拭按压力小、刮拭速度慢、刺激时间较长为补法。刮拭按压力大、刮拭速度快、刺激时间较短为泻法。

选择痧痕点个数少者为补法，选择痧痕点数量多者为泻法。

操作的方向顺经脉运行方向者为补法，操作的方向逆经脉运行方向者为泻法。

刮痧后加温灸者为补法，刮痧后加拔罐者为泻法。

（2）平补平泻法介于补法和泻法之间，有三种刮拭方法：第一种为按压力大，刮拭速度慢；第二种为按压力小，刮拭速度快；第三种为按压力中等，速度适中，常用于正常人保健或虚实兼见证的治疗。

把握刮痧时限与疗程

刮痧时限与疗程一般每个部位刮20次左右，以使患者能耐受或出痧为度，每次刮拭时间以20～25分钟为宜。初刮时间不宜过长，手法不宜过重，不可一味片面求出痧。第二次应间隔5～7天后或患处无痛感时再实施，直到患处清平无斑块，病症自然痊愈。通常连续治疗7～10次为1个疗程，间隔10天再进行下一个疗程。

刮痧后处理

一般刮拭后半小时左右，皮肤表面的痧点会逐渐融合成片，刮痧后24～48小时出痧表面的皮肤触摸时有痛感或自觉局部皮肤有微微发热，这些都属于正常反应，几天后即可恢复正常。刮完后，擦干皮肤，让患者穿好衣服，适当饮用一些姜汁、糖水或白开水，促进新陈代谢。

刮痧疗法的8个人体部位

头部刮法

头部有头发覆盖，须在头发上面用刮板刮拭，不必涂刮痧润滑剂。为增强刮拭效果，可使用刮板边缘或刮板角部刮拭。每个部位刮30次左右，刮至头皮发热为宜。手法采用平补平泻法，施术者需一手扶患者头部，以保持头部稳定。

【循行路线】

1. 刮拭头部两侧，从头部两侧太阳穴开始至风池穴，经过穴位为头维穴、颔厌穴等。
2. 刮拭前头部，从百会穴经囟会穴、前顶穴、通天穴、上星穴至头临泣穴。
3. 刮拭后头部，从百会穴经后顶穴、脑户穴、风府穴至哑门穴。
4. 刮拭全头部，以百会穴为中心，呈放射状向全头发际处刮拭。经过全头穴位和运动区、语言区、感觉区等。

【适应证】

有改善头部血液循环，疏通全身阳气之作用。可预防和治疗中风及中风后遗症、头痛、脱发、失眠、感冒等病症。

面部刮法

因为面部出痧影响美观，因此手法要轻柔，以不出痧为度，且面部不需涂抹活血剂，通常用补法，忌用重力大面积刮拭。方向由内向外按肌肉走向刮拭。可每天一次。

【循行路线】

1. 刮拭前额部，从前额正中线分开，经鱼腰穴、丝竹空穴朝两侧刮拭。
2. 刮拭两颧部，由内侧经承泣穴、四白穴、下关穴、听宫穴、耳门穴等。
3. 刮拭下颌部，以承浆穴为中心，经地仓穴、颊车穴等。

【适应证】

有养颜祛斑美容的功效。主治颜面五官的病症，如眼病、鼻病、耳病、面瘫、雀斑、痤疮等。

颈部刮法

颈后高骨为大椎穴，用力要轻柔，用补法，不可用力过重，可用刮板棱角刮拭，以出痧为度。肩部肌肉丰富，用力宜重些，从风池穴一直到肩髃穴，应一次到位，中间不要停顿。一般用平补平泻手法。

【循行路线】

1. 刮督脉颈项部分，从哑门穴刮到大椎穴。
2. 刮拭颈部两侧到肩，从风池穴开始经肩井穴、巨骨穴至肩髃穴。

【适应证】

人体颈部有六条阳经通过，其中精髓直接通过督脉灌输于脑，颈部是必经之路，所以经常刮拭颈部，具有育阴潜阳，补益人体正气，防治疾病的作用。主治颈、项病变，如颈椎病、感冒、头痛、近视、咽炎等症。

背部刮法

背部由上向下刮拭。一般先刮后背正中线的督脉，再刮两侧的膀胱经脉和夹脊穴。背部正中线刮拭时手法应轻柔，用补法，不可用力过大，以免伤及脊椎。可用刮板棱角点按棘突之间，背部两侧可视患者体质、病情选用补泻手法，用力要均匀，中间不要停顿。

【循行路线】

刮督脉和足太阳膀胱经及夹脊穴，从大椎刮至长强。督脉位于后正中线，足太阳膀胱经位于后正中线旁开1.5寸和3寸处。夹脊穴位于后正中线旁开0.5寸处。

【适应证】

刮拭背部可以治疗全身五脏六腑的病症。如刮拭胆腧可治疗黄疸、胆囊炎、胆道蛔虫、急慢性肝炎等，刮拭大肠腧可治疗肠鸣、泄泻、便秘、脱肛、痢疾、肠痈等。背部刮痧还有助于诊断疾病。如刮拭心腧部位出现压痛或明显出痧斑时，即表示心脏可能有病变或预示心脏可能即将出现问题，其他穴位类推。

胸部刮法

刮拭胸部正中线用力要轻柔，不可用力过大，宜用平补平泻法。用刮板棱角沿胁间隙刮拭，乳头处禁刮。

【循行路线】

1. 刮拭胸部正中线，从天突穴经膻中穴向下刮至鸠尾穴。用刮板角部自上而下刮拭。
2. 刮拭胸部两侧，从正中线由内向外刮，先左后右，用刮板整个边缘由内向外沿肋骨走向刮拭。中府穴处宜用刮板角部从上向下刮拭。

【适应证】

胸部主要有心肺二脏。故刮拭胸部,主治心、肺疾患,如冠心病、慢性支气管炎、支气管哮喘、肺气肿等。另外可预防和治疗妇女乳腺炎、乳腺癌等。

腹部刮法

空腹或饱餐后禁刮,急腹症忌刮,神阙穴禁刮。

【循行路线】

1. 刮拭腹部正中线,从鸠尾穴经中脘穴、关元穴刮至曲骨穴。
2. 刮拭腹部两侧,从幽门穴刮至日月穴。

【适应证】

腹部有肝胆、脾胃、膀胱、肾、大肠、小肠等脏腑。故刮拭腹部可治疗以上脏腑病变,如胆囊炎、胃及十二指肠溃疡、呕吐、胃痛、慢性肾炎、前列腺炎、便秘、泄泻、月经不调等。

四肢刮法

刮拭四肢时,遇关节部位不可强力重刮,对下肢静脉曲张、水肿应从下向上刮拭。皮肤如有感染、破溃、痣瘤等,刮拭时应避开,如急性骨关节创伤、挫伤之处不宜刮痧,但在康复阶段做保健刮痧可促进康复。

【循行路线】

1. 刮拭上肢内侧部,由上向下刮,尺泽穴可重刮。
2. 刮拭上肢外侧部,由上向下刮,在肘关节处可做停顿,或分段刮至外关穴。
3. 刮拭下肢内侧,从上向下刮,经承扶穴至委中穴,由委中穴至跗阳穴,委中穴可重刮。
4. 刮拭下肢外侧部,从上向下刮,从环跳穴至膝阳关穴,由阳陵泉穴至悬钟穴。

【适应证】

四肢刮痧可治全身病症。如手少阴心经主治心脏疾病,足阳明胃经主治消化系统疾病,四肢肘膝以下五腧穴可主治全身疾病。

膝关节刮法

膝关节结构复杂,刮痧时宜用刮板棱角刮拭,以便掌握刮痧正确的部位、方向,而不致损伤关节,刮拭关节动作应轻柔。膝关节内积水者,局部不宜刮,可取远端穴位刮拭。膝关节后方及下端刮痧时易起痧疱,疱起时宜轻刮或遇曲张静脉可改变方向,由下向上刮。

【循行路线】

1. 刮拭膝眼,刮拭前先用刮板的棱角点按膝眼。
2. 刮拭膝关节前部,膝关节以上部分从伏兔穴刮至梁丘穴,膝关节以下部分从犊鼻穴刮至足三里穴。
3. 刮拭膝关节内侧部,从血海穴刮至阴陵泉穴。
4. 刮拭膝关节外侧部,从膝阳关穴刮至阳陵泉穴。
5. 刮拭膝关节后部,委中穴可重刮。

【适应证】

主治膝关节的病变,如风湿性关节炎、膝关节韧带损伤、肌腱劳损等。另外对腰背部疾病、胃肠疾病有一定的治疗作用。

刮痧的注意事项

选 择工具

刮痧疗法临床应用广泛，适用于内、外、妇、儿、五官等各科和各系统疾病，如消化系统、循环系统、呼吸系统等，还适用于预防疾病和保健强身。

1	呼吸系统疾病	如感冒、咳嗽、气管炎、哮喘、肺炎等
2	消化系统疾病	如胃病、反胃、呃逆、吐酸、呕吐、急性胃炎、胃肠神经官能症、胆道感染、肠道预激综合征、便秘、腹泻、腹痛等
3	泌尿系统疾病	如泌尿系统感染、尿失禁、膀胱炎等
4	神经系统疾病	如眩晕、失眠、头痛、多汗症、神经衰弱、抑郁症、坐骨神经痛等
5	心血管系统疾病	如心悸、高血压等
6	运动系统疾病	如腱鞘炎、脉管综合征、网球肘、落枕、肩痛、腰痛、肥大性脊柱炎、急性腰扭伤、慢性腰肌纤维炎、梨状肌综合征等
7	妇科系统疾病	如月经不调、痛经、闭经、经期发热、经期头痛、经前紧张综合征、更年期综合征、产后缺乳、急性乳腺炎等
8	五官系统疾病	如牙痛、咽喉肿痛、急性鼻炎、鼻衄、耳鸣、失音等
9	内分泌系统疾病	如糖尿病等
10	其他	如中暑、水肿、日常保健等

禁 忌证

刮痧疗法尽管可以用于多种病症治疗，但它也有禁忌证和慎用证。

1. 有出血倾向的疾病，忌用本法治疗或慎用本法治疗。如血小板减少性疾病，过敏性紫癜症、白血病等。
2. 凡危重病症，如急性传染病、重症心脏病等，应立即住院观察治疗。如果没有其他办法，可用本法进行暂时的急救措施，以争取时间和治疗机会。
3. 新发生的骨折患部不宜刮痧，须待骨折愈合后方可在患部刮疗。外科手术瘢痕处亦应在2个月以后方可局部刮痧。恶性肿瘤患者手术后，瘢痕局部处慎刮。
4. 传染性皮肤病不宜刮痧，如疖肿、痈疮、瘢痕、溃烂、性传染性皮肤病及皮肤不明原因的包块等。
5. 年老体弱者、空腹及妊娠妇女的腹部、处于经期女性的下腹部以及女性面部忌用大面积泻法刮拭。
6. 对刮痧恐惧或过敏者，忌用本法。
7. 孕妇、妇女经期，禁刮下腹部及三阴交穴、合谷穴、足三里穴等穴位，且刮拭手法宜轻，用补法。

特别提醒

术前注意事项

1. 刮痧疗法须暴露皮肤，且刮痧时皮肤汗孔开泄，如遇风寒之邪，邪气可从开泄的毛孔直接入里，影响刮痧疗效，而且易引发新的疾病。故刮痧前要选择一个好的治疗场所，注意空气流通、清新，注意保暖，注意避风，尤其是夏季不可在有过堂风的地方刮痧。
2. 选择舒适的刮痧体位，以利于刮拭和防止晕刮。
3. 刮痧工具要严格消毒，防止交叉感染。刮拭前须仔细检查刮痧工具，以免刮伤皮肤。
4. 施术者的双手应消毒。
5. 刮拭前一定要向患者解释清楚刮痧的一般常识，消除其恐惧心理，取得患者配合，以免晕刮。
6. 勿在患者过饥、过饱及过度紧张的情况下进行刮痧治疗。

术中注意事项

1. 刮拭手法要用力均匀，以能忍受为度，达到出痧为止。
2. 婴幼儿及老年人，刮拭手法用力宜轻。
3. 不可一味追求出痧而用重手法或延长刮痧时间。出痧多少受多方面因素影响：一般情况下，血瘀之证出痧多；实证、热证出痧多；虚证、寒证出痧少；服药过多者，特别是服用激素类药物不易出痧；肥胖者与肌肉丰满的人不易出痧；阴经较阳经不易出痧；室温低时不易出痧。
4. 刮拭过程中，要经常询问患者感受。如遇到精神疲惫、头晕目眩、面色苍白、恶心欲吐，出冷汗、心慌、四肢发凉或血压下降、神志不清时应立即停止刮痧。同时，抚慰患者勿紧张，帮助其平卧，注意保暖，并给予温开水或糖水。如仍不缓解，可用刮板角部点按其人中穴，力量宜轻，避免重力点按后局部水肿，并对百会穴和涌泉穴施以泻刮法。患者病情好转后，继续刮内关穴、足三里穴。

术后注意事项

1. 刮痧治疗使汗孔开泄，邪气外排，会消耗体内部分津液，故刮痧后宜饮温水一杯，休息片刻。
2. 刮痧治疗后，为避免风寒之邪侵袭，须待皮肤毛孔闭合恢复原状后再洗浴，一般应等待约3小时。
3. 对于某些复杂的病症，除用刮痧治疗外，应配合其他诸如药物治疗，以免延误病情。

刮痧治疗30种常见病

中暑

中暑俗语称"发痧",常发生于夏季或长时间从事高温作业的人员。缺乏必要的防暑降温措施,体质虚弱,过度劳累均可诱发本病。中暑有轻症及重症两种。轻症主要表现为头痛、头昏、胸闷、恶心、呕吐、口渴、发热不出汗、烦躁不安、全身疲乏、肢体自觉酸痛等。重症患者除了上述症状外,还出现肢体发冷、面色苍白、心慌气短、全身冷汗的症状,严重者可出现神志不清、腓肠肌痉挛及四肢抽搐等。

中医认为:本病乃因暑湿秽浊之气耗伤气阴或蒙蔽清窍所致。

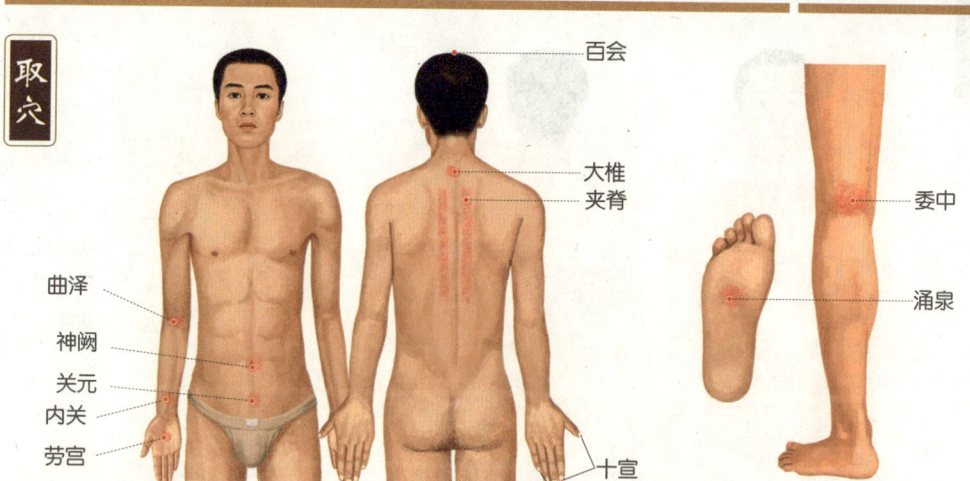

【取穴】百会、大椎、夹脊、委中、涌泉、曲泽、神阙、关元、内关、劳宫、十宣

【刮拭方法】

方法:采用直接刮法。
工具:采用水牛角刮痧板,介质采用红花油。
手法:采用泻法。
操作:

1. 先在后颈部大椎、夹脊,上肢部曲泽、内关均匀涂抹红花油,用角刮法刮拭,以局部刮出出血点为度;
2. 用拇指揉法点揉腹部神阙、关元,手部劳宫,以局部酸胀为度;
3. 下肢委中处均匀涂抹红花油,用角刮法刮拭;
4. 用拇指揉法点揉足部涌泉;
5. 放痧穴:委中、十宣(位于两手十指尖端)。严格消毒后用小号三棱针进行点刺,放出5~7滴血。

【医生的叮嘱】

如果患者出现神志不清状态,应先开窍醒神,然后再行刮治,术前要患者饮少量温水。

头 痛

【注意事项】

1. 症型不清、涉及多种并发病时，应先咨询医生，再决定是否进行刮痧。
2. 治疗期间，不能停药，病情稳定后可逐渐减少药量。
3. 加强身体锻炼，增强体质，严防感染。
4. 过度肥胖者，应适当限制饮食，使体重保持在正常范围。
5. 患者膳食中的蛋白质、脂肪和碳水化合物应有恰当的比例。
6. 多吃新鲜蔬菜，不要吃过甜的食物。

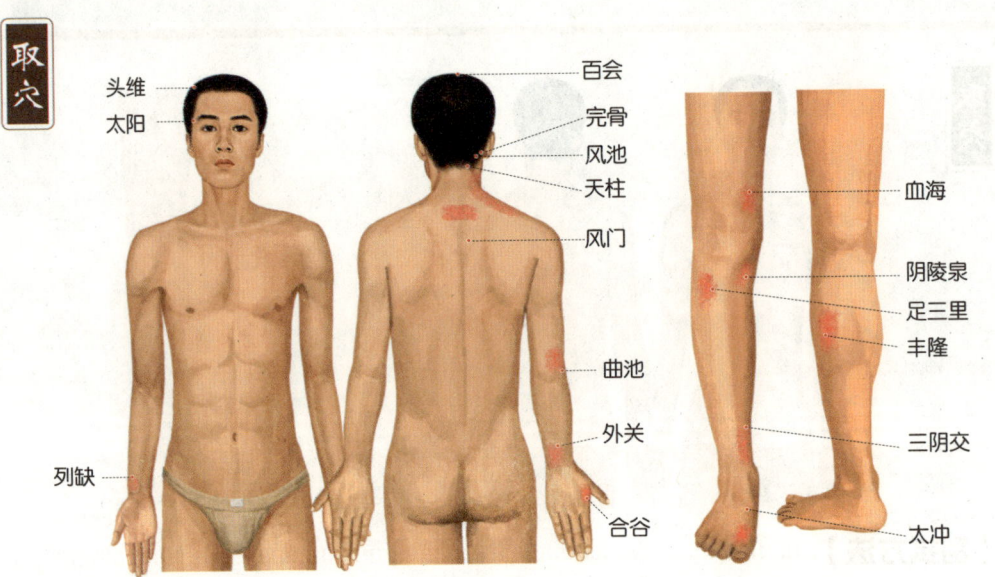

【刮拭方法】

方法：采用直接刮法。
工具：采用水牛角刮痧板，介质采用凡士林油。
手法：采用平补平泻法。
操作：

1. 在风池、完骨均匀涂抹凡士林油，先刮头顶部百会，用角刮法刮风池、完骨、天柱及后头部；
2. 然后刮肩部风门；
3. 点揉头部两侧头维、太阳；

【医生的叮嘱】

首先，确定病因，按照本病的适应证进行治疗。其次，刮治的次数不限，多在病发时进行治疗。最后，嘱患者消除紧张情绪，进行体育锻炼。

4. 在曲池、外关均匀涂抹凡士林油，用斜刮法刮拭；
5. 用拇指揉法点揉手部合谷、上肢部列缺；
6. 在丰隆、血海、阴陵泉、足三里、三阴交均匀涂抹凡士林油，用斜刮法刮拭；
7. 点揉足部太冲；
8. 放痧穴：太阳、百会。严格消毒后，用小号三棱针点刺出3～5滴血。

贫血

循环血液的红细胞数或血红蛋白量低于正常时称为贫血。主要症状有面色苍白、呼吸急促、心跳加快、疲乏无力、腹泻、闭经、性欲下降等。形成贫血的原因主要有三种：1. 造血功能不良，如缺铁性贫血、再生障碍性贫血、巨幼红细胞性贫血等；2. 溶血性贫血，如脾功能亢进等；3. 急、慢性失血，其中以缺铁性贫血最为多见。

本病属中医的"血虚"范畴。可由禀赋不足、脾胃虚弱、久病不愈、思虑伤阴、瘀血阻络及失血过多等原因引起。

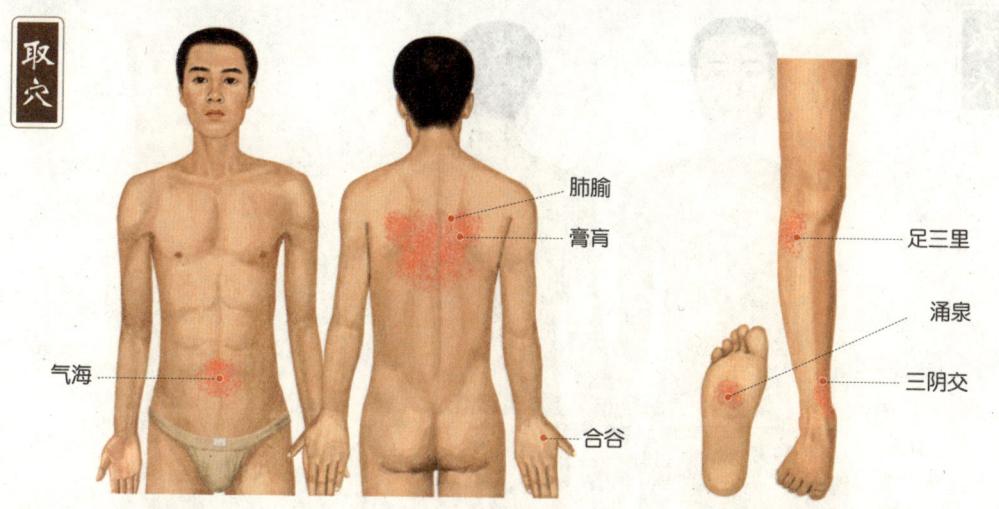

取穴：肺俞、膏肓、气海、合谷、足三里、涌泉、三阴交

【刮拭方法】

方法：采用间接刮法。
工具：采用木鱼石刮痧板，介质采用红花油。
手法：采用补法。
操作：

1. 先在患者背部膏肓、肺俞放一层薄布，薄布用红花油浸透，然后再用木鱼石刮痧板在布上刮拭，以透热为度；
2. 用拇指揉法点揉腹部气海，以酸胀为度；
3. 在患者下肢部足三里、三阴交放一层薄布，薄布用红花油浸透，然后再用木鱼石刮痧板在布上刮拭，以透热为度；
4. 用拇指揉法点揉手部合谷、足部涌泉，以酸胀为度。

【医生的叮嘱】

应查明病因，并针对病因进行有效的治疗。手法一定要轻，术前要嘱患者饮少量温水，并消除紧张情绪。

慢性肾炎

慢性肾炎是慢性肾小球肾炎的简称,是病因不同、病情复杂、原发于肾小球的一种免疫性炎症性疾病。

慢性肾炎起病缓慢、病程长,临床表现轻重悬殊。初期只有少量尿蛋白或镜下血尿及管型尿;以后可见水肿、高血压、蛋白尿;最后出现贫血、严重高血压、慢性肾功能不全或肾衰。同时可伴有不同程度的腰部酸痛、尿短少、乏力等症状。

本病属中医的"水肿""虚劳""腰痛"等范畴。主要病变在肺、脾、肾3个脏器,以肾为根本,系由外邪侵袭、内伤脾胃、体内水液失布、气化失常而致。

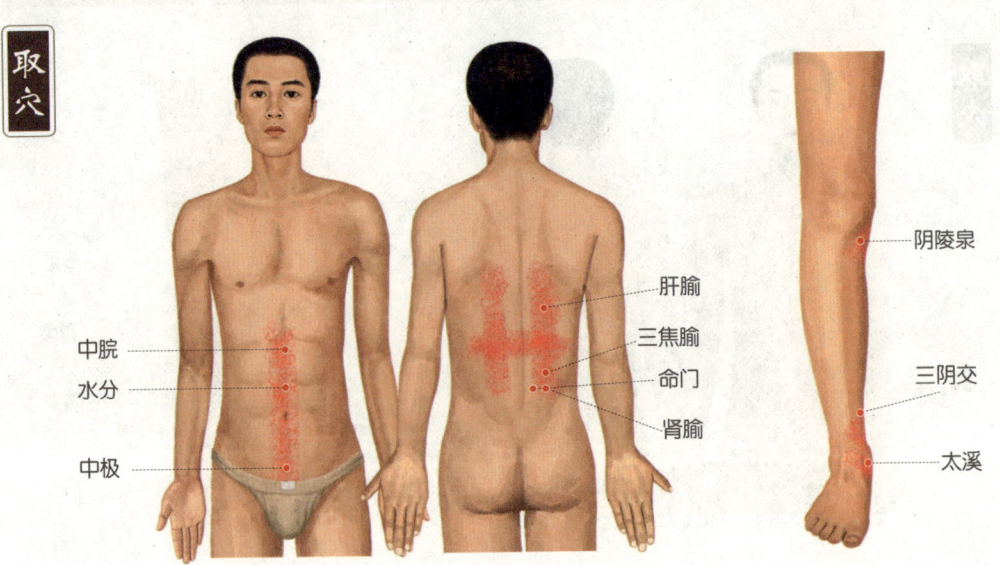

取穴:中脘、水分、中极、肝俞、三焦俞、命门、肾俞、阴陵泉、三阴交、太溪

【刮拭方法】

方法: 采用直接刮法。

工具: 采用木鱼石刮痧板,介质采用红花油。

手法: 采用补法。

操作:

① 在后背部肝俞、命门、三焦俞、肾俞均匀涂抹红花油,用平刮法刮拭,以刮出出血点为度;

② 用拇指揉法点揉腹部中脘、水分、中极,以局部酸胀为度;

③ 在下肢部阴陵泉、三阴交、足部太溪均匀涂抹红花油,用斜刮法刮拭,以刮出出血点为度。

【医生的叮嘱】

如果刮治部位有水肿,在刮治的时候一定要小心,以防皮肤破损,造成感染。

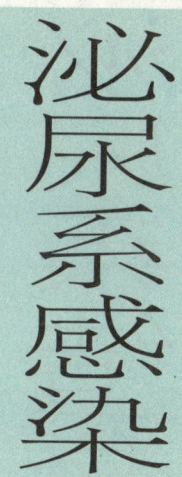

泌尿系感染

泌尿系感染，是肾盂肾炎、膀胱炎、尿道炎的总称。本病多见于女性，尤以初婚女性发病较多。临床特点以尿频、尿急、尿痛、腰酸腰痛为主，还可有发热、周身不适、下腹坠胀等症状。多由大肠杆菌、链球菌、葡萄球菌侵犯尿路，逆行引起尿道、膀胱、输尿管、肾盂等发炎所致。

中医将本病归于"淋症"范畴，认为是由湿热之邪蕴结下焦，使膀胱功能失调所致。迁延不愈者常可导致脾肾两虚。

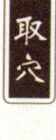

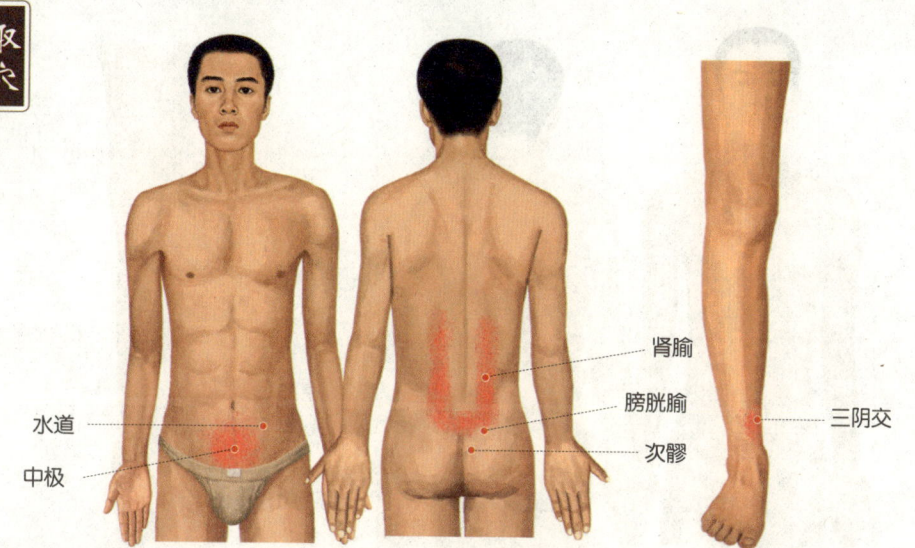

水道　中极　肾腧　膀胱腧　次髎　三阴交

【刮拭方法】

方法：采用直接刮法。

工具：采用水牛角刮痧板，介质采用凡士林油。

手法：采用泻法。

操作：

1. 在后背部肾腧、次髎、膀胱腧均匀涂抹凡士林油，肾腧、膀胱腧采用平刮法，次髎采用角刮法，均以刮出出血点为度；

2. 用拇指揉法点揉腹部水道、中极，配合点按，以局部感到酸胀为度；

3. 在下肢内侧三阴交均匀涂抹凡士林油，用斜刮法刮拭，手法宜重，以刮至皮肤青紫为度，但不能出血。

【医生的叮嘱】

本病采用药物治疗为佳，防止交叉感染。刮痧只做辅助疗法。

泌尿系结石

泌尿系结石是肾结石、膀胱结石、输尿管结石等的总称。临床表现为：腰、腹部疼痛，有时会到达会阴部（阴囊、睾丸），严重时会痛到休克；恶心、呕吐；尿频，有些反而是小便困难，尿不出；坐立不安、血压上升、心跳加快、全身冒冷汗；血尿、尿液混浊、尿液有异味；发烧。

泌尿系结石的形成与人的体质因素、饮食习惯、生活方式、居住环境等密切相关，是人体异常病理矿化的一种表现——晶体和胶体平衡失调，并受尿pH值、泌尿系统本身结构异常、泌尿系感染、尿路梗阻、尿路异物等内在因素及年龄、性别、职业、饮水、食物（高糖、高蛋白、高脂肪、粗纤维素少、维生素摄入不平衡）、地区、环境、气候、季节等外在因素的影响。

取穴

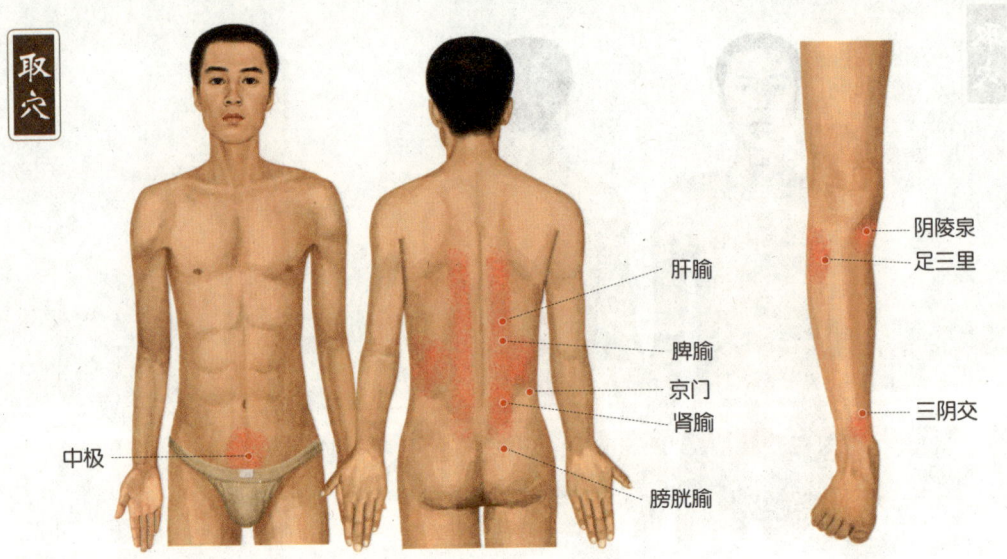

中极　肝腧　脾腧　京门　肾腧　膀胱腧　阴陵泉　足三里　三阴交

【刮拭方法】

方法：采用直接刮法。
工具：采用水牛角刮痧板，介质采用凡士林油。
手法：采用泻法。
操作：

1. 在背部肝腧、脾腧、肾腧、膀胱腧、京门均匀涂抹凡士林油，用平刮法刮拭，以刮出出血点为度；
2. 用拇指揉法点揉腹部中极，以局部酸胀为度；
3. 在下肢部阴陵泉、足三里、三阴交均匀涂上抹凡士林油，用斜刮法刮拭，以刮出出血点为度。

【医生的叮嘱】

术前要嘱患者多饮水，术后要引导患者做向上跳跃的运动。

前列腺病

【注意事项】

1. 不吃辛辣刺激性食物，不饮酒。
2. 性生活要适度，戒手淫，防止前列腺过度充血。
3. 尽量不骑自行车，避免长期坐硬椅子，或久坐潮湿之地。
4. 积极治疗泌尿系统炎症。

取穴

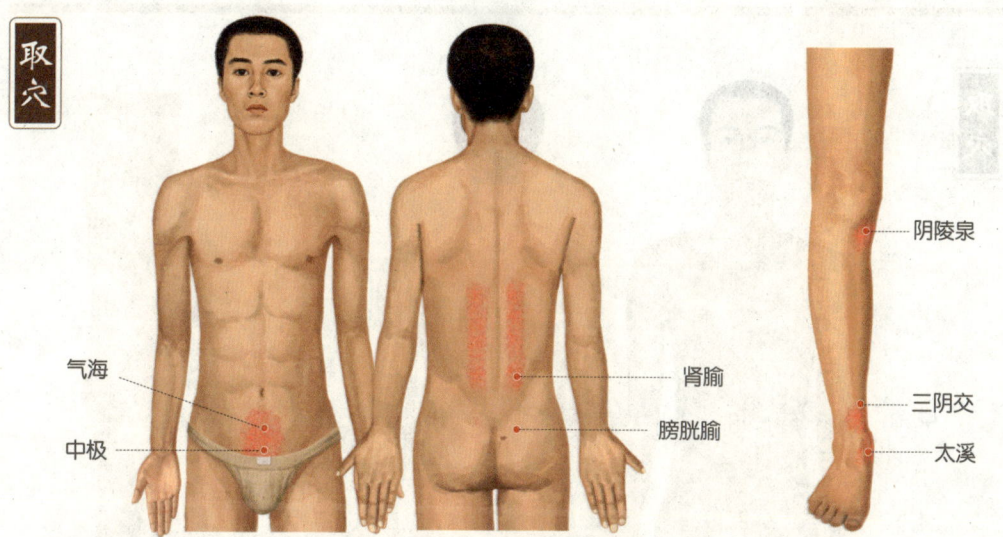

气海
中极
肾俞
膀胱俞
阴陵泉
三阴交
太溪

【刮拭方法】

方法：采用揪痧法。
工具：介质采用凡士林油。
手法：采用补法。
操作：

1. 先在患者后背部肾俞、膀胱俞均匀涂上凡士林油，然后施术者五指屈曲，用食、中指的第二指节对准施术部位，把皮肤与肌肉揪起，然后瞬间用力向外滑动再松开，这样一揪一放，反复进行，并连续发出"啪啪"声响。在同一部位可连续操作6~7遍，这时被揪起部位的皮肤就会出现痧点；
2. 再点揉腹部气海、中极；
3. 在下肢部阴陵泉、三阴交及足部太溪均匀涂上凡士林油，然后施术者五指屈曲，用食、中指的第二指节对准施术部位，把皮肤与肌肉揪起，然后瞬间用力向外滑动再松开，这样一揪一放，反复进行，并连续发出"啪啪"声响。在同一部位可连续操作6~7遍，这时被揪起部位的皮肤就会出现痧点。

【医生的叮嘱】

术前嘱患者多饮水，术后要让其休息片刻，并嘱患者治疗期间要禁房事。

单纯性肥胖症

单纯性肥胖症是指由于内分泌或遗传以外的原因，导致热量摄入超过消耗而引起的脂肪组织过多。引起肥胖的原因，多数情况下是由于营养失调所造成：由于摄入食物的热量大于人体活动需要量，体内脂肪过多沉积。往往表现为易感疲劳，耐力差，呼吸气短，下肢浮肿，多汗怕热。过度肥胖者容易并发高血压、动脉硬化、冠心病、糖尿病、胆囊炎等。

对于青少年来说，单纯性肥胖不但对身体健康有较大伤害，还会影响心理健康和智力发育。由于肥胖，动作不灵活，他们常常感到自卑、压抑、焦虑、缺乏自信。另外，因为行动不方便，活动太少，他们的大脑所接受的刺激也就受到限制，最终影响智力发育。

取穴

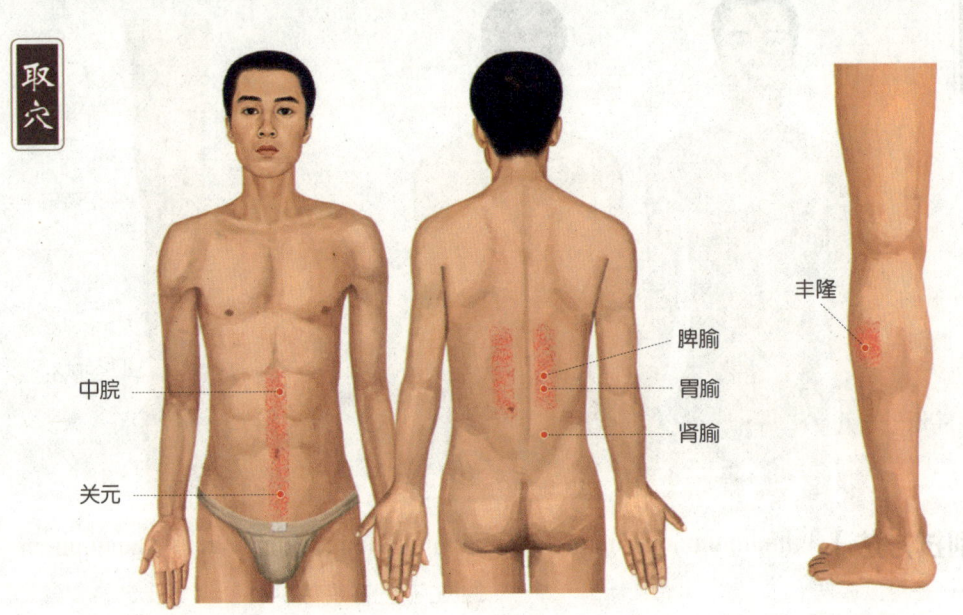

中脘　关元　脾俞　胃俞　肾俞　丰隆

【刮拭方法】

方法：采用直接刮法。

工具：采用木鱼石刮痧板，介质采用红花油。

手法：采用泻法。

操作：

1. 在后背部脾俞、胃俞、肾俞均匀涂抹红花油，用平刮法刮拭，以刮出出血点为度；
2. 用拇指揉法点揉腹部中脘、关元；
3. 在下肢部丰隆均匀涂抹红花油，用斜刮法刮拭，以刮出出血点为度。

【医生的叮嘱】

术前要嘱患者多饮水，术后嘱其多运动，少进食高能量的食物。

早 泄

【注意事项】

1. 积极参加健康的文体活动。
2. 可多食用壮阳益精类食品，如韭菜、核桃、蜂蜜、蜂王浆、狗肉、羊肉、羊肾、狗肾及猪、羊的外肾。

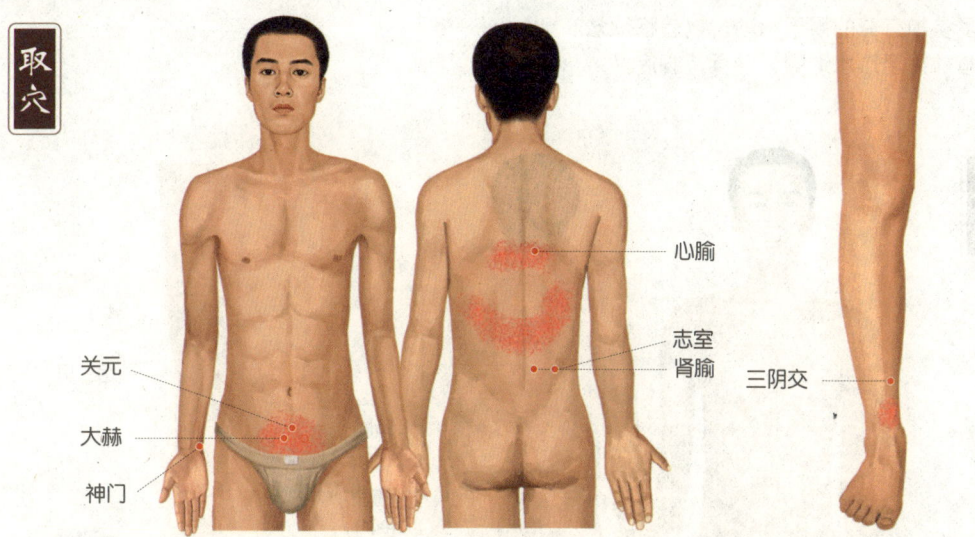

取穴：关元、大赫、神门、心腧、志室、肾腧、三阴交

【刮拭方法】

方法：采用揪痧法。
工具：介质采用凡士林油。
操作：

1. 在患者后背部心腧、肾腧、志室均匀涂上凡士林油，然后施术者五指屈曲，用食、中指的第二指节对准施术部位，把皮肤与肌肉揪起，然后瞬间用力向外滑动再松开，这样一揪一放，反复进行，并连续发出"啪啪"声响。在同一部位可连续操作6～7遍，这时被揪起部位的皮肤就会出现痧点；
2. 点揉腹部关元、大赫、手部神门；
3. 在患者三阴交均匀涂上凡士林油，然后施术者五指屈曲，用食、中指的第二指节对准施术部位，把皮肤与肌肉揪起，然后瞬间用力向外滑动再松开，这样一揪一放，反复进行，并连续发出"啪啪"声响。在同一部位可连续操作6～7遍，这时被揪起部位的皮肤就会出现痧点；
4. 放痧穴：大赫。消毒后用小号三棱针点刺出3～5滴血。

【医生的叮嘱】

术前禁饮水，术后要禁房事，平时注意锻炼身体。

遗 精

【注意事项】

1. 节制房事，加强精神调养，远离色情刺激。
2. 养成侧卧的习惯，被褥不宜过厚，内裤不宜过紧。
3. 少吃辛辣肥甘食物，戒烟酒。
4. 多参加有益的娱乐活动，以转移欲念。
5. 睡前用温热水泡脚，并揉搓脚底。

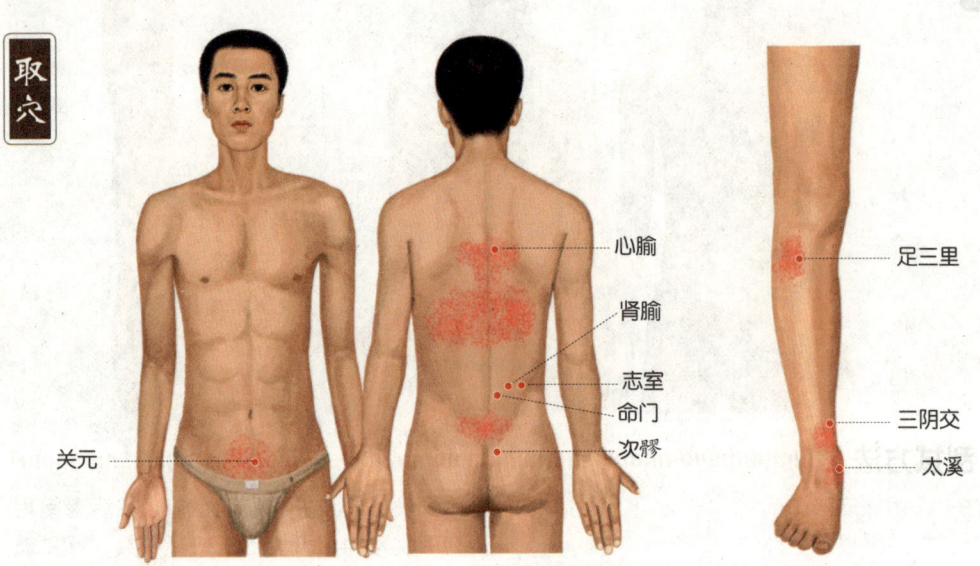

取穴：关元、心俞、肾俞、志室、命门、次髎、足三里、三阴交、太溪

【刮拭方法】

方法：采用直接刮法。
工具：采用木鱼石刮痧板，介质采用凡士林油。
操作：

1. 在后背部心俞、命门、肾俞、志室、次髎均匀涂抹凡士林油，心俞和肾俞采用平刮法，命门、志室和次髎采用角刮法，均以刮出出血点为度；
2. 用拇指揉法点揉腹部关元，以局部酸胀为度；
3. 在下肢部足三里、足部太溪均匀涂抹凡士林油，用斜刮法刮拭，以刮出出血点为度；
4. 放痧穴：三阴交。消毒后用小号三棱针点刺出3～5滴血。

【医生的叮嘱】

术前要少饮水，术后要禁房事，并要注意锻炼身体。

失 眠

【注意事项】

1. 服用镇静剂以后，不适合自我手法操作。
2. 应指导和鼓励患者坚持体育锻炼，调节情志，合理安排生活。
3. 保持心情舒畅，消除紧张情绪。

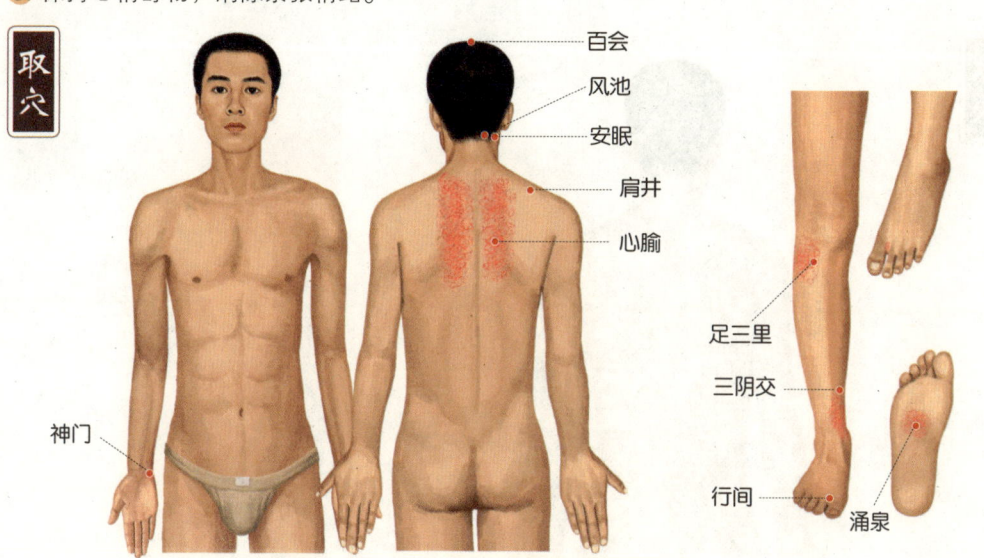

取穴：百会、风池、安眠、肩井、心腧、神门、足三里、三阴交、行间、涌泉

【刮拭方法】

方法：采用直接刮法。
工具：采用水牛角刮痧板，介质采用红花油。
手法：采用平补平泻法。
操作：

1. 在头部百会及后头部安眠、风池，后背部肩井、心腧均匀涂上红花油，然后用刮痧工具直接接触患者皮肤，反复进行刮拭，至皮下呈现痧痕为止；
2. 用拇指揉法点揉上肢部神门，以酸胀为度；
3. 在下肢部足三里、三阴交均匀涂上红花油，然后用刮痧工具直接接触患者皮肤，反复进行刮拭，至皮下呈现痧痕为止；
4. 用拇指揉法点揉足部行间、涌泉，以酸胀为度。
5. 放痧穴：神门、行间。两穴在揉完之后，进行一下消毒，再用小号三棱针进行点刺，以放出3～5滴血为度。

【医生的叮嘱】

患者要进行适当的体育锻炼，调节情志。

慢性腰痛

腰痛是指腰部一侧或双侧疼痛的一种症状。临床所见，慢性腰痛在一般情况下大致可以分为寒湿腰痛、湿热腰痛、肾虚腰痛、瘀血腰痛和腰肌劳损等。

腰肌劳损主要是指腰骶部肌肉、筋膜等软组织慢性损伤，其在慢性腰痛中占的比例最大。腰肌劳损多由急性腰扭伤后失治、误治，反复多次损伤；或由于劳动中长期维持某种不平衡体位，如长期从事弯腰工作；或由于习惯性姿势不良等引起。

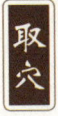

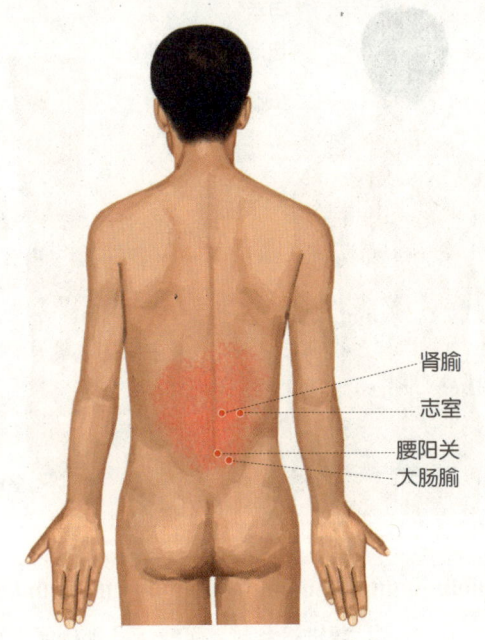

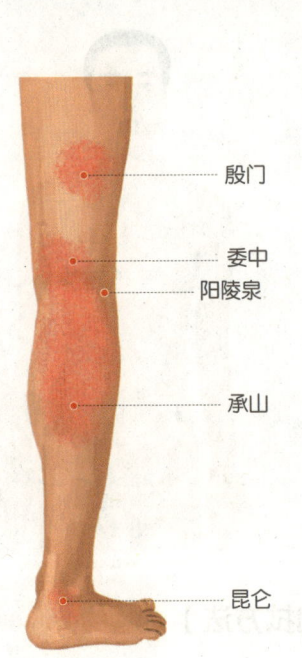

【刮拭方法】

方法：采用直接刮法。

工具：采用水牛角刮痧板，介质采用红花油。

手法：采用补法。

操作：

① 在腰背部志室、肾俞、大肠俞、腰阳关均匀涂抹红花油，用水牛角刮痧板进行刮拭，以局部刮出出血点为度；

② 在下肢后部委中、殷门、阳陵泉、承山、昆仑均匀涂抹红花油，用水牛角刮痧板进行刮拭，殷门采用平刮法，昆仑采用角刮法，委中、阳陵泉、承山采用斜刮法，以局部刮出出血点为度。

【医生的叮嘱】

患者多进行体育锻炼以及理疗。

痤疮（青春痘）是青春发育期常见的皮脂腺疾病，又称肺风粉刺，好发于颜面、上胸、肩、背部。痤疮病因是由于青春期性腺成熟，睾丸酮分泌增加，皮脂腺代谢旺盛，排泄增多，使其成分有所改变，过多的皮脂堵塞于毛囊口，加上细菌等侵入引起发炎。本病的发生与过食脂肪、糖类，消化不良，休息欠佳等因素有关。青春期后多数患者可自愈。

痤疮的主要临床表现为黑头粉刺、白头粉刺、炎性丘疹、脓疱、结节、囊肿，易形成色素沉着、毛孔粗大甚至疤痕样损害。影响容貌，严重者可给年轻人造成极大的心理压力和精神痛苦。本病的早期发现、早期治疗很重要。及时规范的诊治，可以避免或减少皮肤的损害。

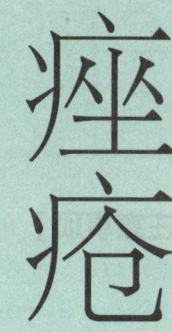

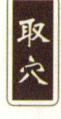

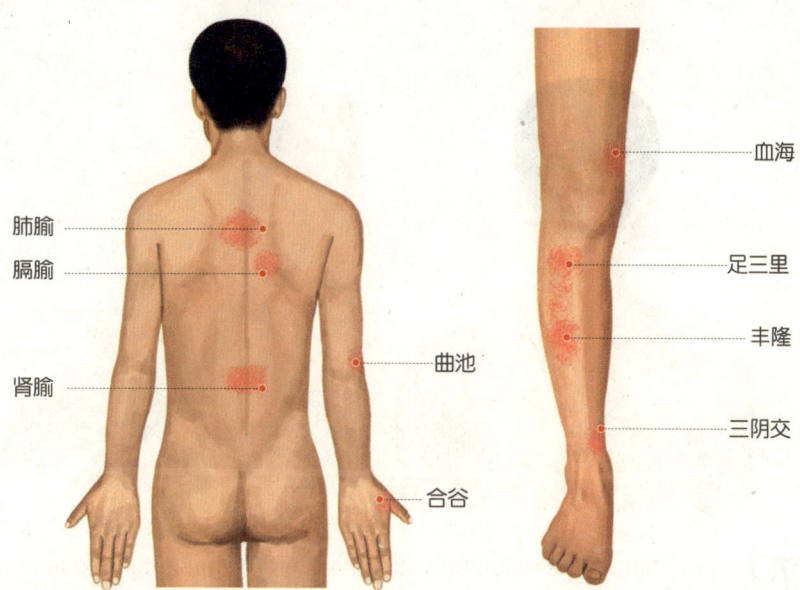

【刮拭方法】

方法：采用直接刮法。
工具：采用水牛角刮痧板，介质采用红花油。
手法：采用泻法。
操作：
刮拭时按以下部位顺序进行：背部肺俞、膈俞、肾俞，上肢部曲池、合谷，下肢部足三里、丰隆、三阴交。先在这些部位均匀涂抹红花油，然后用刮痧工具直接接触患者皮肤，反复进行刮拭，至皮下呈现痧痕为止。肺俞和足三里等穴采用平刮法，合谷和三阴交等穴采用斜刮法。

【医生的叮嘱】

治疗期间要禁食辛辣食品，多饮水。

颈椎病

【注意事项】

1. 病程较长，需坚持治疗。
2. 劳逸结合，不宜长时间读书、看电视、上网等。
3. 睡眠时枕头不宜过高，软硬要适宜。
4. 颈部要注意保暖，避免受凉。
5. 明确疾病诊断类型，对脊髓型和椎动脉型以及颈椎增生明显者应慎用刮痧。

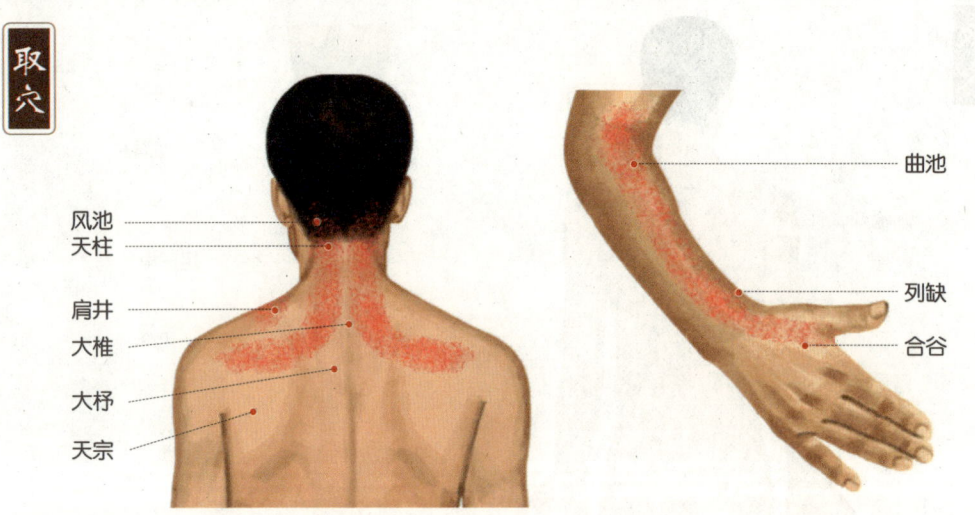

【刮拭方法】

方法：采用直接刮法。
工具：采用水牛角刮痧板，介质采用红花油。
手法：采用补法。
操作：

1. 在后颈部风池、天柱、肩井、大椎、大杼、天宗均匀涂上红花油，然后用刮痧工具直接接触患者皮肤进行刮拭，风池、天柱、大椎、大杼采用角刮法，肩井采用斜刮法，天宗采用平刮法；
2. 在肩背部均匀涂上红花油，用平刮法直接接触患者皮肤进行刮拭；
3. 在上肢部曲池、列缺均匀涂上红花油，然后用刮痧工具直接接触患者皮肤，曲池采用斜刮法，列缺采用角刮法；
4. 在手部合谷均匀涂上红花油，用角刮法直接接触患者皮肤进行刮拭。

【医生的叮嘱】

在进行刮治时要嘱患者尽量放松，术后嘱其进行功能锻炼，以活血通络。

腰椎间盘突出症

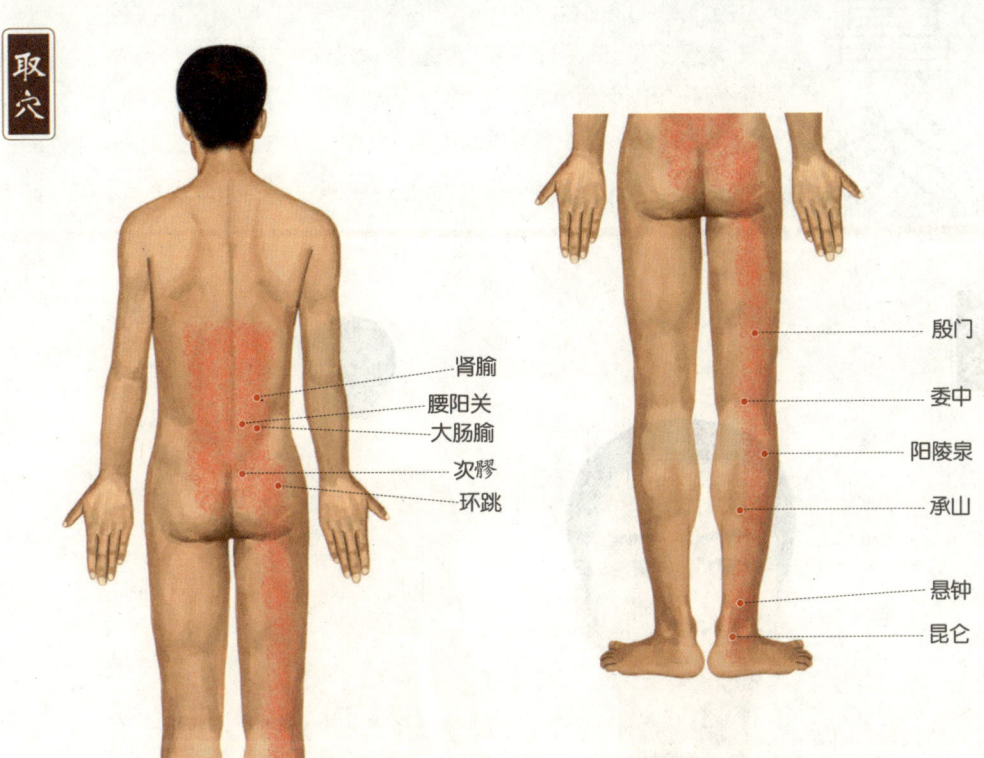

【刮拭方法】

方法：采用直接刮法。

工具：采用水牛角刮痧板，介质采用红花油。

手法：采用补法。

操作：

1. 在腰背部肾俞、大肠俞、次髎均匀涂抹红花油，用水牛角刮痧板进行刮拭，肾俞、大肠俞采用平刮法，腰阳关采用角刮法，以局部刮出出血点为止；

2. 在下肢部环跳、殷门、委中、阳陵泉、承山、悬钟、昆仑均匀涂抹红花油，用水牛角刮痧板进行刮拭，阳陵泉、昆仑等穴采用角刮法，承山采用平刮法，委中采用斜刮法，以局部刮出出血点为止；

3. 在腰背部腰阳关均匀涂抹红花油，用角刮法进行刮拭，以局部刮出出血点为止。

【医生的叮嘱】

术后要休息片刻，方可进行活动。平时要注意行动，不要做太大幅度的动作。尽量睡硬板床，注意避风寒及潮湿。

慢性鼻炎

慢性鼻炎是鼻腔黏膜和黏膜下层的慢性炎症。表现为鼻黏膜的慢性充血肿胀，称慢性单纯性鼻炎，若发展为鼻黏膜和鼻甲骨的增生肥厚，则称慢性肥厚性鼻炎。

慢性鼻炎主要表现为鼻塞、鼻涕多等症状，肥厚性鼻炎可表现为持续性鼻塞，单纯性鼻炎为间歇性鼻塞。

慢性鼻炎的主要病因包括急性鼻炎反复发作或治疗不彻底而演变成慢性鼻炎，邻近的慢性炎症如鼻窦炎、扁桃体炎等长期刺激或畸形，鼻腔用药不当引起药物性鼻炎（常见于久用滴鼻净）等；另外全身病因如长期慢性疾病，维生素A或维生素C缺乏，烟酒过度及长期服用利血平等降压药物，环境污染等均可引起本病。

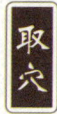

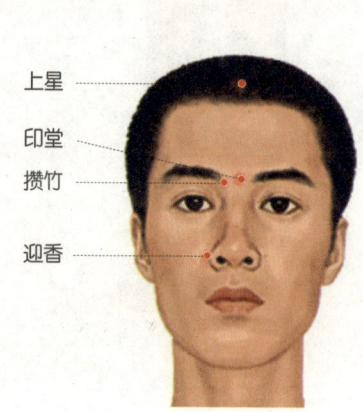

上星 印堂 攒竹 迎香

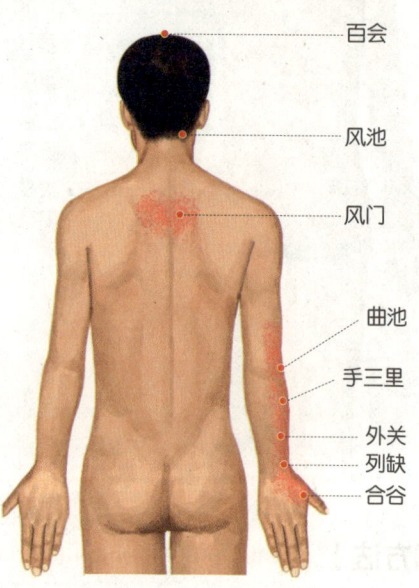

百会 风池 风门 曲池 手三里 外关 列缺 合谷

【刮拭方法】

方法：采用直接刮法。
工具：采用水牛角刮痧板，介质采用红花油。
手法：采用补法。
操作：

1. 在头部百会，颈部风池，背部风门，上肢部曲池、手三里、合谷等穴位处均匀涂抹红花油后，用水牛角刮痧板进行刮拭，以刮出出血点为度；

2. 用拇食指挤按法挤印堂；

3. 放痧穴：头部上星、迎香。严格消毒后用小号三棱针进行点刺放血。

【医生的叮嘱】

患者要避风寒，多运动。

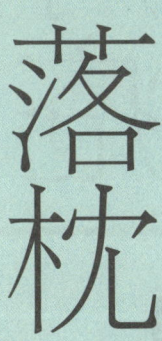

落枕

　　落枕在医学上称为颈部扭伤，其主要症状是一侧项背肌肉酸痛，活动受限。落枕是一种常见病，好发于青壮年，以冬春季多见。

　　落枕的常见发病经过是入睡前并无任何症状，晨起突感颈后部、上背部疼痛不适，以一侧为多，或有两侧俱痛者，或一侧重、一侧轻。多数患者可回想到昨夜睡眠位置欠佳，或有受凉等因素。由于疼痛，使颈项活动欠利，不能自由旋转，严重者俯仰也有困难，甚至头部强直于异常位置，使头偏向病侧。检查时可发现颈部肌肉有触痛、浅层肌肉有痉挛、僵硬，摸起来有"条索感"。

　　落枕的病因主要有两个方面：一是肌肉扭伤，如夜间睡眠姿势不良，头颈长时间处于过度偏转的位置；或因睡眠时枕头不合适，过高、过低、过硬，使头颈处于过伸或过屈状态，均可导致颈部一侧肌肉紧张，使颈椎小关节扭错，时间较长即可发生静力性损伤，使伤处肌筋强硬不和，气血运行不畅，局部疼痛不适，动作明显受限等；二是感受风寒，如睡眠时受寒，盛夏贪凉，使颈背部气血凝滞，筋络痹阻，以致僵硬疼痛，动作不利。

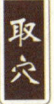

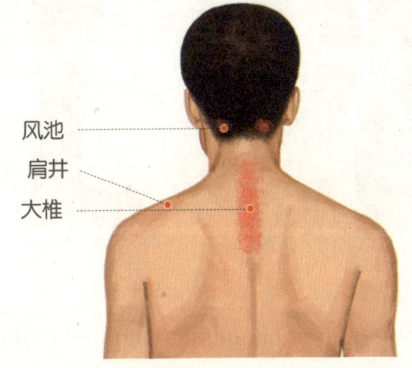

风池　肩井　大椎

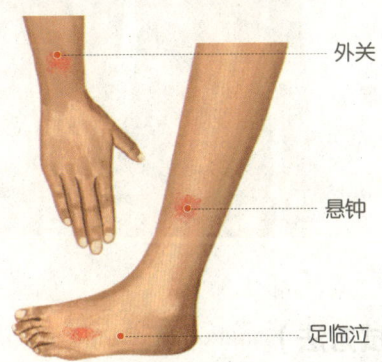

外关　悬钟　足临泣

【刮拭方法】

方法：采用直接刮法。
工具：采用水牛角刮痧板，介质采用红花油。
手法：采用平补平泻法。
操作：

① 在后颈部风池、大椎，肩部肩井及颈肩部均匀涂上红花油，然后用刮痧工具直接接触患者皮肤，风池、肩井用斜刮法，大椎采用角刮法，反复进行刮拭，以局部刮出出血点为度；

② 在上肢部外关，下肢部悬钟，足部足临泣均匀涂上红花油，然后用刮痧工具直接接触患者皮肤，用斜刮法反复进行刮拭，以局部刮出出血点为度。

【医生的叮嘱】

　　手法不宜过重，以免造成患侧的皮肤破损。

痔疮

凡肛门内外有静脉曲张引起的突出都叫痔。多因便秘、妊娠等致使直肠下端肛门周围的静脉发生扩张、弯曲成团而形成。如发生于肛门内的为内痔，肛门外的为外痔，内外兼有为混合痔。因痔核可出现肿痛、瘙痒、出血等，故称痔疮。外痔在肛门边缘常有赘生的皮瓣，在发炎时可感觉疼痛；内痔可见便后出血，血的颜色鲜红，附在粪便之外，不与粪便相混。痔核可逐渐增大，大便时可脱出肛门。

中医认为，久坐久立、负重远行或饮食失调、嗜食辛辣甘肥、泻痢日久及劳倦等，可导致肛肠气血不调、络脉瘀滞、蕴生湿热而成痔疮。

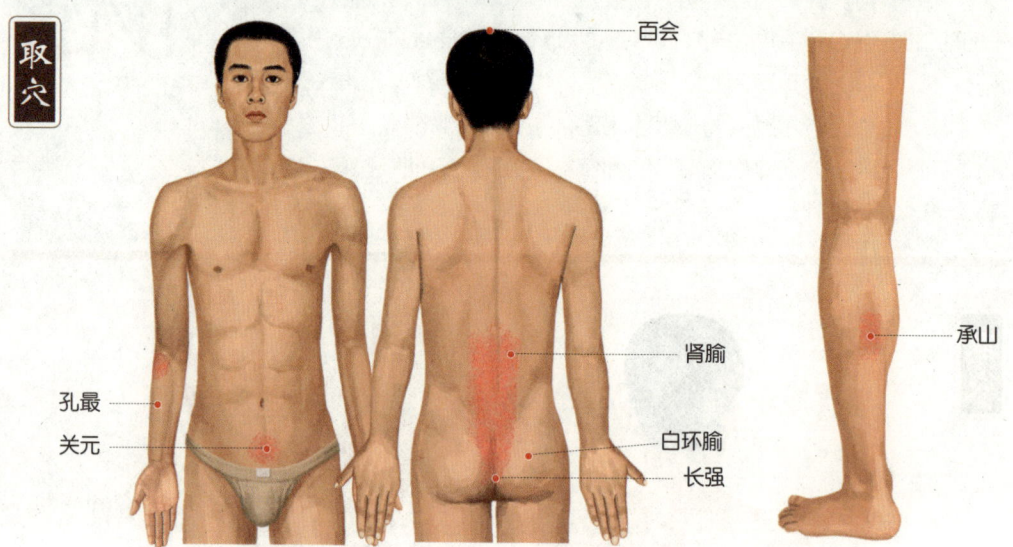

【取穴】百会、肾俞、白环俞、长强、孔最、关元、承山

【刮拭方法】

方法：采用泻血法。
工具：采用三棱针。
手法：采用泻法。
操作：

1. 按头顶部百会，腰背部肾俞、白环俞、长强及腰骶部，上肢部孔最，腹部关元，下肢部承山的顺序，进行常规消毒后，左手拇指压在被刺部位下端，上端用橡皮管结扎，右手持三棱针对准被刺部位静脉，迅速刺入脉中0.5毫米深，然后出针，使其流出少量血液，出血停止后，以消毒棉球按压针孔。当出血时，也可轻按静脉上端，以助瘀血排出，毒邪得泄；

2. 放瘀穴：在舌下龈交穴附近，若发现有米粒大小的小疙瘩，用三棱针挑破，放出少量血液。

【医生的叮嘱】

术前要进行严格的消毒，术后要防止感染。有止血障碍的患者不可用此法。

肩周炎

【注意事项】

1. 治疗前须明确诊断，排除肩关节骨折、脱臼、肿瘤、结核等病症。
2. 急性期肩痛剧烈时，避免剧烈牵拉活动肩关节。
3. 对肩外病因（如颈椎间盘突出症）引起的肩痛，主要治疗其原发病。
4. 对患有骨质疏松症，同时又患有糖尿病、类风湿性关节炎者，刮痧时要慎重。
5. 少数患者迁延难愈，需坚持治疗。
6. 注意肩部保暖，不可吹冷风、冷空调。
7. 慎提重物，避免患肩外伤、劳损。
8. 患者在治疗期间，需坚持功能锻炼。

取穴

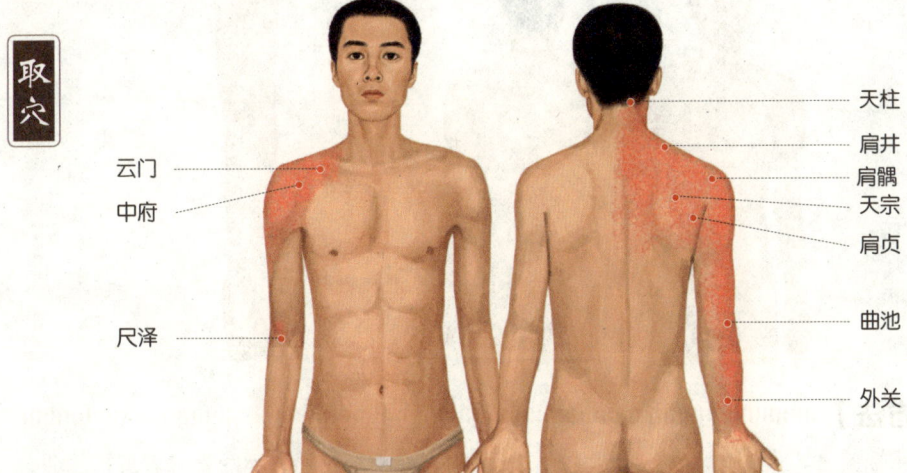

云门、中府、尺泽、天柱、肩井、肩髃、天宗、肩贞、曲池、外关

【刮拭方法】

方法： 采用直接刮法。
工具： 采用水牛角刮痧板，介质采用红花油。
手法： 采用平补平泻法。
操作：
在所取穴位上均匀涂上红花油，然后用刮痧工具直接接触患者皮肤，刮拭时按以下部位顺序进行：颈部哑门、风池、大椎，肩背部肩井、天宗，胸部中府、云门，上肢部肩髃、肩贞、臑会、肩髎、外关、曲池、合谷，下肢部足三里。

【医生的叮嘱】

在进行刮治时，肩膀可适当地进行活动，以通经气。

阳痿

【注意事项】

1. 治疗期间应暂停房事，戒除手淫，节制情欲。
2. 阳痿多属功能性，与精神因素密切相关，所以在按摩治疗的同时，应做好患者的思想工作，消除思想压力，增强信心。
3. 一些药物对性功能有一定的抑制作用，也会因此引起阳痿，不可多用、滥用。如降压药、利尿药、镇静药以及抗雄激素药等。

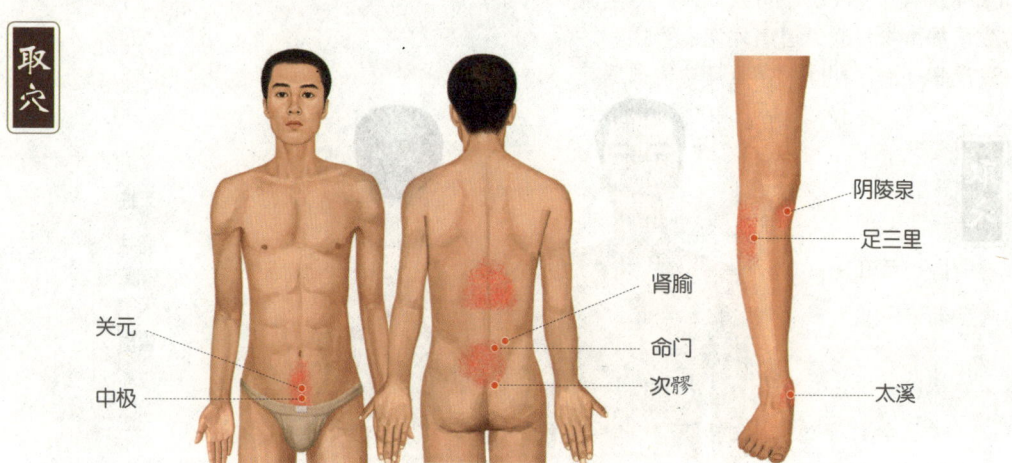

【刮拭方法】

方法：采用揪痧法。
工具：介质采用红花油。
操作：

1. 在患者后背部命门、肾俞、次髎均匀涂上红花油，然后施术者五指屈曲，用食、中指的第二指节对准施术部位，把皮肤与肌肉揪起，然后瞬间用力向外滑动再松开，这样一揪一放，反复进行，并连续发出"啪啪"声响。在同一部位可连续操作6～7遍，这时被揪起部位的皮肤就会出现痧点。
2. 点揉腹部关元、中极。
3. 在患者下肢部阴陵泉、足三里及足部太溪均匀涂上红花油，然后施术者五指屈曲，用食、中指的第二指节对准施术部位，把皮肤与肌肉揪起，然后瞬间用力向外滑动再松开，这样一揪一放，反复进行，并连续发出"啪啪"声响。在同一部位可连续操作6～7遍，这时被揪起部位的皮肤就会出现痧点。

【医生的叮嘱】

术前要嘱患者尽量放松心情，术中可以令其入睡，治疗期间要禁房事，并注意多进行身体锻炼。

痛 经

【注意事项】

1. 适当休息，不要过度疲劳。
2. 调节情绪，避免暴怒、忧郁。
3. 经期注意保暖，避免寒冷，注意经期卫生。
4. 合理安排生活，饮食起居要有规律。
5. 进行适当的活动，如体育锻炼，坚持健美体操，也可使痛经缓解。
6. 对月经树立正确的认识观念，消除畏惧心理，防止全身疾病的发生。
7. 患者饮食以营养丰富、清淡易消化为宜，忌食生冷酸辣之物。

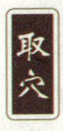

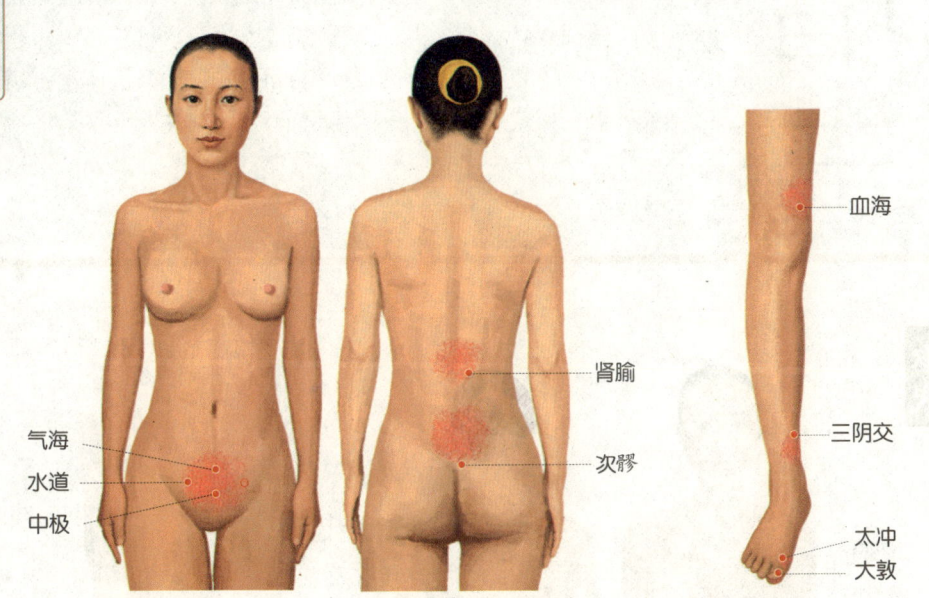

【刮拭方法】

方法：采用直接刮法。
工具：采用水牛角刮痧板，介质采用红花油。
手法：采用平补平泻法。

操作：

1. 在腰背部肾俞、次髎均匀涂抹红花油，用水牛角刮痧板进行刮拭，肾俞用平刮法，次髎用角刮法；
2. 用拇指揉法点揉腹部气海、水道、中极，以局部酸胀为度；

3. 在下肢部血海、三阴交均匀涂抹红花油，用斜刮法进行刮拭；

4. 放痧穴：足部太冲、大敦。严格消毒后用小号三棱针进行点刺放血。

【医生的叮嘱】

治疗要在每次月经来潮前3～5天进行，患者要避风寒。

乳腺增生

乳腺增生即乳腺小叶增生，好发于青、中年妇女，常有月经不调、不孕症或流产史。故病因多与内分泌紊乱有关。病程长、进展慢，易与早期乳腺肿瘤相混淆，所以应及早诊断治疗。临床表现为乳房胀痛呈周期性，经前加重、经后减轻或消失，触摸乳房可发现多个大小不等的结节，其质软或韧，无粘连，可活动，呈圆形或椭圆形；乳房外形及表皮正常；大多无触痛和压痛，腋下淋巴结无肿大；乳头不回缩，可有黄绿色、棕色或血性液体溢出，患者常无特殊不适或有头晕、烦躁、易怒、口苦、咽干等症状。

本病属于中医的"乳癖"范畴，其病因病机为情志不畅使痰湿阻滞、乳络不畅，或久病体虚、肝肾阴虚血亏、经络失养所致。

取穴

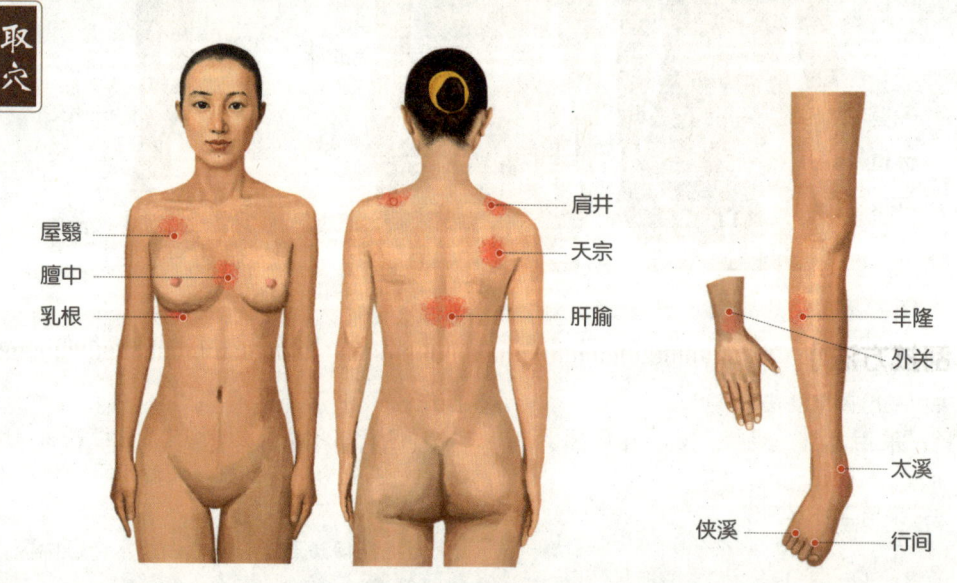

屋翳
膻中
乳根
肩井
天宗
肝腧
丰隆
外关
太溪
侠溪
行间

【刮拭方法】

方法：采用直接刮法。
工具：采用水牛角刮痧板，介质采用红花油。
手法：采用补法。
操作：

1. 在肩背部肩井、天宗、肝腧，下肢部丰隆、太溪，上肢部外关，胸部屋翳、乳根、膻中等穴位处均匀涂抹红花油后，用水牛角刮痧板进行刮拭，肩井、天宗、肝腧、丰隆用平刮法，外关、太溪用斜刮法，屋翳和膻中用角刮法；
2. 用拇指揉法点揉足部行间、侠溪，以局部酸胀为度。

【医生的叮嘱】

患者要调情志，慎起居，避风寒。

慢性盆腔炎

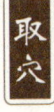
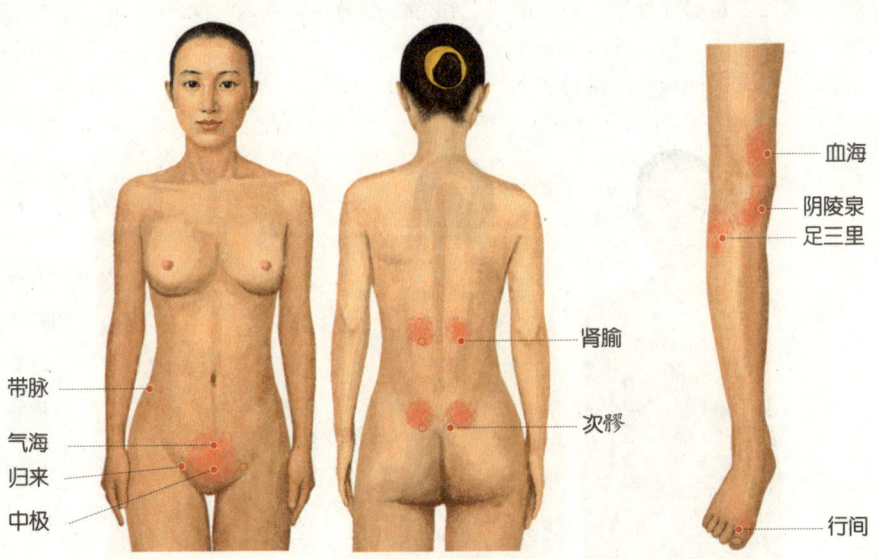

【刮拭方法】

方法：采用直接刮法。
工具：采用水牛角刮痧板，介质采用红花油。
手法：采用泻法。

操作：

1. 在腰背部肾腧、次髎均匀涂抹红花油，用水牛角刮痧板进行刮拭，肾腧用平刮法，次髎用角刮法；
2. 在带脉均匀涂抹红花油，用平刮法进行刮拭；
3. 用拇指揉法点揉气海、归来、中极；
4. 在下肢部血海、阴陵泉、足三里、行间均匀涂抹红花油，用水牛角刮痧板进行刮拭，血海用平刮法，阴陵泉、足三里用斜刮法，行间用角刮法。

【医生的叮嘱】

患者注意保持阴部卫生，避风寒。

闭 经

【注意事项】

1. 其他原因引起的闭经，如先天性无子宫、无卵巢、无阴道或处女膜闭锁及部分由于其他器质性病变所致的闭经，不能用自我按摩方法治疗。
2. 早期妊娠不可按摩治疗，应注意鉴别。
3. 查清闭经原因，积极治疗原发病。
4. 体质虚弱者应注意增加营养，忌食酸辣、过冷等刺激性食物。
5. 合理安排工作和生活。
6. 调节情绪，避免精神紧张、精神刺激和风寒刺激。

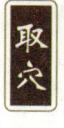

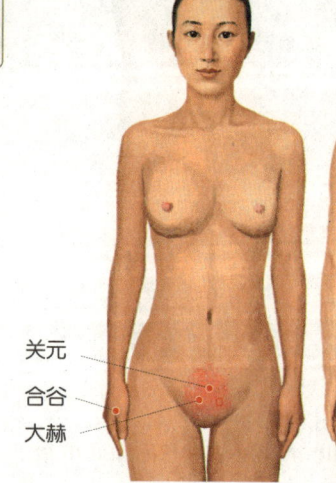

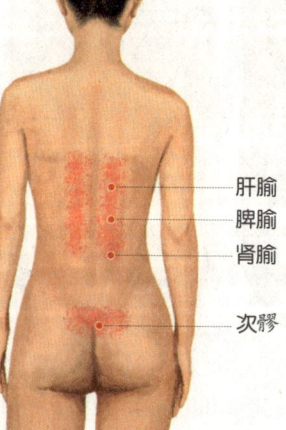

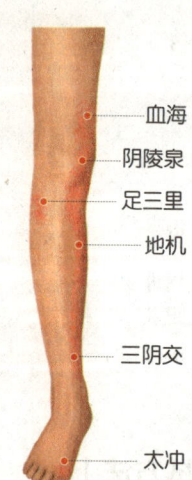

【刮拭方法】

方法：采用直接刮法。　　　　　　　　工具：采用水牛角刮痧板，介质采用红花油。

手法： 采用补法。
操作：
1. 在背部肝俞、脾俞、肾俞、次髎，手部合谷均匀涂抹红花油，用水牛角刮痧板进行刮拭，肝俞、脾俞、肾俞用平刮法，次髎用角刮法，手部合谷用拇指揉法；
2. 用拇指揉法点揉腹部关元、大赫；
3. 在下肢部血海、阴陵泉、地机、三阴交、足三里均匀涂抹红花油，用水牛角刮痧板进行刮拭，血海和地机用平刮法，阴陵泉和三阴交等用斜刮法；
4. 放痧穴：足部行间、背部肝俞。严格消毒后用小号三棱针进行点刺放血。

【医生的叮嘱】

要辨别闭经的原因，器质性的一般不要采用此法进行治疗。

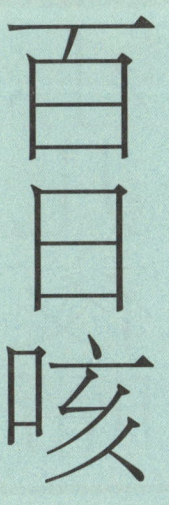

百日咳

百日咳是由百日咳杆菌所致的急性呼吸道传染病，以婴幼儿多见，病程可长达2~3个月，故名百日咳。婴儿及重症者易并发肺炎及脑病。本病好发于冬春季节。现在由于接种疫苗发病较少。

患儿得了百日咳，可有轻微咳嗽、流鼻涕、鼻子不通气或轻微发热的症状，很像感冒。2~3天后，患儿咳嗽愈来愈重，尤其是晚上，咳嗽更为厉害，并逐渐发展为一阵阵的咳嗽。百日咳的咳嗽很特殊，一咳嗽起来就是一连几十声。咳到最后有吸长气的尖音，像公鸡叫一样。而且咳嗽时，脸憋得通红、发紫或流鼻涕、流眼泪，还可以引起呛咳性呕吐。咳嗽严重时，还会震破气管上的毛细血管，引起咯血。患病后需要2~3个月才能痊愈。

中医称本病为"顿咳""鸡鸣咳"，其病因病机为内蕴伏痰，外感风邪，风邪与伏痰搏结而致肺失清肃。

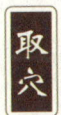

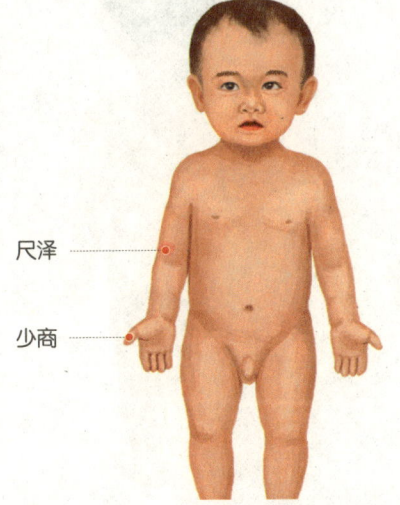

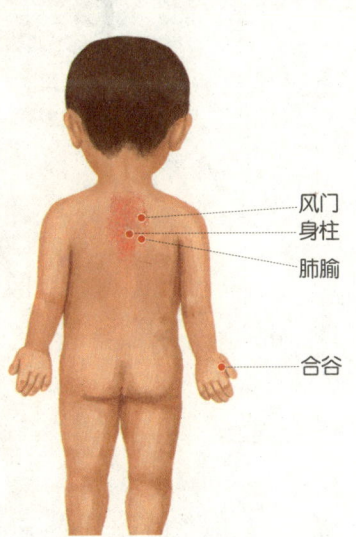

【刮拭方法】

方法：采用直接刮法。
工具：采用水牛角刮痧板，介质采用红花油。
手法：采用泻法。
操作：

1. 在背部风门、身柱、肺俞均匀涂抹红花油，用水牛角刮痧板反复进行刮拭，风门和肺俞用平刮法，身柱用角刮法，以局部红紫为度；
2. 用拇指揉法点揉上肢部尺泽、合谷，以局部酸胀为度；
3. 放痧穴：手部少商。严格消毒后用小号三棱针进行点刺放血。

【医生的叮嘱】

手法要轻柔，可配合药物疗法。

小儿夜啼

小儿夜啼是指婴儿每到晚间啼哭吵闹，或间歇发作或持续不已，甚至通宵达旦。民间常称患儿为"夜啼郎"。小儿夜啼首先要从生活护理上找原因，如饥饿、口渴、太热、太闷，或寒冷、尿布潮湿、白天睡眠过多等。其次应看有无疾患，如发热、佝偻病、蛲虫病、结核、鼻塞等。

中医认为引起小儿夜啼的原因多由寒、热、惊、积，即脾胃虚寒，气机凝滞，心火盛，惊吓，食积等所致。

小儿夜啼切忌滥用镇静药，更不能给巧克力、可可糖等含有兴奋剂的糖果与饮料。如因疾病引起啼哭（日夜俱哭），则应去医院检查，以免贻误病情。

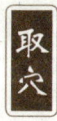

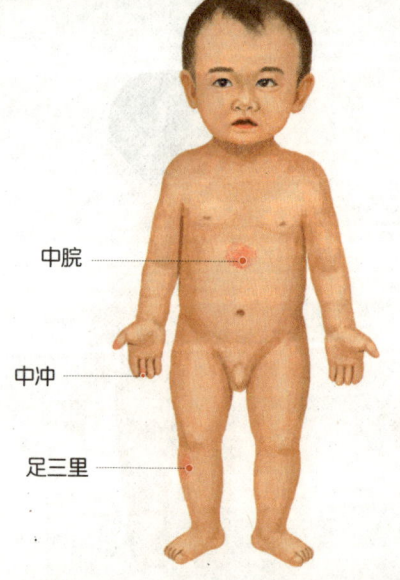

中脘
中冲
足三里

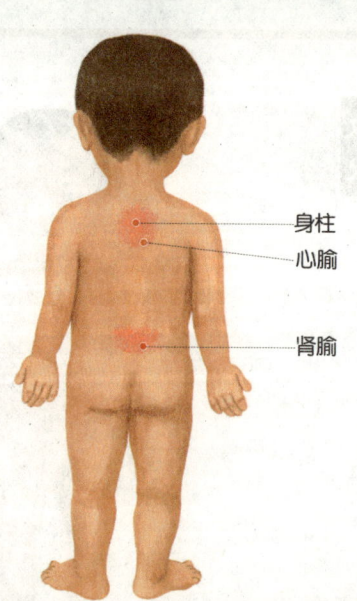

身柱
心俞
肾俞

【刮拭方法】

方法：采用直接刮法。
工具：采用水牛角刮痧板，介质采用红花油。
手法：采用泻法。
操作：

① 在背部身柱、心俞、肾俞均匀涂抹红花油，用水牛角刮痧板反复进行刮拭，身柱用角刮法，心俞和肾俞用平刮法，以局部刮出出血点为度。

② 用拇指揉法点揉腹部中脘，用食指轻揉四神聪；

③ 在下肢部足三里均匀涂抹红花油，用斜刮法进行刮拭，以局部刮出出血点为度；

④ 放痧穴位：手部中冲。严格消毒后用小号三棱针进行点刺放血。

【医生的叮嘱】

施术时手法要轻柔，患者平时要睡在安静之处。

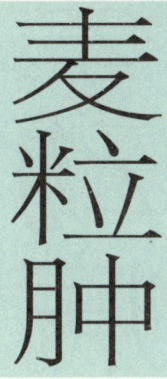

麦粒肿

麦粒肿是眼睑睫毛毛囊、皮脂腺或睑板腺的一种急性化脓性炎症。前者称外麦粒肿，后者称内麦粒肿。病症初起眼睑痒痛并作，患部睫毛毛囊根部皮肤红肿，形成硬结如麦粒，推之不动，睑缘水肿，继则红、肿、热、痛加剧，甚而拒按，轻则数日消散，较重者进一步发展，当化脓、溃破出脓后可自愈，但可复发。

本病中医又称"偷针眼"，其病因病机为内有脾胃蕴积热毒，外感风热邪毒而致热毒上攻，壅阻于眼睑皮肉经络而形成。

取穴

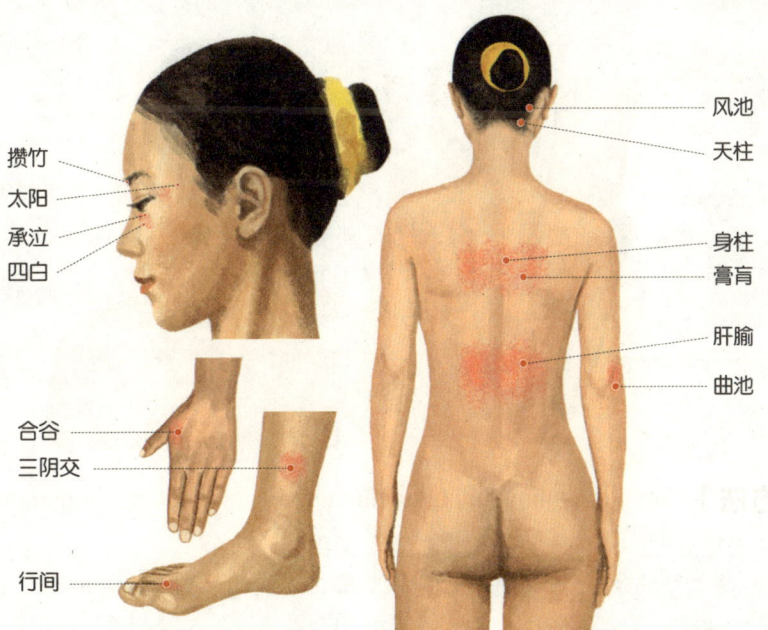

攒竹
太阳
承泣
四白
合谷
三阴交
行间
风池
天柱
身柱
膏肓
肝俞
曲池

【刮拭方法】

方法：采用直接刮法。
工具：采用水牛角刮痧板，介质采用红花油。
手法：采用泻法。
操作：

① 在颈部风池、天柱，背部身柱、肝腧，上肢部曲池，手部合谷，下肢部三阴交均匀涂抹红花油后，用水牛角刮痧板反复进行刮拭，风池、天柱、身柱用角刮法，曲池、合谷、三阴交用斜刮法，肝腧用平刮法；

② 用拇指揉法点揉头面部攒竹、太阳、承泣、四白、行间；

③ 放痧穴：耳尖穴附近有红点处。严格消毒后用小号三棱针挑刺放血。

【医生的叮嘱】

要注意眼部的卫生，防止继续发展。

晕动病

晕动病主要是指有些人在乘坐车、船、飞机时出现的自主神经紊乱症状，俗称晕车、晕船、晕机。

晕动症表现为眩晕、恶心、呕吐等症状，常伴有头痛、烦闷、面色苍白、出冷汗及不同程度的眼球震颤等。

本病的发生是由于车、船、飞机等不规则的颠簸晃动，使身体震荡，体内的平衡感受器官受到影响，内耳前庭神经的功能暂时失常。其次与视觉、嗅觉异常等因素也有关联。另外，过度疲劳、饥饿、过饱、精神紧张、周围环境湿闷、空气污浊、身边有人呕吐等，都可能加重或诱发晕动病。

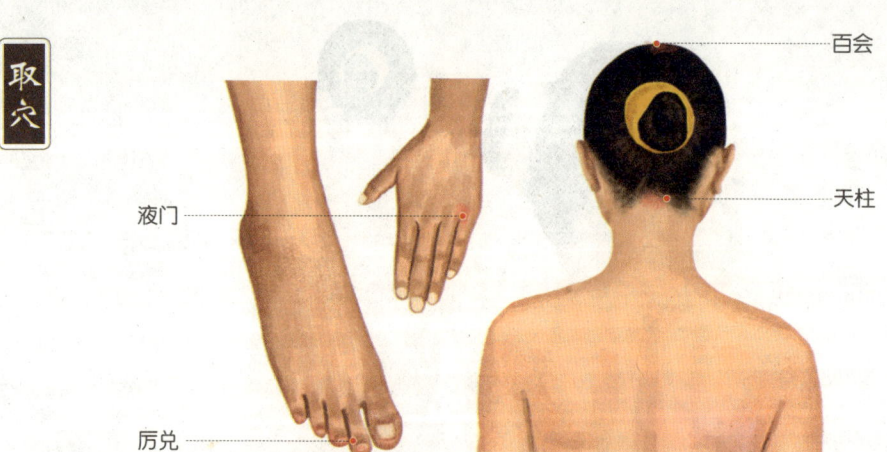

取穴：百会、天柱、液门、厉兑

【刮拭方法】

方法：采用直接刮法。
工具：采用水牛角刮痧板，介质采用红花油。
手法：采用补法。

操作：

① 在头部百会处均匀涂抹红花油后，用水牛角刮痧板进行反复刮拭，用角刮法，以刮出

出血点为度；

2. 在手部的液门、足部的厉兑和颈部的天柱用拇指揉法，以局部酸胀为度；

3. 放痧穴：面部人中及下肢部足三里。严格消毒后用小号三棱针进行点刺，以放出3~5滴血为度。

【医生的叮嘱】

术前要禁食，术后平卧30分钟。

鼻出血

鼻出血又称鼻衄。临床上鼻出血多从一侧发生，出血少的仅在鼻涕中带有血丝，多的可从一侧鼻孔流出，甚至从口中和另一侧鼻孔中同时流出。如失血过多，患者往往容易紧张，严重者可见面色苍白、出冷汗、脉搏快而弱、血压降低等休克症状。

本病可由局部外伤，如挖鼻孔、撞击等损伤引起，或因鼻中隔弯曲、鼻腔和鼻窦的炎症、肿瘤引起，或因全身性的原因，如由于高热和高血压引起。有的妇女在月经期容易出鼻血，称为"倒经"，与内分泌失调有关。还有些人是因气温高或空气干燥而致使鼻出血。

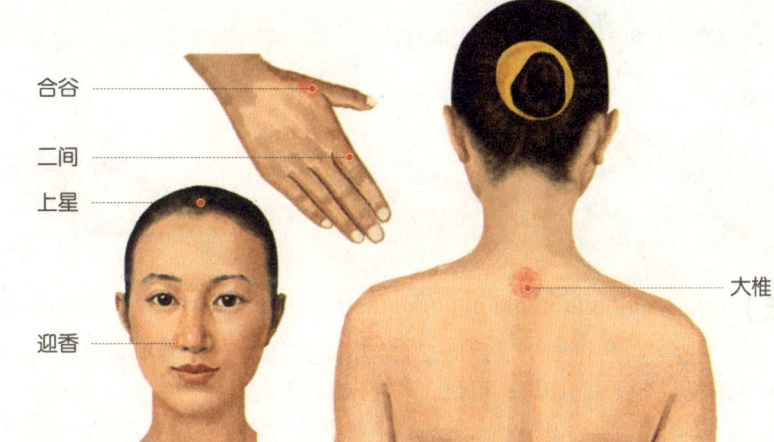

合谷
二间
上星
迎香
大椎

【刮拭方法】

方法：采用直接刮法。
工具：采用水牛角刮痧板，介质采用红花油。
手法：采用补法。
操作：

1. 在头部上星，颈部大椎均匀涂抹红花油后，用水牛角刮痧板反复进行刮拭，均用角刮法，以局部刮出出血点为度；

2. 用拇指揉法点揉面部的迎香及手部的合谷，以局部酸胀为度；

3. 放痧穴：二间。严格消毒后用小号三棱针进行点刺放血，以放出3~5滴血为度。

【医生的叮嘱】

患者少食辛辣之品，调情志。

牙痛

牙痛是多种牙齿疾病和牙周疾病常见症状之一，其特点表现为以牙痛为主，牙龈肿胀，咀嚼困难，口渴口臭，或时痛时止，腰膝酸软，便秘等。

中医认为牙痛的病因病机为风热邪毒留滞脉络或肾火循行上扰或肾阴不足，胃火炽盛而致。现代医学认为牙痛多为牙齿本身、牙周组织及牙周脓肿，牙周炎，牙髓炎，急性化脓性上颌窦炎等引起，此外神经系统疾病，如三叉神经痛及循环系统疾病，如心肌梗死可以牙痛为主诉。

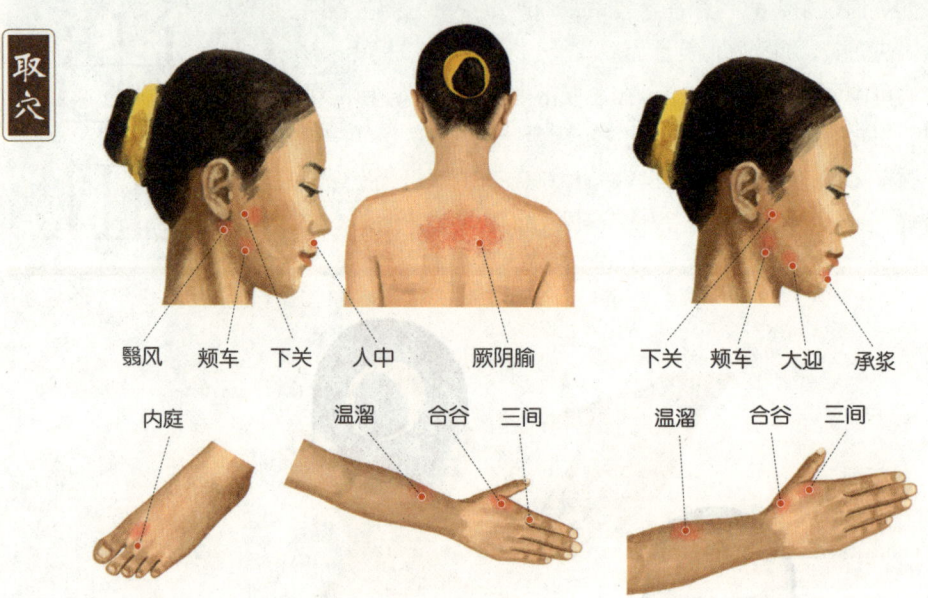

取穴：翳风　颊车　下关　人中　厥阴俞　下关　颊车　大迎　承浆　内庭　温溜　合谷　三间　温溜　合谷　三间

【刮拭方法】

方法：采用直接刮法。

工具：采用水牛角刮痧板，介质采用红花油。

手法：采用泻法。

操作：

上牙痛：

① 患者取坐位，在背部厥阴俞、上肢部温溜均匀地涂上红花油，用水牛角刮痧板直接接触患者皮肤，反复进行刮拭，至皮下呈现痧痕为止；

② 用拇指揉法点揉手部合谷、三间，面部人中、下关、翳风、颊车、内庭；

③ 放痧穴：面部颊车及足部内庭。严格消毒后用小号三棱针进行点刺放血。

下牙痛：

④ 患者取坐位，在足部温溜、合谷、三间均匀地涂上红花油，用水牛角刮痧板直接接触患者皮肤，反复进行刮拭，至皮下呈现痧痕为止；

⑤ 用拇指揉法点揉面部下关、颊车、大迎、承浆。

【医生的叮嘱】

患者少食辛辣之品，适寒热，调情志。

第三章
拔罐治百病

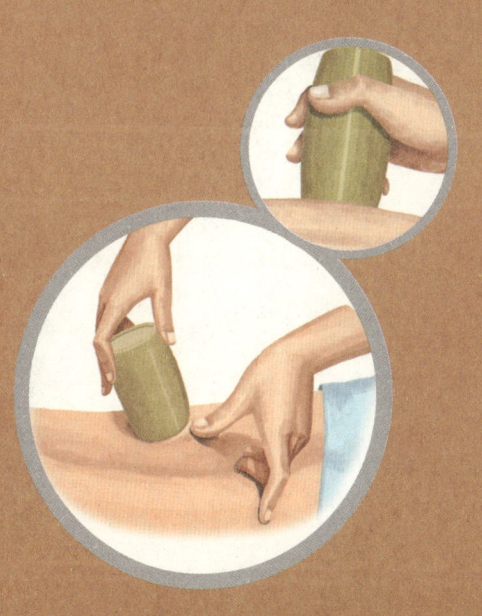
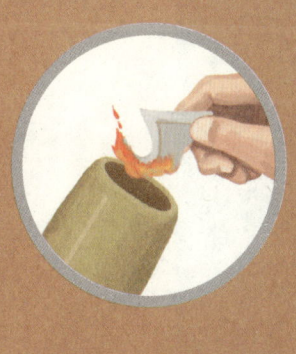

拔罐治百病

治百病

疾病的发生和发展，其症状表现是错综复杂的，但究其原因则不外乎脏腑、经络功能的失调。就是说，不管症状表现是多么复杂，临床上也必须用脏腑、经络等基本理论，对疾病的各种症候表现进行分析和归纳，以区分其属性——寒热、虚实；明确其病位——表里、深浅、经络、脏腑。在明确辨证的基础上，确定治疗原则和治疗方法。

拔罐疗法治病，即是根据脏腑、经络学说，运用"四诊""八纲"的辨证方法，将临床上各种不同的症候加以分析和归类，明确疾病的部位是在经在脏、在表在里；疾病的属性是寒是热、属虚属实，从而采取相应的配穴处方，或补或泻，以通其经脉，调其气血，使阴阳归于平衡，脏腑功能趋于调和，从而达到防治疾病的目的。

拔罐疗法治病，根据唯物辩证法的外因是变化的条件，内因是变化的根据，外因必须通过内因起作用的原理，对具体病症进行具体分析，进行辨证施治，以确定相应的治法。选穴配方，或补或泻，从而更好地调动人体内在的抗病因素，取得较好的治疗效果。

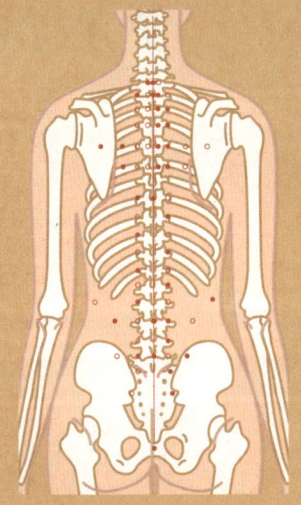

3种流行的拔罐疗法

拔罐的方法很多,现仅就常用的拔罐方法,如火罐疗法、竹罐疗法、药罐疗法等加以介绍。

火罐疗法

火罐疗法又称拔火罐,是以杯、罐为工具,借助火力或负压排出其中空气,使其吸附于皮肤表面,从而祛邪除湿的一种疗法。

【施术方法】

1. 点火吸引法

(1)闪火法(见图①)

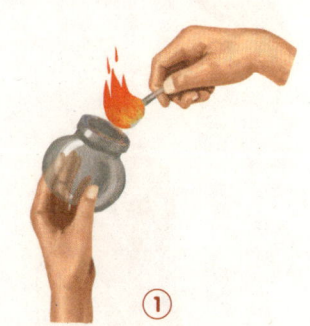

用镊子夹着燃着的酒精棉球或纸片或火柴,在罐内绕一下,或将蘸有酒精的棉球在罐的内壁涂擦一下,使酒精沾在罐内燃烧,然后立即将棉球或纸片或火柴抽出,并将罐子扣在应拔部位或穴位上。此法多无烧伤之弊病,但是吸力较小。

应用闪火法时,棉絮蘸的酒精不宜过多,防止滴下,对皮肤造成烫伤。

(2)投火法(见图②)

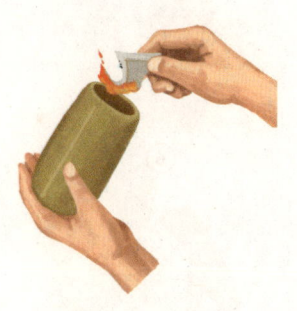

用纸片或酒精棉球或火柴,点燃后投入罐内,迅速将罐扣在治疗部位上。此种疗法只适宜火罐横着拔,否则纸片或酒精棉球或火柴杆落下,容易造成皮肤烫伤及烧伤。

应用投火法时,火焰要旺,动作要敏捷,扣罐时用另一只手掌挡一下罐口,或摇晃一下火罐,以免烫伤。

(3)贴棉法(见图③)

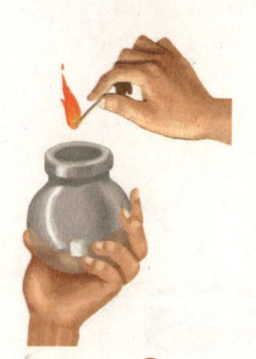

用剪刀剪1厘米见方的消毒棉花一块,不要过厚,用浓度为95%的酒精浸湿,贴在罐内壁上中段或罐底处,点燃后罩于选定的穴位或部位上。

应用贴棉法时,一定要防止燃着的棉花脱落,避免掉在患者的身上,造成灼、烫伤。

(4)架火法(见图④)

取一个不易燃、不传热,直径2~3厘米的片状物,如胶木瓶盖、橘皮、萝卜皮、土豆片、黄瓜片等,置于治疗部位或穴位中心,其上再放一个酒精棉球,点燃后将火罐扣上。此法较安全,吸着力强,适合于重力吸拔刺激。

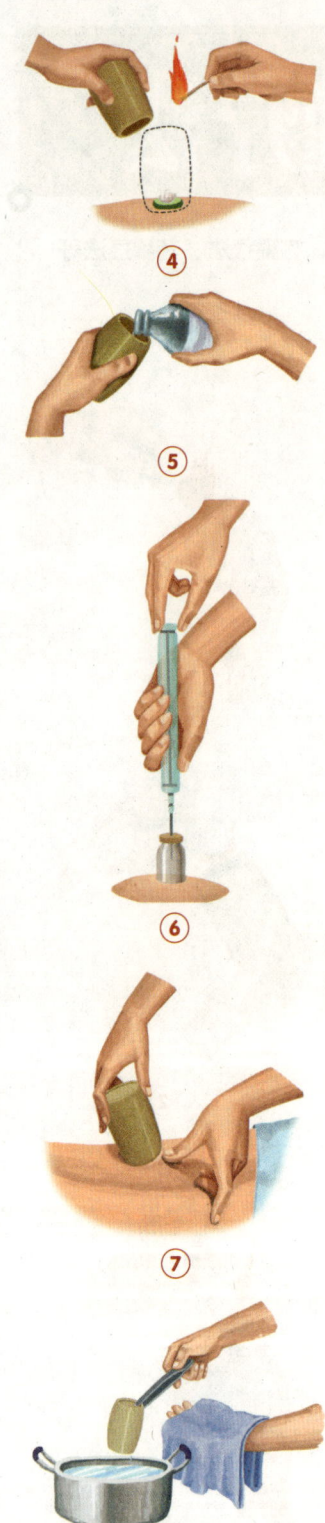

应用架火法时，一定要留心，燃着的火架不能歪倒或倾斜，以免烧伤患者的皮肤。另外，扣火罐时，一定要准确，避免扣歪，火焰扑灭，导致拔罐不成功。

（5）滴酒法（见图⑤）

在火罐内中段滴浓度为95%的酒精1～2滴，再将罐横滚几转，使酒精均匀地附于罐内壁上，但不能流于罐口，以免灼伤皮肤，用火点燃后，迅速罩在选定的穴位或部位上。

2.抽气吸引法

由玻璃制品厂特殊加工制作的玻璃罐，罐口较大、磨光，罐底较小，塞上橡皮塞，橡皮塞可以经常更换。根据需要，罐子可制成不同大小规格。具体做法是：用注射器从橡皮塞刺入，抽出罐中空气，使罐子吸拔在选定的部位或穴位上。此法的优点是不引起烫伤，而且负压大小可以掌握，还可以看到皮肤的反应情况，随意施以补法或泻法。但是，负压过大，同样也能造成水疱。见图⑥。

【起罐方法】

一只手拿着罐子稍微向一方倾斜，另一只手则在火罐倾斜的对侧火罐口附近肌肉上，用手指缓缓按压，使罐子和皮肤之间形成一个空隙，让空气由此进入罐里，吸力就会逐渐消失，火罐就会自然脱落下来。避免强力取下，以防伤害皮肤。见图⑦。

竹罐疗法

竹罐疗法是用竹罐加中药蒸煮后吸附在体表进行治疗的一种方法。目前应用比较普遍。

【施术方法】

（1）将已经装好的中药布袋放在锅内煮沸，然后将竹罐放在锅内煮2～3分钟，此时最容易吸拔，而且不容易发生烫伤，一定不能超过5分钟，太热容易发生烫伤；煮1～2分钟不够热，不容易吸拔。

（2）患者取松弛、舒适体位。治疗中不可移动体位，以免竹罐脱落。

（3）拔罐数量及竹罐大小，应该按患者全身及局部情况决定，身体强壮者多拔、虚弱者少拔，初次使用此法者应该少拔，以后再多拔。一般每次3～4个，大部位可以多到10多个，竹罐排列可有以下两法：

密排法：罐距不超过1寸（同身寸）。适合于体壮、有疼痛症状者。

疏排法：罐距在2寸以上。适合于年老体弱者。

（4）操作时，操作者用镊子从锅内将竹罐夹出，把水甩干净，口向下，迅速投入另一手持的毛巾中，把水吸干，立即扣在需要治疗的部位或穴位上，借罐内热气吸住（见图⑧、图⑨）。

（5）每次治疗10～20分钟，每日或隔日一次。10～12次为一个疗程。竹罐的吸拔力较强，拔罐过紧或时间过长容易发生水疱，所以一般不超过20分钟。

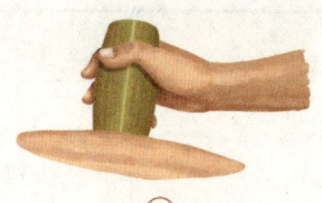

⑨

（6）拔罐时，如局部有发热、酸胀、冷气外出、温暖舒适之感，为正常现象。如有紧痛和灼热感，应即时取下检查，然后再吸拔，以免发生烫伤。

（7）如果不是用开水煮沸法，而是用蒸汽法，则先将壶水煮沸，使蒸汽从壶嘴喷出，在壶嘴处套上橡皮管，令热蒸汽从橡皮管喷出，再将竹罐口对准喷气口套入1～2秒钟，随即取出，迅速扣在需要治疗的部位或穴位上（见图⑩、⑪）。用竹罐时，必须甩尽罐内的热药液或热水，以免烫伤皮肤。

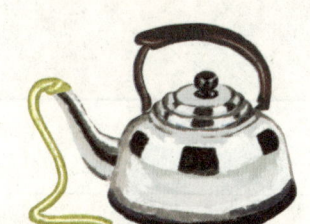

⑩

【起罐方法】

起罐时，将罐的一侧倾斜，用一指压对侧皮肤，使管与皮肤间形成小空隙，空气即可进入，吸力消失，罐自行脱落。

药罐疗法

一般认为，在火罐疗法的基础上，开展药罐疗法，能更好地发挥药物拔罐的综合作用，疗效较好。

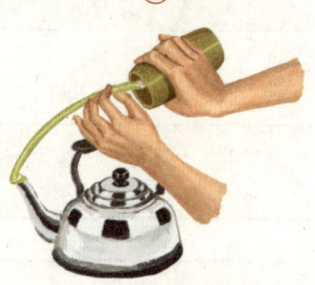

⑪

【施术方法】

（1）在罐内装入1/2～2/3药液（见图⑫）。

（2）患者采取最舒适的体位。

（3）依患者身体的倾斜度，将药罐迅速按于需要治疗的部位或穴位。

（4）用注射器从橡皮塞刺入罐内，抽出罐内空气使之产生负压。需要强力刺激时多抽空气使之产生大的负压；需要弱力刺激时少抽空气使之产生小的负压。看罐内负压大小可视在罐内隆起的皮肤和皮下组织多少而定，隆起得多为负压大、吸拔力大；隆起得少为负压小、吸拔力小。吸紧皮肤后留罐（见图⑬）。

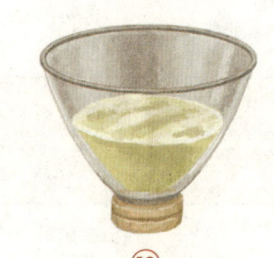

⑫

（5）一般留罐15～20分钟。当皮肤出现深红色红晕时，即可起罐。

用罐前，必须甩尽罐内的热药液或热水，以免烫伤皮肤。

【起罐方法】

起罐时，一手指压住罐口的一侧，另一只手扶住罐体使之倾斜，待空气进入，负压消失，罐自行脱落。或者将注射针头从橡皮塞刺入罐内放进空气，负压消失，罐自行脱落。

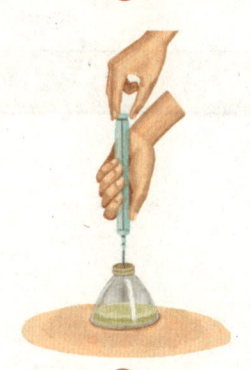

⑬

表1　常用的处方一

处方①	祁艾6克、川椒6克、麻黄6克、杜仲9克、乌梅9克、木瓜9克、桔梗6克、竹茹9克、透骨草6克、穿山甲6克、党参6克、乳香15克、没药5克、甘草6克。用于通经活血。
处方②	麻黄、祁艾、防风、木瓜、川椒、竹茹、透骨草、穿山甲、乳香、没药、年健、威灵仙、羌活、苍术、防风、归尾、刘寄奴、乌梅、甘草各6克。用于舒筋平气。
处方③	羌活、紫苏、祁艾、菖蒲、白芷、甘草各15克，连须葱白30克。用于祛风止痛。
处方④	麻黄、祁艾、防风、川木瓜、川椒、竹茹、秦艽、透骨草、穿山甲、乳香、没药、千年健、地风、川羌、苍术、防风、当归尾、刘寄奴、乌梅、甘草各10克。用于活血舒筋。
处方⑤	羌活、独活、紫苏、祁艾、菖蒲、白芷、甘草各25克，葱100克。用于通经止痛。

根据需要，选择以上处方之一，将各药装入布袋在锅内煎煮，药量可根据次数多少加减，每周要更换1~2次。

表2　常用的处方二

处方①	薄荷6克，樟脑9克，生姜60克，用浓度为75％的酒精浸泡2周以上即可用。用于通经活络。
处方②	川芎、白芷、血竭、小茴香、土木鳖、乳香、没药、乌头、独活、羌活、防风、泽兰、红花每味药等量，用浓度为75％的酒精浸泡2周以上即可用。用于舒筋止痛。
处方③	在肺腧、膈腧、天突、膻中、神阙等穴位拔罐用。红参、海龙、白芥子、细辛、甘遂、吴茱萸、苍术、青木香、川芎、雄黄、丁香、肉桂、皂角等量研成细末，用鲜姜汁调成极稀的糊状，放在冰箱里备用。用于活血舒筋。
处方④	两面针酊或辣椒水或风湿药酒等。用于通经活血。

7种常用的拔罐手法

单罐法
即只拔一个罐具，适用于病变范围较小或压痛点的疾病，可按病变或压痛范围的大小，选择适当口径的罐具。如胃脘痛，可在中脘穴拔罐。一些轻度的全身性疾病，也可选一个关键穴位拔罐，如感冒初期，只在大椎穴处拔罐即可。

多罐法
即拔两个以上的罐具，适用于病变范围较广泛的疾病，可按病变部位的解剖形态等情况，吸拔数罐。若某一肌束劳损，可按肌束的体表位置成行排列吸拔数罐，又称排罐法。一般的全身性疾病和脏腑疾病，均可根据病情的需要选择4～10个穴位拔罐。

在使用多罐时，吸拔的罐子不宜过密，以免相互牵拉，引起疼痛，同时相互排挤，不易拔牢。但是，也不能过稀，以免影响疗效。

留罐法
又称坐罐法，即拔罐后将罐留置一定时间，一般留置15～20分钟。罐大、吸拔力强的应适当减少留罐时间，夏季及肌肤薄处，留罐时间也不宜过长，以免起疱损伤皮肤。此法是常用的一种方法，一般疾病均可应用，而且单罐、多罐皆可应用。

闪罐法
适应于肌肉比较松弛，吸拔不紧或留罐有困难处，以及局部皮肤麻木或功能减退的虚证患者。其操作方法是：将罐子拔上后立即取下，如此反复吸拔多次，至皮肤潮红为度。需注意闪罐大多采用火罐法，所用的罐不宜过大。多用于局部皮肤麻木、疼痛或功能减退等疾患，尤其适用于不宜留罐的患者，如小儿及年轻女性的面部。

走罐法
又名推罐法、飞罐法，一般用于面积较大，肌肉丰厚的部位，如腰背部、大腿等处。需选口径较大的罐，罐口要求平滑较厚实，先在罐口涂一些润滑油脂或在施术皮肤上涂以润滑油脂，将罐吸拔好后，以手握住罐底，稍倾斜，前边略提起，慢慢向前推动，这样在皮肤表面上下或左右或循经，来回推拉移动数次，至所拔部位的皮肤红润、充血，甚或瘀血时，将罐起下。用于调节机体功能，疏通经络，泄热等。此疗法要求局部皮肤完整无破损。

在应用走罐法时，不能用在骨突出处或小关节处以及皮肤有皱襞、细嫩之处，以免损伤皮肤，或使吸拔的罐子漏气脱落。

血罐法（刺络拔罐）
先用三棱针或陶瓷片、粗毫针、小眉刀、皮肤针、滚刺筒等，按病变部位的大小和出血量要求，刺破小血管，然后拔以火罐，一般刺血后拔罐留置10～15分钟，这样可以加强刺血法的疗效。此法应用较广泛，多用于各种急慢性软组织损伤、神经性皮炎、痤疮、皮肤瘙痒症、坐骨神经痛等。

应用刺络拔罐时，要掌握针刺的深浅、出血的多少。一定要按病情而定，如果是实热症，则可深刺，并多出点血，即所谓泻法；如果是虚寒症，则宜浅刺，少出点血，这为补法。另外，不可在大血管上行刺血拔罐法，以免造成出血过多。

针罐法

先在选定的穴位上施行针刺，待达到一定的刺激量或按病情需要施以补泻手法后，将针留在原处，再以针刺处为中心，拔上火罐。如再与药罐结合，称为"针药罐"。此法能起到拔罐与针刺的双重作用，多用于治疗各种深处慢性、疼痛性、寒性病症，如肩背痛、肌筋膜炎、风湿、类风湿等。

应用针罐时，一定要找准穴位，先行针刺，待"得气"后，再扣罩上罐子，在扣罩罐子时，决不能撞压针，以免针刺过深，造成不应有的损伤。尤其在胸、背部，针刺更不能过深。

拔罐9大操作步骤

拔罐前准备

（1）施术者洗干净手，做好技术操作准备。
（2）仔细检查患者，确定是否适应证，有无禁忌。根据病情，确定拔罐方法。
（3）检查应用的药品、器具是否都备齐，并都擦拭干净。
（4）拔罐前让患者休息一会，以消除疲劳和紧张，并对患者说明拔罐的过程，以消除其恐惧心理。

选择患者体位

为了便于拔罐操作和使患者被吸拔的体位不至感到不舒适，要摆好患者的体位，原则上使患者保持舒适持久，又便于施术者操作，所以在施术之前，应讲究患者不同的体位。通常包括仰卧位、俯卧位、侧卧位和坐位四种。

仰卧位：患者自然平躺于床上，双上肢平摆于身体两侧。适用于吸拔患者的前胸、腹部、上肢和下肢的前侧部位时。（见图⑭）

俯卧位：患者俯卧于床上，两臂顺平摆于身体两侧，颌下垫一薄枕。适用于吸拔患者的腰、背和下肢的后侧部位时。（见图⑮）

侧卧位：患者侧卧于床上，同侧的下肢屈曲，对侧的腿自然伸直（如取左侧卧位，则左侧腿屈曲、右侧腿自然伸直），双上肢屈曲放于身体的前侧。适用于吸拔患者的侧胸、髋部和下肢的侧面时。（见图⑯）

坐位：患者倒骑于带靠背的椅子上，双上肢自然重叠，抱于椅背上。适用于吸拔患者的肩部、背部、上肢和膝部时。（见图⑰）

选取拔罐部位

一般以肌肉丰满、皮下组织丰富、毛发稀少的部位为宜；一般不宜在血管浅显处、心搏处、鼻、眼、乳头和皮肤细嫩处拔罐。

选 择罐具
根据所要拔罐部位面积的大小、患者体质的强弱、患者的病情,区别对待,选用大小适宜的玻璃罐、竹罐或其他罐具。

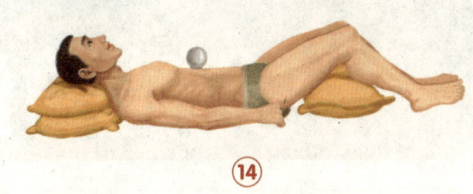
⑭

擦 洗消毒
先用毛巾浸温水洗净选好的治疗部位,再用干纱布擦干(为防止发生烫伤,一般不用酒精或碘酒消毒),待皮肤干燥后再行拔罐。

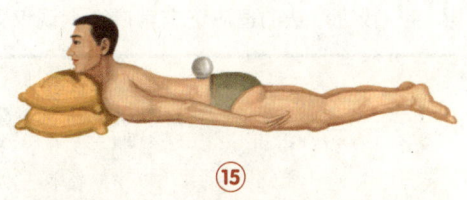
⑮

拔 罐
将选好的部位裸露出来,施术者靠近患者身边,顺手执罐,按不同方法扣上。

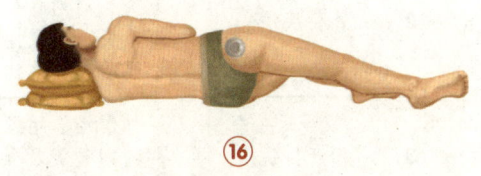
⑯

询 问
拔上火罐之后,需要询问患者感觉怎么样。如果患者感觉紧、灼痛、难受,可能是吸拔的力量过大,或此处不适宜,应该立刻起罐,而另外选择附近肌肉较多的地方,再重新进行吸拔,或改用较小的罐子多拔几次。

起 罐
一只手拿住火罐,另一只手将罐口边缘的皮肤轻轻按下,待空气进入罐内后,火罐就会自然落下。如果是抽气罐,则将进气阀拉起,待空气进入后,罐便会脱落。

患者如有晕罐现象,也应立即起罐,及时做妥善处理。

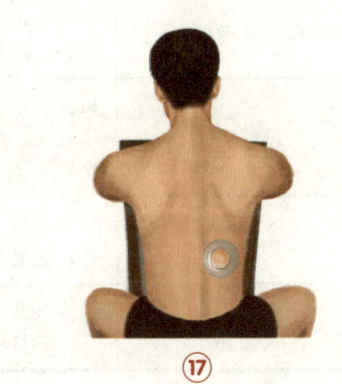
⑰

起 罐后处理
一般不需要进行特别处理。如果留罐时间较长,皮肤起了较大的水疱,可以用消毒针刺破,为防止感染,可以涂上些紫药水。起罐后如果针孔出血,可以用干的消毒棉球压迫止血。处理完毕后,患者休息10~20分钟即可。

如果患者连续几天都接受拔罐疗法,应该注意轮换位置。针对病因和病情,可以在同一经络腧穴上,选不同位置但有同样疗效的穴位。

拔罐的注意事项

适 应证

拔罐疗法的适应证非常广泛，现仅列出最常见的适应证如下：

1	内科疾病	如急性胃炎、慢性胃炎、急性胃肠炎、慢性胃肠炎、胃及十二指肠溃疡、消化不良、胆囊炎、胰腺炎、急性气管炎、慢性气管炎、支气管哮喘、偏头痛、三叉神经痛、神经衰弱、眩晕症、坐骨神经痛、肋间神经痛、面神经麻痹、急性或慢性尿路感染、肾炎等病症
2	外科疾病	如慢性阑尾炎、急性乳腺炎、慢性乳腺炎、急性膀胱炎、睾丸炎、前列腺炎、尿潴留、软组织损伤、风湿性关节炎、退行性关节炎、急或慢性腰扭伤、腰肌劳损、肩关节周围炎、急或慢性淋巴结炎、落枕、颈椎病、骨质增生、跌打损伤、遗尿症等病症
3	妇产科疾病	如痛经、闭经、月经不调、急性盆腔炎、慢性盆腔炎、卵巢炎、输卵管炎、子宫内膜炎、阴道炎、外阴炎、子宫脱垂、妊娠呕吐、产后子宫收缩不佳、更年期综合征等病症
4	小儿科疾病	如消化不良、寒性腹泻、伤食、气管炎和支气管炎、肺炎、遗尿症、夜尿症、腮腺炎、百日咳、猩红热等疾病
5	五官科疾病	如慢性结膜炎、急性或慢性麦粒肿、慢性巩膜炎、慢性视网膜脉络膜炎、各种急性或慢性鼻炎、急性或慢性副鼻窦炎、急性或慢性扁桃体炎、急性或慢性咽喉炎等病症
6	皮肤科疾病	如神经性皮炎、外阴瘙痒症、皮肤瘙痒症、阴囊瘙痒症、阴囊炎、银屑病（牛皮癣）等病症
7	传染科疾病	如慢性细菌性痢疾、慢性肝炎、流行性腮腺炎、肺结核、胸膜炎、流行性感冒等病症

禁 忌证

拔罐疗法无绝对禁忌证，但有一些情况是不适宜运用拔罐疗法的。

1. 患者发狂、烦躁不安，或者全身剧烈抽搐、癫痫正在发作的患者，不宜拔罐治疗。
2. 患者精神失常、精神病发作期，不适宜施用拔罐疗法。
3. 久病体弱致全身极度消瘦、皮肤失去弹性者，不适宜施用拔罐疗法。
4. 患者平时容易出血、患有出血性疾病，如过敏性紫癜、血小板减少性紫癜、白血病、血友病、血管脆性试验阳性者，不适宜施用拔罐疗法，以免造成出血不止。
5. 患有广泛的皮肤病，或者皮肤有严重过敏者，不适宜拔罐治疗其他疾病。
6. 患者患有恶性肿瘤，不管有什么样的适合拔罐疗法治疗的疾病，也不能施用拔罐疗法，以免促进肿瘤播散和转移。

7. 怀孕期间妇女的下腹部、乳头部不能施用拔罐疗法。

8. 患者患有心脏病出现心力衰竭者，患肾脏病出现肾功能衰竭者，患有肝脏病出现肝硬化腹水者，全身有浮肿者，不适宜施用拔罐疗法。

9. 在需要拔罐治疗的局部有皮肤病者，局部皮肤的毛发太多、皮肤太细嫩、皮肤有皱褶的患者，不适宜施用拔罐疗法。

特别提醒

晕罐是拔罐治疗中产生的一种特殊情况，和晕针有相似的地方，常常在拔罐的过程中发生，在起罐后发作。虽然不多见，但不可不防。这里要特别注意：在拔罐过程中，患者如果有晕罐现象，应立即起罐，及时做妥善处理。

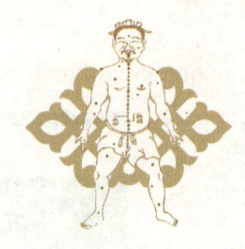

1. 晕罐症状：头晕目眩，面色苍白，恶心欲吐，呼吸急促，心慌心悸，四肢发凉，伴有冷汗，脉沉细、血压下降；严重者口唇、指甲青紫，神志不清，仆倒在地，大小便失禁，脉搏微弱。

2. 晕罐原因：拔罐时空腹或者大汗之后过度疲劳；心情过于紧张；体质虚弱；拔罐手法过重，时间过长。

3. 晕罐处理：要患者平卧，并注意保暖。症状轻者服温开水或糖水即可迅速缓和，并恢复正常；重者应立即采取其他急救措施。

4. 晕罐预防：施术者应注意观察和询问患者，如果患者大饥大渴，应该让其进食，稍稍休息后再做治疗；神情紧张者应先做解释，消除其顾虑和恐惧心理，不可勉强；拔罐过程中一旦发现患者出现不适，应立即起罐并做妥善处理。

拔罐治疗30种常见病

便秘

【注意事项】

1. 饮食适量，起居有常，养成定时排便习惯。
2. 多喝开水，多吃蔬菜、水果等富含纤维素的食物。
3. 忌食辛辣刺激性食物。

取穴

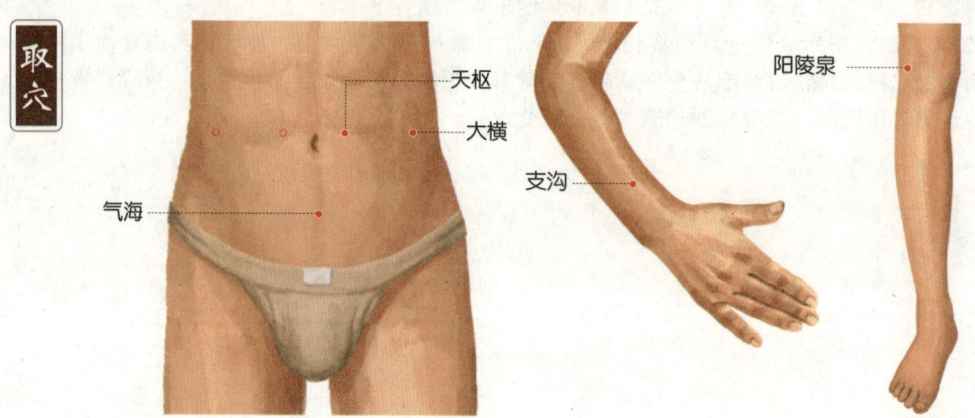

【拔罐方法】

取仰卧位，用口径2.5～3厘米的任何一种罐吸拔均可，用泻法，重吸拔，吸拔15分钟。每天1次，15次为一疗程，间休1周再行下一个疗程。

【医生的叮嘱】

1. 施术时患者要消除紧张心理。
2. 要养成良好的排便习惯，注意饮食调节。
3. 患者平时多做促进肠管蠕动的下腹部运动。
4. 服用润滑性、稀酸性、刺激性泻剂。

胆结石

胆结石是胆汁在胆囊内和胆管内凝固产生的结石。结石患者的典型症状有发烧、发冷、右上腹疼痛及黄疸（皮肤、眼白、小便变黄）。其他可能出现的症状有恶心、呕吐、食欲不振及消化不良等。急性发作可引起胆绞痛，中上腹或右上腹剧烈疼痛。但也有症状不典型，不感疼痛的，称"无疼性胆结石"。

胆结石的发生和个人的体质有关，吃得太油、饮食结构不合理（饮食中的油脂、胆固醇过多），容易使胆汁中的胆固醇含量上升，造成胆汁过于黏稠无法保持液体状，渐渐结成颗粒状的结晶，于是容易引起胆结石。

取穴

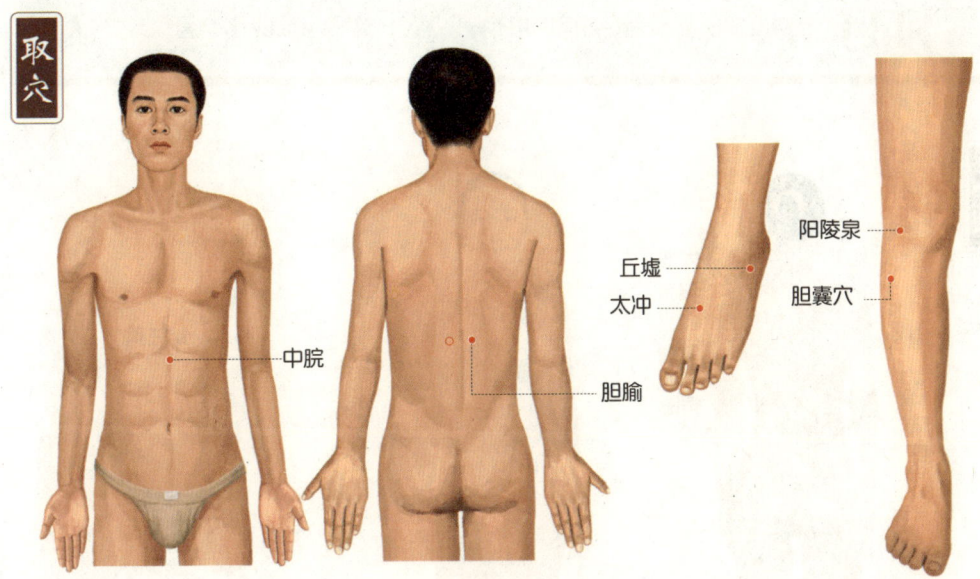

【拔罐方法】

先取仰卧位，双膝屈曲，吸拔中脘、左侧阳陵泉、胆囊穴、丘墟、太冲，然后再俯卧位吸拔胆腧。每2天再吸拔右侧，两侧交替轮流吸拔。每穴吸拔15分钟，每天吸拔1次，15次为一疗程，间休1周再行下一个疗程，完全用泻法。阳陵泉、胆囊穴、丘墟、太冲用口径1.5～2.5厘米罐子吸拔，中脘和胆腧用口径4厘米罐子吸拔。

【医生的叮嘱】

1. 积极预防肠道寄生虫和肠道感染，控制脂肪类饮食，增进胆汁排泄，消除胆绞痛。

2. 要对症处理，积极保守疗法没有效果再进行手术治疗。

支气管哮喘

支气管哮喘是一种以嗜酸粒细胞、肥大细胞反应为主的气道变应性炎症和气道高反应性为特征的疾病。本病呈阵发性呼吸困难，起病突然。某些患者发病前有鼻和眼睑发痒、咳嗽、打喷嚏、流涕等黏膜过敏先兆。继之出现带有哮鸣音的呼气性呼吸困难、咳嗽多痰或干咳，患者往往被迫取坐位，严重时出现紫绀。

根据有无过敏源和发病年龄的不同，支气管哮喘在临床上分为外源性哮喘和内源性哮喘。外源性哮喘常在童年、青少年时发病，多有家族过敏史，为Ⅰ型变态反应。内源性哮喘则多无已知过敏源，在成年人多见，无明显季节性，少有过敏史，可能由体内感染灶引起。无论何种哮喘，轻症可以逐渐自行缓解，缓解期无任何症状或异常体征。反复发作者伴有哮鸣音的呼气性呼吸困难、胸闷或咳嗽，可自行或治疗后缓解。

近年来哮喘病发生率有上升趋势，主要与空气质量不佳，生活空间摆设多、品质差，学习、工作压力大，饮食习惯西化等因素有关。

【取穴】

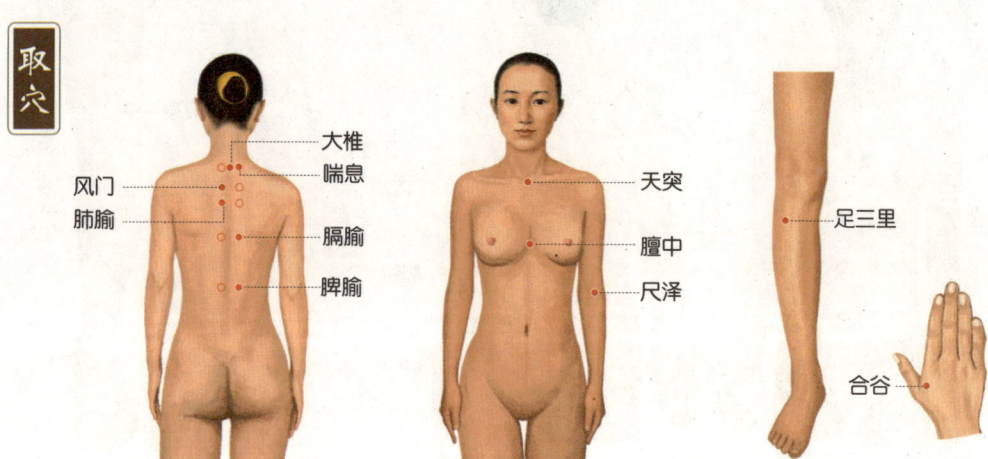

【拔罐方法】

先仰卧位吸拔胸腹部穴位，然后俯卧位选颈腰背部穴位，四肢穴位可选坐位。都用泻法，留罐10分钟，每天1次，连续5~6天至哮喘缓解。根据实际条件，任选1种罐子均可，口径2~4厘米，可先针刺，后拔罐，重拔至罐内皮肤起疱更好。起罐后局部最好覆盖上消毒纱布或消毒凡士林纱布。水疱无须特殊处理，让其自然吸收。

【医生的叮嘱】

1. 应先解除支气管痉挛和补液、纠正缺氧
2. 控制感染、抗过敏药物的应用
3. 及时做其他对症处理

慢性支气管炎

慢性支气管炎是指气管、支气管黏膜及其周围组织的慢性非特异性炎症，多发生于中、老年，男多于女，进展缓慢，多在冬季发作。俗称"老慢支"。

本病的主要症状有慢性咳嗽、咳痰、喘息。开始症状轻微，如吸烟、接触有害气体、过度劳累、气候变化或变冷感冒后，则引起急性发作或加重。由上呼吸道感染迁延不愈，演变发展为慢性支气管炎的，到夏天气候转暖时多可自然缓解。

慢性支气管炎是由于急性支气管炎未及时治疗，经反复感染，长期刺激而造成的。

带来这些刺激的致病原主要有：吸烟、受凉、伤风、吸入粉尘、机体过敏、气候变化、大气污染等，刺激使支气管和细支气管一再受到感染，导致这些管道的黏膜变厚，扭曲变窄，并被过多的黏液及管壁过度收缩而阻塞支气管，造成慢性支气管炎。

【取穴】

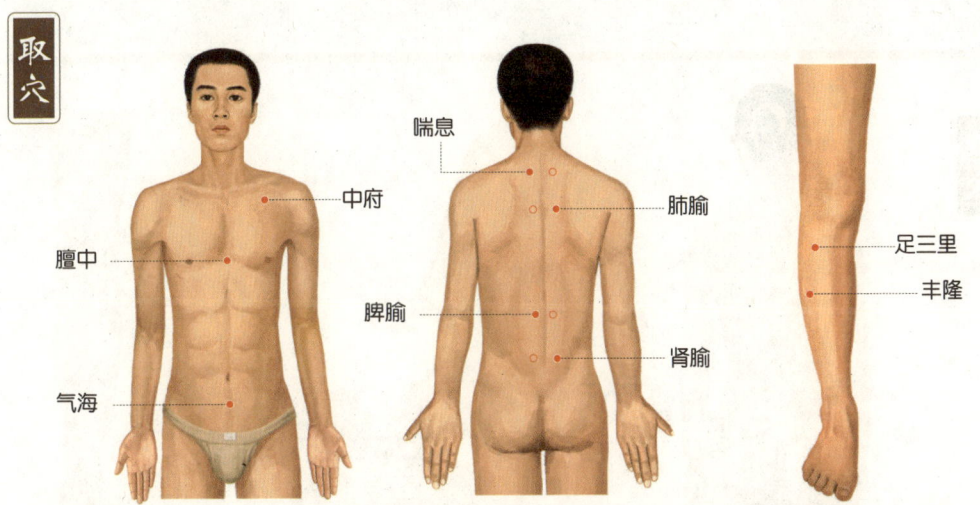

中府　膻中　气海　喘息　肺俞　脾俞　肾俞　足三里　丰隆

【拔罐方法】

1. 脾肾阳虚：可选口径2.5厘米的任何一种罐进行吸拔，可用补法，留罐5分钟。每天1次，15次为一疗程，间休1周再行下一个疗程。
2. 痰湿犯胃：吸拔方法、选用罐子、留罐时间、疗程及间休时间均用脾肾阳虚的拔法。

【医生的叮嘱】

1. 患者平时注意多锻炼身体，以增强呼吸功能。
2. 可进行药物抗炎治疗、止咳平喘祛痰、菌苗注射等。

坐骨神经痛

坐骨神经痛是指由各种不同病因引起的沿坐骨神经通路及其分布区发生疼痛的一个综合病征。一般情况下可分为原发性坐骨神经痛和继发性坐骨神经痛。

原发性坐骨神经痛又称原发性坐骨神经炎，多与感染有关，有的同时伴发肌炎。

继发性坐骨神经痛是由于坐骨神经走行周围组织的各种病的刺激、压迫或损伤坐骨神经引起的，根据病因及病变部位的不同，可产生不同的疼痛症状，故继发性坐骨神经痛可分为根性坐骨神经痛、干性坐骨神经痛和丛性坐骨神经痛三种。在临床上，绝大多数为根性和干性坐骨神经痛，而原发性坐骨神经痛和丛性坐骨神经痛较少见。

坐骨神经痛以单侧为多见，好发于中年人。沿坐骨神经通路，即腰、臀、大腿后外侧、足背等处发生放散性、烧灼样或刀割样疼痛，每当咳嗽、打喷嚏或用力时，疼痛加剧。沿坐骨神经通路常有压痛点，按压压痛点可使疼痛加重，并沿坐骨神经走向放散。比较常见的压痛点位于环跳、大肠俞、委中、承山、昆仑等穴位附近。

本病多由受寒、过劳及外伤引起。

【取穴】

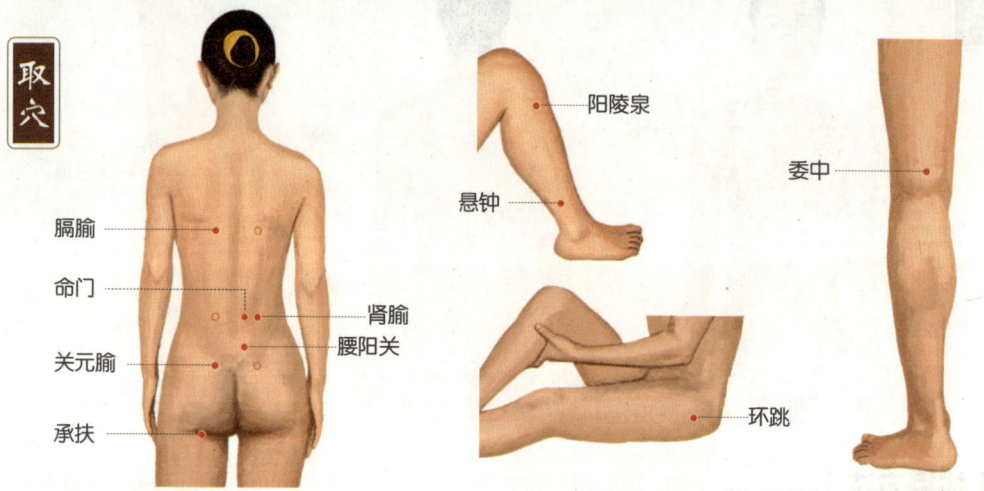

【拔罐方法】

患者取俯卧位，选口径2.5~4厘米的罐子重吸拔，先针灸得气后再拔罐，留罐15分钟。每天吸拔1次，15次为一疗程，间休1周再行下一个疗程。选任何一种罐子都可。

【医生的叮嘱】

1. 先治疗原发病，后治疗疼痛。
2. 牵引、理疗、按摩、药物、手术治疗都应根据患者具体病情而定。

神经衰弱

神经衰弱是神经症中最常见的一种，多由于长期的思想矛盾或精神负担过重，劳逸结合处理不当造成。神经衰弱的症状表现繁多，主要表现是精神疲劳、神经过敏、失眠、疑病、焦虑和忧郁。

在神经衰弱的门诊患者中，女性患者明显多于男性患者。这除了受女性本身独具的生理因素影响外，还与文化教育、传统的伦理道德教育有关。在这种环境下，女性性格往往趋于内向，情感更为丰富，对情感的体验也更为细腻、敏锐，这些都成为女性的易感因素。如不及时治疗，不仅严重地影响学习、工作，也会给家庭增加负担，使患者有自责感，从而形成病理的恶性循环。

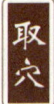

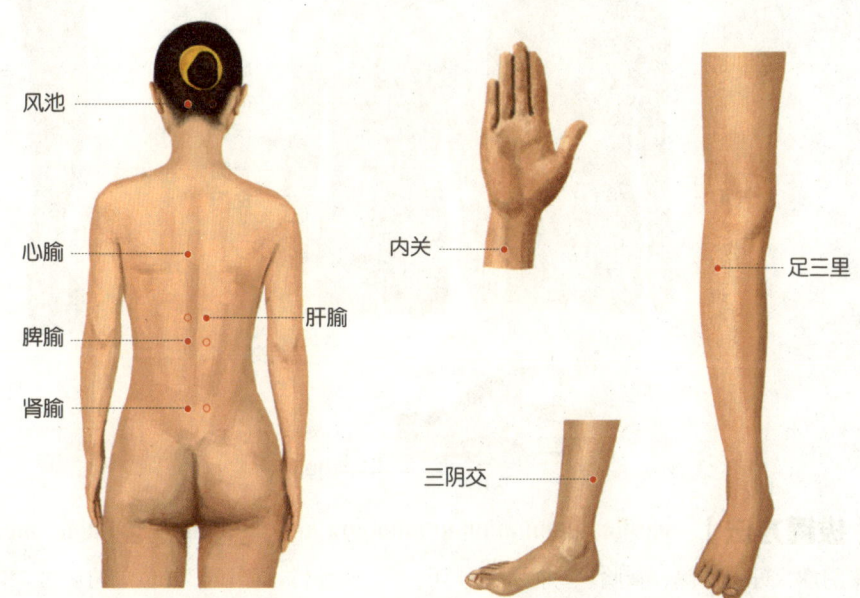

风池 心腧 脾腧 肾腧 肝腧 内关 足三里 三阴交

【拔罐方法】

选用口径2.5～4厘米的罐子，先针灸得气后再拔罐，补法，每穴留罐5分钟。每天1次，15天为一疗程，间休1周再行下一个疗程，直至痊愈。腰背部穴位选俯卧位，四肢穴位选坐位或仰卧位，两膝关节屈曲位拔罐。

【医生的叮嘱】

心理医疗、药物治疗、理疗与体疗相结合。

性功能失调

男性性功能失调主要有阳痿和早泄。前者属性兴奋抑制，后者为性高潮抑制。由于精神因素、身心疲劳，发生失眠、头晕、健忘、疲乏无力，而进一步导致本症，在临床上并不少见。有的只是对性知识缺乏正确认识和理解，有的则可能存在血管、神经、内分泌和精神障碍。

女性性功能失调常见的有：性欲抑制、性厌恶、性欲高潮功能障碍、阴道痉挛。多数由于精神因素引起，但也有一部分是器质性疾病所致。女性性功能失调也是比较常见的现象，该病不仅影响夫妻性生活质量，还会引起不孕。

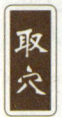

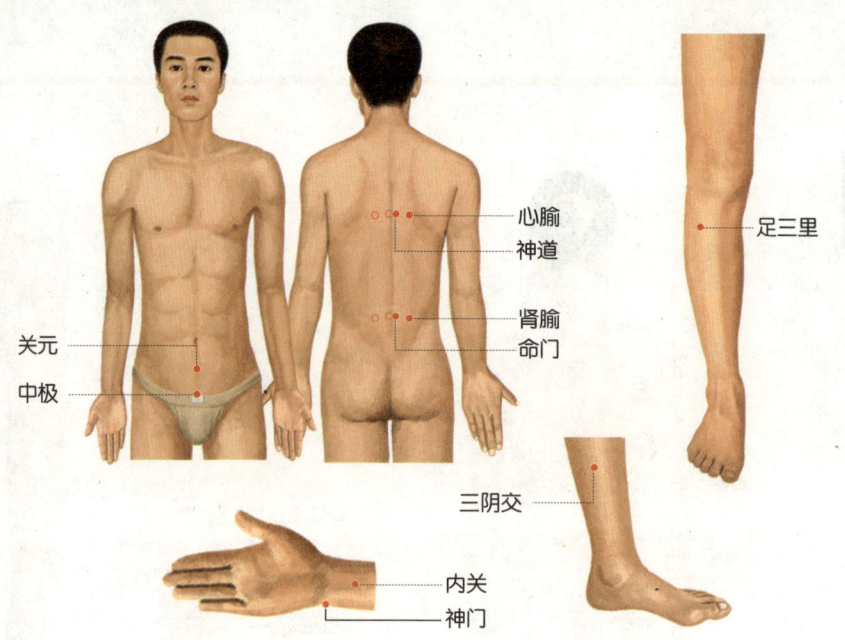

【拔罐方法】

1. 阴虚火旺选心俞、肾俞、身柱为第1组；中极、神道、内关、足三里为第2组。第1天拔第1组，第2天拔第2组，轮流吸拔。
2. 心脾两虚选关元、命门、肾俞、三阴交、神门。

对性功能失调都用补法拔罐，先针灸得气后，再选口径1.5～3厘米的任何一种罐子吸拔，留罐5分钟。每天1次，15次为一疗程，间休1周再行下一个疗程。腹部穴位选仰卧位，腰骶部穴位选俯卧位，四肢穴位视情况选卧位或坐位，以患者舒适为准。

【医生的叮嘱】

1. 可进行心理医疗、暗示医疗、药物治疗综合治疗。
2. 平时要加强体质锻炼。
3. 生活要有规律，注意劳逸结合

偏头痛

偏头痛是一种以单侧为主的反复发作性的血管性头痛，是临床上常见的头痛之一。可有视幻觉、偏盲等脑功能短暂障碍的先兆，发作时有疲乏、哈欠、眼前闪光等先兆；继之头呈搏动钻痛、钝痛、刺痛，痛多在额颞部、额眶部或整个头部；剧烈疼痛时伴有恶心呕吐；每次发作时持续几十分钟乃至1～2天。常常在呕吐过后或充分睡眠后缓解，间歇期完全正常。

本病患病率占人口1%以上，女多于男。首次发病于成人早期或青年时期，亦可在儿童期发病，多为单侧，也可双侧。发作频率一年数次至每月数次不等。其表现可分典型偏头痛、普通偏头痛和特殊类型三种。

本症病因尚未完全明了，可能的原因有遗传因素、血小板和生化因素、内分泌因素、饮食因素、情绪紧张及气候变化等。上述因素通过影响脑血管，引起血管舒缩功能障碍而导致本病发生。

【取穴】

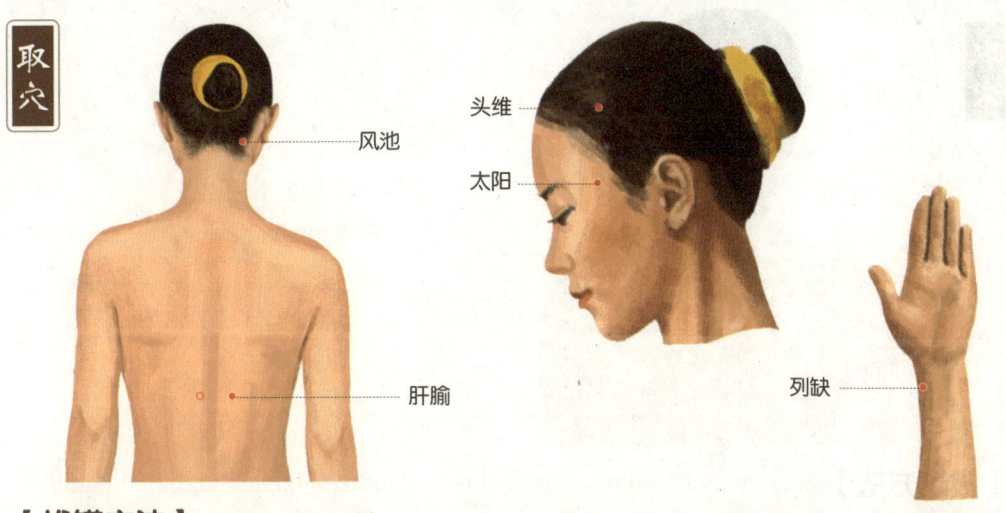

风池　肝腧　头维　太阳　列缺

【拔罐方法】

令患者坐位，先针灸风池、肝腧、太阳、头维、列缺，得气后再选口径1.5～2厘米的任何一种罐，泻法重拔。头维穴不拔。留罐10分钟。每天1次，10次为一疗程，间休1周，视病情再行下一个疗程。

【医生的叮嘱】

1. 注意个人的心理锻炼。
2. 生活要有规律。
3. 可应用镇静药物及对抗5羟色胺的药物。
4. 拔罐、针灸、按摩可综合进行，以尽快祛除病因。

流行性感冒

流行性感冒是由流行性感冒病毒引起的急性呼吸道传染病，简称流感。

流行性感冒起病急骤，畏寒、发热，体温在数小时至24小时内升达39～40℃，甚至还有可能更高。伴头痛、全身酸痛、乏力、食欲减退等症状。呼吸道症状较轻，咽干喉痛，干咳，可有腹泻，颜面潮红，眼结膜外眦充血，咽部充血，软腭上有滤泡。严重时会引起肺炎及其他并发症，可以致命。

流感的最主要特点是流行，可引起区域性、全国性，甚至世界性的大流行。流感是由流行性感冒病毒引起的，病原体为甲、乙、丙三种类型的流行性感冒病毒，通过飞沫传播。

由于流行性感冒病毒非常容易发生变异，因此每一年发生的流感的病毒株，或病毒血清型往往是不同的，一般三年一个流行高峰，患者多，全身症状严重，影响健康和劳动能力。

取穴

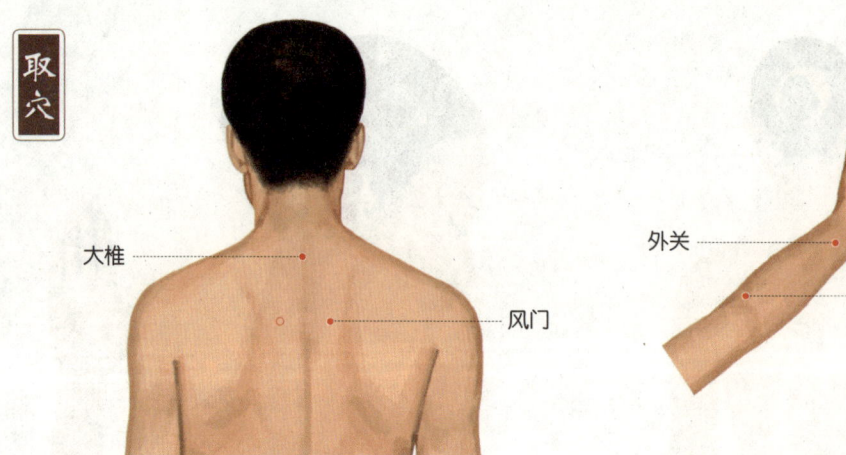

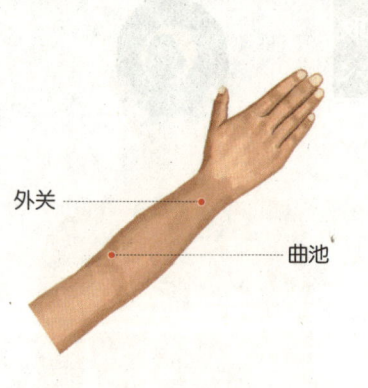

【拔罐方法】

拔罐疗法以祛风散寒，清热宣肺为主。具体拔罐操作如下：

患者取坐位，用闪火法在双侧曲池穴，双侧外关穴，大椎穴，双侧风门穴拔罐15分钟，隔日1次，10天为一个疗程。

【医生的叮嘱】

1. 对患者进行常规隔离，并注意让其卧床休息，多饮水，给予流质或半流质饮食。
2. 患者要勤漱口、刷牙，以保持口腔清洁。
3. 对症治疗高热，可用物理降温、补液或解热镇痛剂。
4. 对患者进行抗病毒治疗

腰椎间盘突出症

取穴

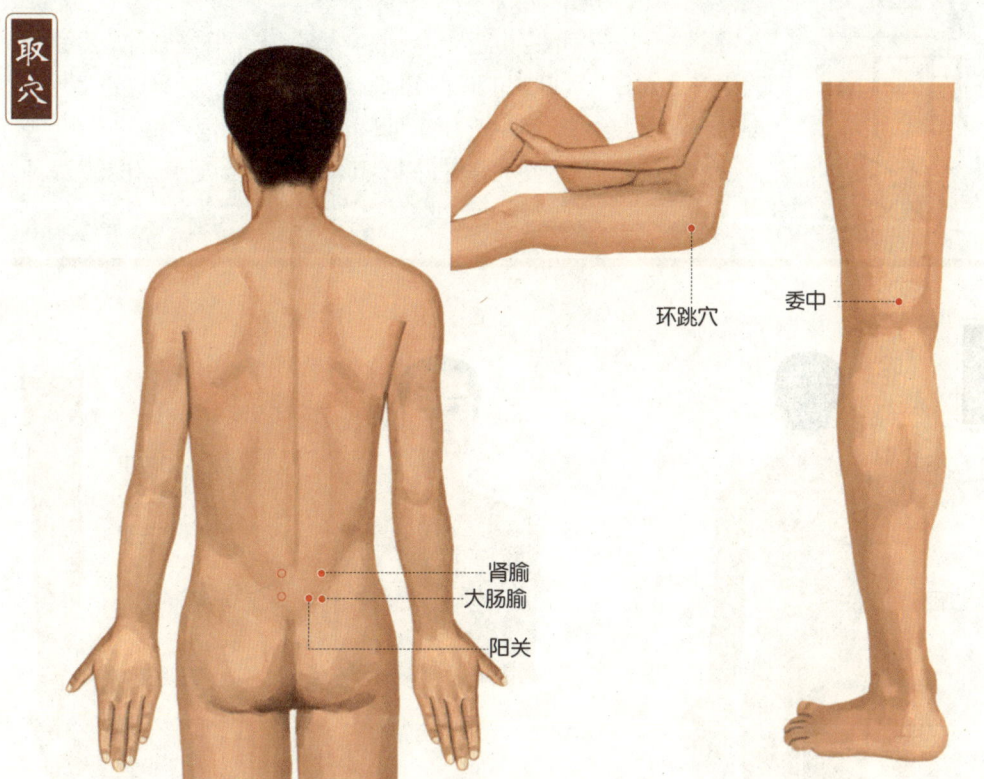

环跳穴　委中　肾腧　大肠腧　阳关

【拔罐方法】

先俯卧位选准痛侧肾腧、阳关、大肠腧、委中、承山进行针刺、泻法，得气后再选口径3.5厘米的任何一种罐子重吸拔，留罐10分钟。然后侧卧位，疼痛侧在上。选准环跳穴针刺，得气后再用口径3.5厘米的任何一种罐子吸拔，留罐10分钟。每天1次，15次为一疗程，间休1周再行下一个疗程。

【医生的叮嘱】

1. 注意患者腰部要施行固定牵引
2. 治疗期间卧硬板床
3. 注意腰部保暖
4. 严重者或保守治疗不愈者介入手术治疗

病毒性肝炎

病毒性肝炎是指一组由肝炎病毒引起的，以肝脏损害为主的全身性疾病。本病具有传染性强、传播途径复杂、流行面广泛、发病率较高等特点。

病毒性肝炎临床上主要表现为乏力、食欲减退、恶心、呕吐、肝肿大及肝功能损害，部分患者可有黄疸和发热症状，有些患者出现荨麻疹、关节痛或上呼吸道症状。

病毒性肝炎分甲型、乙型、丙型、丁型和戊型肝炎五种，分别简称为甲肝、乙肝、丙肝、丁肝、戊肝。其中甲肝和戊肝是通过消化道传染的，一般能治愈，很少转为慢性肝炎。而乙肝、丙肝和丁肝预后较差，一部分患者可转为慢性肝炎，并有可能逐渐演变成肝硬化及原发性肝癌。

【取穴】

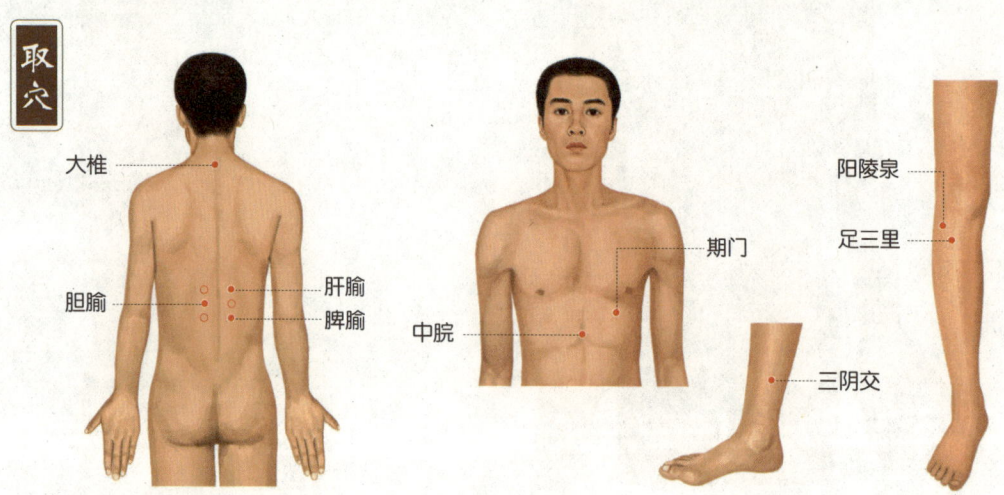

【拔罐方法】

第一天选第一组穴位。患者取坐位，取口径1.5厘米玻璃罐，用闪火法在大椎穴、双侧肝腧穴、双侧胆腧穴拔罐20分钟。

第二天选第二组穴位。患者仰卧，取口径1.5厘米的玻璃罐，用闪火法在中脘穴、双侧期门穴、双侧阳陵泉穴、双侧阴陵泉穴、双侧足三里穴、双侧三阴交穴拔罐20分钟。每天1次，每次1组，两组交替进行，30天为一疗程，休息1周后，可进行第二个疗程。

【医生的叮嘱】

1.患者要多卧床休息，注意饮食要清淡

2.对患者进行隔离，以切断传播途径

3.出现肝性脑病时及时送往医院抢救治疗

关节痛

关节痛是指自觉关节疼痛的症状，是人们日常生活中常见的症状。本病多见于中青年，发病较缓，常见于多关节痛，一个关节痛者少见，膝与髋关节易发病，无红肿及畸形，仅有疼痛，活动不便，行走、劳累、受凉、受湿后加重，血象正常。

关节痛的原因是多方面的，环境中的风寒湿潮，劳累，全身发热性疾病，某些系统病如神经、内分泌、肿瘤都可以引起症状性关节痛，但这种疼痛关节不具有特异性病理变化。另外一种是源自关节病变的疼痛，如类风湿性关节炎、骨关节炎、强直性脊柱炎、痛风等，这种关节痛症状又因其病理和发病机制的不同而各自具有一定的规律性，并且除关节痛外往往伴有关节肿胀。

关节痛如果得不到及时诊断和正确处理，不仅增加患者的痛苦，而且延误病情，甚至造成关节畸形、强直和丧失劳动能力。

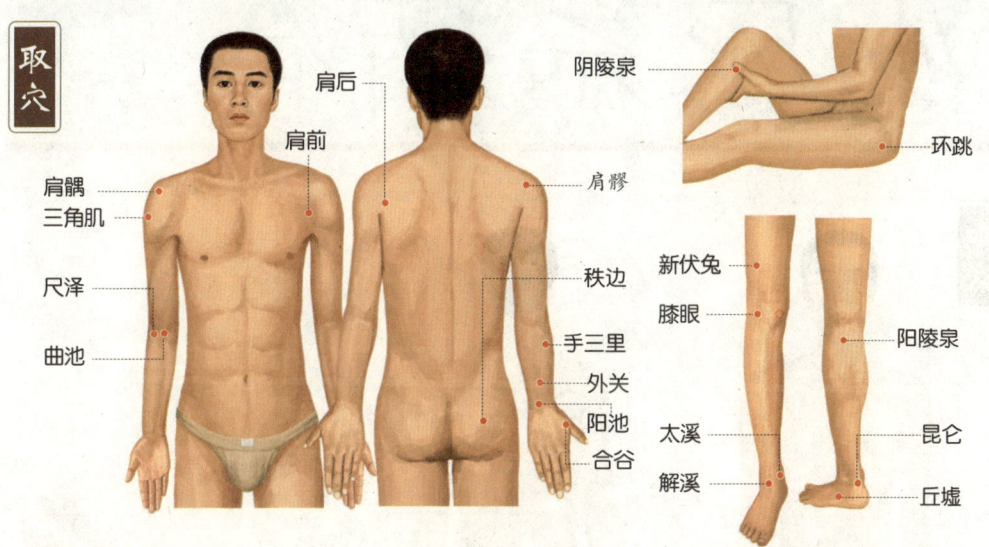

取穴

【拔罐方法】

（1）肩关节痛：患者取坐位，选准肩髃、肩髎、三角肌、肩前和肩后穴位，先针刺得气后，再选口径2厘米的任何一种罐子吸拔，泻法重拔，留罐10分钟。每天一次，15次为一疗程，间休1周，再行下一个疗程。

（2）肘关节痛：患者取仰卧位或坐位，选准曲池、尺泽、手三里，先针刺得气后再选口径2厘米的任何一种罐子吸拔，泻法重拔，留罐10分钟。每天1次，15次为一疗程，间休1周后再行下一个疗程。

（3）腕关节痛：患者取坐位，选准阳池、外关、合谷穴，先针刺得气后，再选口径2厘米的任何一种罐子吸拔，泻法重拔，留罐10分钟。每天1次，15次为一疗程，间休1周后再行下一个疗程。

（4）髋关节痛：患者先取仰卧位，选准新伏兔，先针刺得气后，再选口径4厘米的任何一种罐子重吸拔，留罐10分钟。然后取卧位，选准秩边穴，先针刺得气后再选口径4厘米的任何一种罐子重吸拔。然后再取侧卧位，痛侧在上，选准环跳穴先针刺得气后，再选口径4厘米的任何一种罐子重吸拔，均留罐10分钟。每天1次，15次为一疗程，间休1周再行下一个疗程。

（5）膝关节痛：患者取仰卧位，选准新伏兔、阳陵泉、膝眼穴，先针刺得气后，再选口径1.5~2.5厘米的任何一种罐子重吸拔，留罐10分钟。每天1次，15次为一疗程，间休1周再行下一个疗程。

（6）踝关节痛：患者取坐位，两手抱膝，后背靠床头，选准中封、太溪、解溪、丘墟、昆仑穴，先针刺得气后，选口径1~1.5厘米的任何一种罐子，最好用竹罐重吸拔，留罐10分钟。每天1次，15次为一疗程，间休1周后再行下一个疗程。

【医生的叮嘱】

1. 注意关节保暖及关节功能训练。
2. 也可进行按摩治疗、封闭及舒筋活血止痛药物治疗。

泌尿系结石

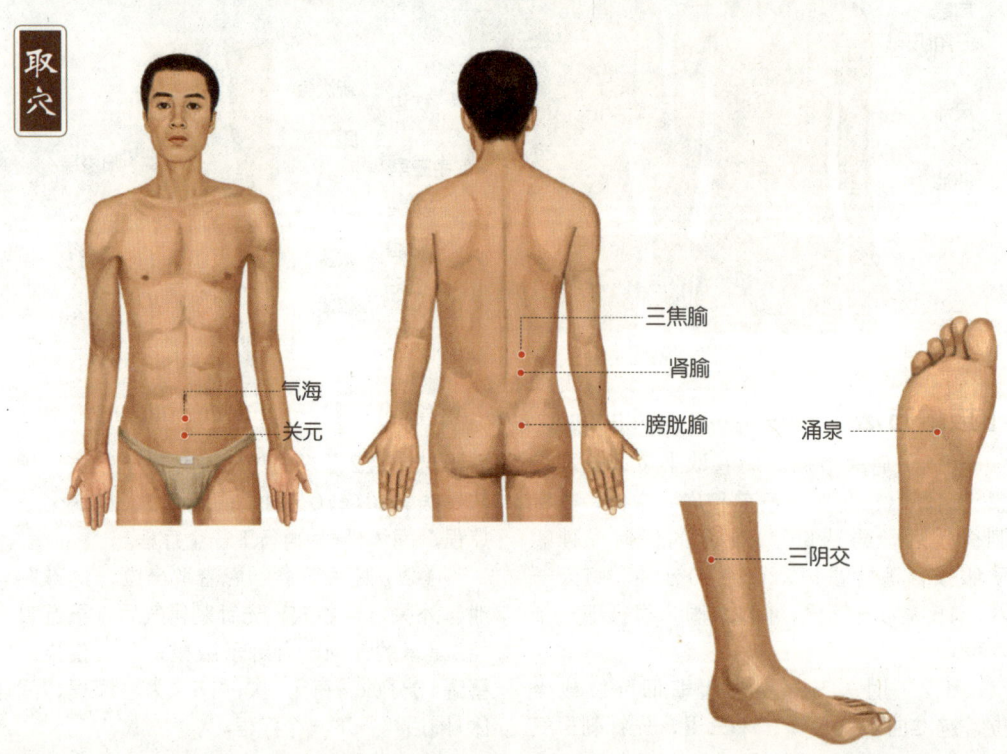

取穴：气海、关元、三焦腧、肾腧、膀胱腧、涌泉、三阴交

【拔罐方法】

让患者仰卧位,先针刺气海、关元、三阴交,得气后再选任何一种罐子吸拔,重刺激,泻法,强力拔,留罐10分钟。然后再俯卧位针刺肾俞、三焦俞、膀胱俞和涌泉,得气后再拔罐,留罐10分钟。每天1次,15次为一疗程,间休1周后再行下一个疗程。罐子的口径根据穴位的解剖情况,选2~4厘米即可。

【医生的叮嘱】

1. 对患者进行解痉止痛,控制感染。
2. 进行排石治疗,由于结石梗阻尿路可施行手术治疗。

急性腰扭伤

急性腰扭伤,俗称"闪腰""岔气",是腰部肌肉、筋膜、韧带等软组织因外力作用突然受到过度牵拉而引起的急性撕裂伤。多数发生在20~30岁男性体力劳动者身上,若不及时治疗可转成慢性腰痛。

患者伤后立即出现腰部疼痛,呈持续性剧痛,次日可因局部出血、肿胀导致腰痛更为严重;也有的只是轻微扭转一下腰部,当时并无明显痛感,但休息后次日感到腰部疼痛。表现为:腰部活动受限,不能挺直,俯、仰、扭转感困难,咳嗽、打喷嚏、大小便时可使疼痛加剧;站立时往往需用手扶住腰部;坐位时需用双手撑于椅子,以减轻疼痛。

本病常发生于搬抬重物、腰部肌肉强力收缩时。

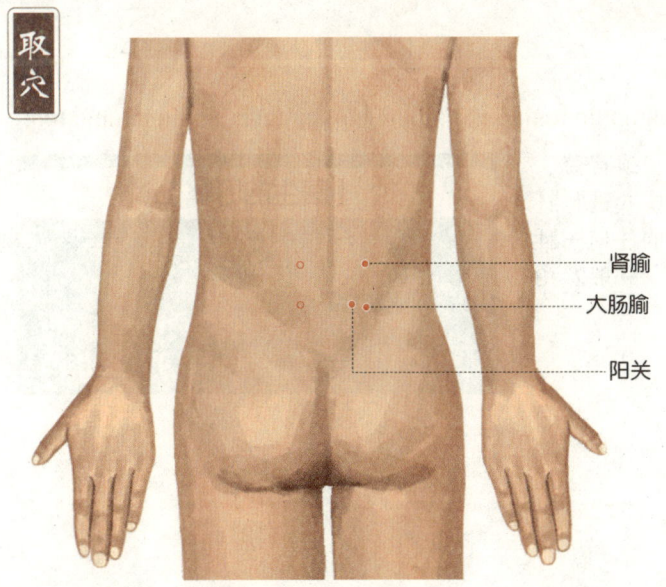

肾俞
大肠俞
阳关

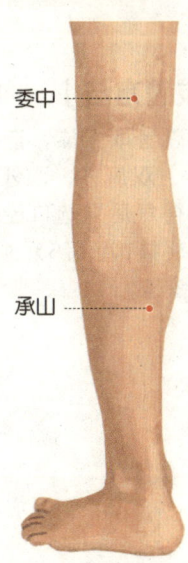

委中
承山

【拔罐方法】

患者俯卧位，先针刺肾俞、阳关、大肠俞、委中、承山，得气后再选口径3厘米的任何一种罐子泻法重拔，留罐10分钟。每天1次，直至痊愈。

【医生的叮嘱】

1.患者注意多卧床休息。
2.可用舒筋活血止痛药物治疗。

落 枕

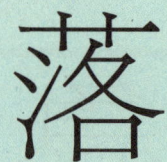

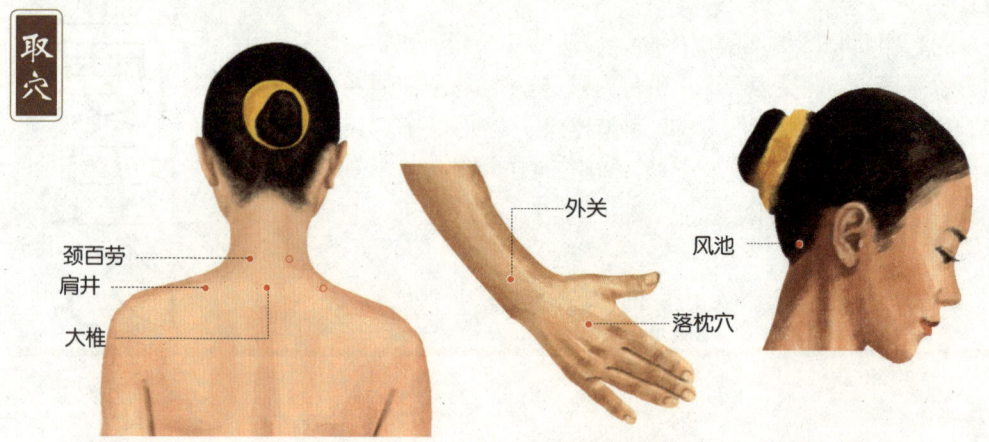

【拔罐方法】

患者取坐位，选准双风池、颈百劳、大椎、双肩井、双外关、双落枕穴进行针刺，得气后再选口径1~2厘米的任何一种罐子轻拔，留罐5分钟。每天1次，一般2~3天可痊愈。

【医生的叮嘱】

1.注意睡眠姿势，枕头要轻、软，高低适合。
2.平时多加强颈部肌肉的训练。
3.理疗、按摩、针灸、牵引均可治疗。

更年期综合征

【注意事项】

1. 保持乐观情绪，克服内向、拘谨、抑郁、多虑等不利心理因素，减少发病率。
2. 注意合理的营养结构，多吃新鲜蔬菜及含维生素丰富的食物。
3. 经常进行体育锻炼，平时注意劳逸结合。
4. 注意清洁卫生，保持外阴清洁，勤洗外阴，勤洗内裤。
5. 在医生指导下使用性激素类药物。
6. 维持适度的性生活，有利于心理、生理健康。

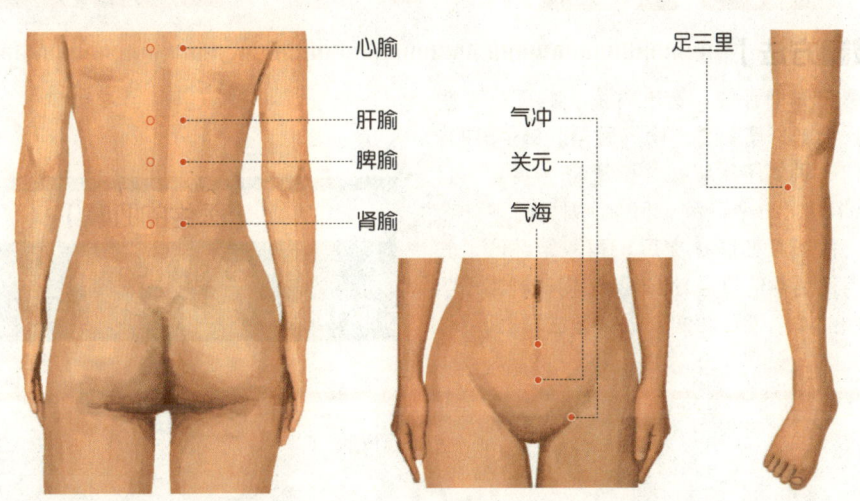

【拔罐方法】

第一天选第一组穴位。患者俯卧，取口径3厘米的玻璃罐，用闪火法在双侧心腧、双侧肝腧、双侧脾腧、双侧肾腧拔罐20分钟。

第二天选第二组穴位。患者仰卧，取口径3厘米的玻璃罐，用闪火法在气海穴、双侧气冲穴、双侧足三里穴拔罐20分钟。

以上每天1次，每次1组，两组交替进行，15天为一个疗程，休息1周后，可进行下一个疗程。

【医生的叮嘱】

1. 此病药物治疗不显著，可采取拔罐疗法，效果较好。
2. 治法以调冲任，调脏腑气血为主。

前列腺病

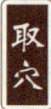
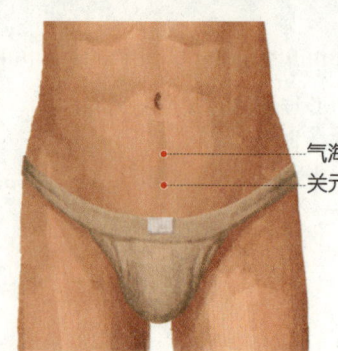
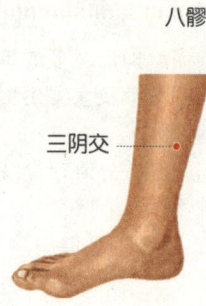
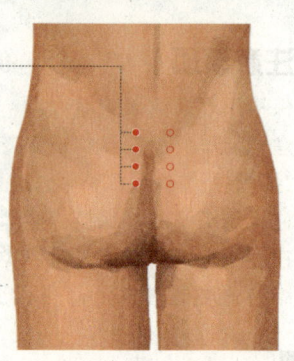

气海
关元
三阴交
八髎

【拔罐方法】

患者先仰卧位，选准气海、关元、三阴交进行针刺，重刺激、得气后再选口径3厘米的任何一种罐子重吸拔，留罐15分钟。每日1次，15次为1个疗程，间休1周再行下一个疗程。腹部及四肢拔完后，再取俯卧位，先针刺得气后再选口径1厘米的任何一种罐子吸拔双侧上次中下八髎穴。吸拔方法同上。

【医生的叮嘱】

可同时进行消炎、理疗、热水坐浴、前列腺按摩、拔罐疗法。

斑秃

斑秃俗称"咬发癣""鬼剃头"，为头部局限性斑状脱发，多见于青壮年。

斑秃的表现为头部突然出现圆形或椭圆形斑状脱发，患处头皮光滑发亮，周缘毛发松动易脱，个别患者头发可全部脱光，叫全秃。严重时眉毛、胡须、腋毛、阴毛也完全脱落，毳毛也可脱落，称普秃。本病可自愈，恢复期的新发常纤细而柔软，呈淡黄或灰白色，日久变粗黑，最后恢复正常。

斑秃通常是由于精神压力过大导致的，也与内分泌、免疫失调、感染等因素有关。中医辨证为由于患者情志抑郁，肝气郁结，过分劳累，导致气滞血瘀，毛发失养所致。一般来说，恢复过程多是先有细小、柔软、白色的毛发生长出，有时可随长随脱，渐渐变粗变黑恢复正常。

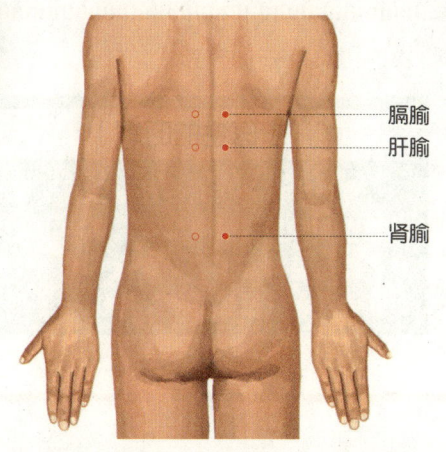

膈俞
肝俞
肾俞

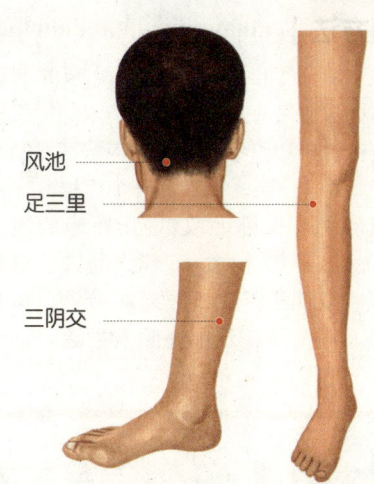

风池
足三里
三阴交

【拔罐方法】

患者取坐位，取口径为1.5厘米的玻璃罐，用闪火法在双侧足三里穴、双侧三阴交穴、双侧风池穴、双侧膈俞穴、双侧肝俞穴、双侧肾俞穴拔罐20分钟。隔日1次，30天为一个疗程，休息1周后，可进行第二个疗程。

【医生的叮嘱】

治疗上以祛风、补益肝肾、行气活血为主。

痛　经

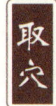

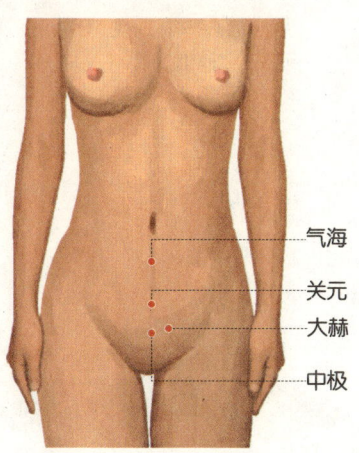

气海
关元
大赫
中极

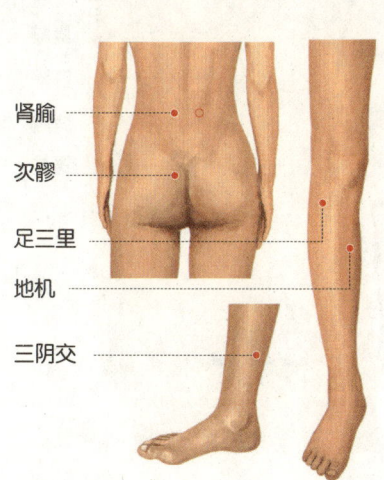

肾俞
次髎
足三里
地机
三阴交

【拔罐方法】

实证：患者仰卧，取口径3厘米的玻璃罐，用闪火法在气海穴、中极穴、双侧地机穴拔罐15分钟，再令患者俯卧，同前法在双侧次髎穴拔罐。每日一次，15次为一个疗程。

虚证：患者仰卧，取口径3厘米的玻璃罐，用闪火法在关元穴、双侧大赫穴、双侧足三里穴、双侧三阴交穴拔罐10分钟，再令患者俯卧，同前法在双侧肾腧穴拔罐。每天1次，15次为一个疗程。

【医生的叮嘱】

首先辨清是功能性还是器质性痛经，功能性痛经拔罐效果显著，基本上可以痊愈；器质性痛经要及时进行手术、抗炎等对症治疗，一般拔罐效果不佳。

闭 经

取穴

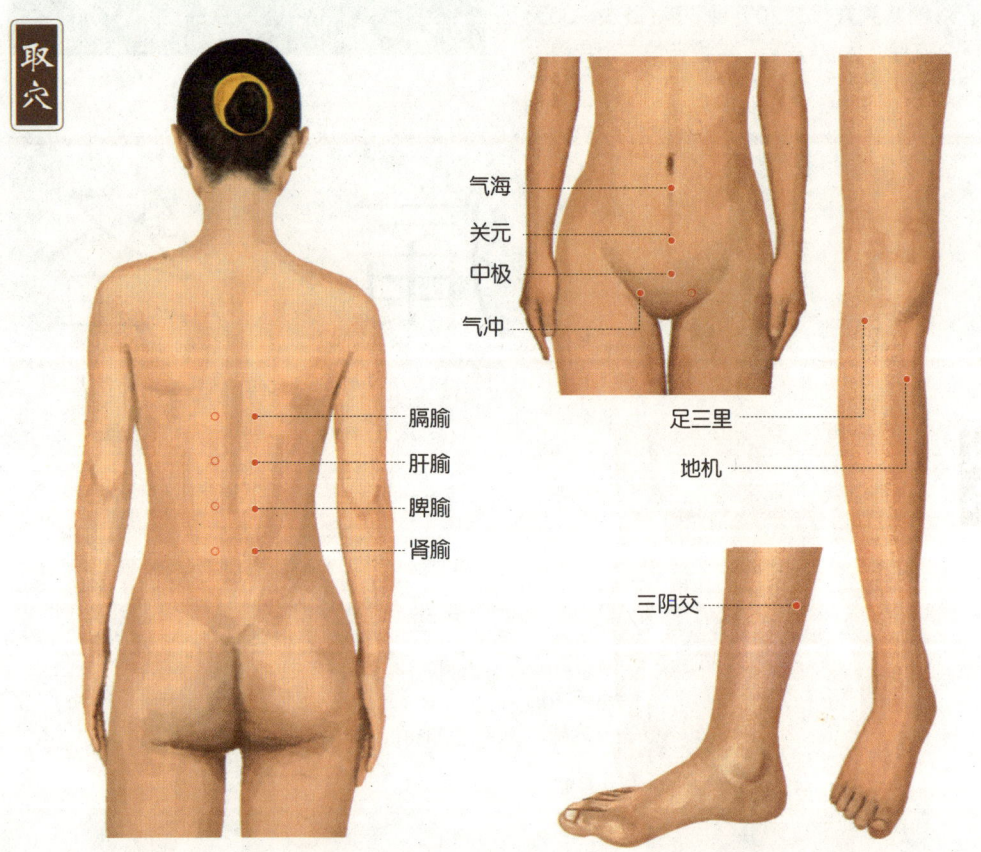

膈腧
肝腧
脾腧
肾腧

气海
关元
中极
气冲

足三里
地机

三阴交

【拔罐方法】

实证：患者仰卧，取口径3厘米的陶罐，用闪火法在关元穴、中极穴、双气冲穴、双侧地机穴、双侧三阴交穴拔罐15分钟。每天1次，10次为一疗程。

虚证：患者仰卧，取口径3厘米的陶罐，用闪火法在气海穴、关元穴、双侧足三里穴、双侧三阴交穴拔10分钟，再令患者俯卧，同前法在双侧膈腧、肝腧、脾腧、肾腧拔罐。

【医生的叮嘱】

实证治疗以行气活血、温经通脉、祛邪行滞为主。虚证治疗以调理冲任、健脾和胃、补益肝肾为主。

慢性盆腔炎

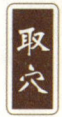

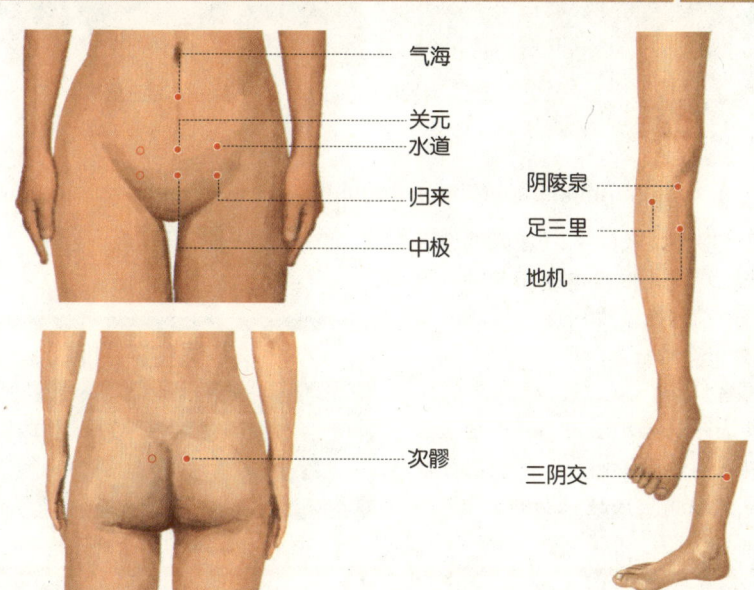

气海
关元
水道
归来
中极
次髎
阴陵泉
足三里
地机
三阴交

【拔罐方法】

第一天选第一组穴位。患者仰卧，取口径3厘米的玻璃罐，在中极穴、双侧水道穴、双侧归来穴拔罐，再令患者俯卧，同前法在双侧次髎穴拔罐20分钟。

第二天选第二组穴位。患者仰卧，取口径3厘米的玻璃罐，用闪火法在气海、关元穴、双侧足三里穴、双侧地机穴、双侧阴陵泉穴拔罐20分钟。

以上疗法每天1次，每次1组，两组交替进行，30天为一个疗程。

【医生的叮嘱】

可采取手术及药物治疗，但也可用拔罐疗法。

缺乳

产妇在哺乳期内，乳汁甚少或全无，称为"缺乳"，亦称"乳汁不行"或"乳汁不足"。

产后缺乳通常表现为产生乳少，甚或全无，乳汁清稀，乳房柔软，无胀满感，神倦食少等，或者表现为产后乳汁涩少，浓稠，或乳汁不下，乳房胀硬疼痛，情绪抑郁，食欲不振等。

乳汁过少可能由乳腺发育较差，产后出血过多或情绪欠佳等因素引起，感染、腹泻、便溏等也可使乳汁缺少，或因乳汁不能畅流所致。

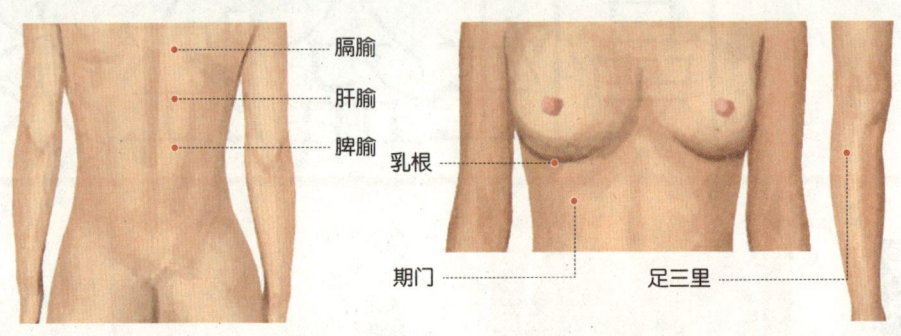

取穴：膈俞、肝俞、脾俞、乳根、期门、足三里

【拔罐方法】

实证：患者仰卧，取口径1.5厘米的玻璃罐，用闪火法在双侧乳根穴拔罐15分钟，再令患者俯卧，同前法在双侧肝俞穴拔罐。每天1次，15次为一个疗程。

虚证：患者仰卧，取口径1.5厘米的玻璃罐，用闪火法在双侧乳根穴、双侧足三里穴拔罐15分钟，再令患者俯卧，同前法在双侧脾俞穴、双侧膈俞穴拔罐15分钟。每日1次，15次为一个疗程。

【医生的叮嘱】

1. 患者要注意调节情绪，解除恼怒思虑。
2. 注意多喝汤水，多吃易消化、有营养的食物。

脱肛

脱肛分为两种。一种是外脱肛，指肛管、直肠黏膜、直肠全层或部分乙状结肠脱出肛门外；一种是内脱肛，指乙状结肠或直肠向下移位，在直肠内形成套叠状，尚未脱出肛门外。脱肛多见于老年人、小儿和多产妇女。

本病多由于先天不足，或久泻久痢，或长期便秘、咳嗽，或妇女分娩过多及产程过长等，使中气下陷，升举无力，以致脱肛，或者是局部组织软弱，加上慢性腹泻或咳嗽，小儿笑闹腹压加大而导致。

取穴

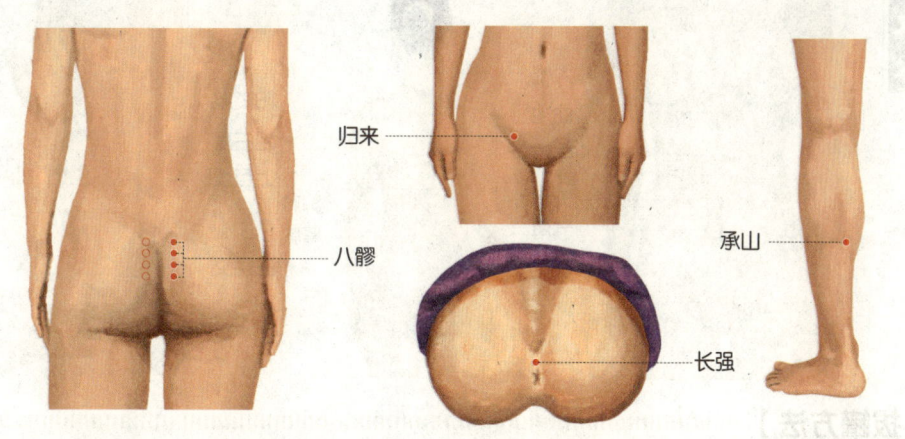

归来　八髎　承山　长强

【拔罐方法】

先让患者仰卧位，针刺归来，用补法，得气后再选口径3厘米的任何一种罐子吸拔，留罐5分钟；然后取截石位，先针刺长强穴，得气后再选口径1.5厘米的任何一种罐子吸拔长强穴，留罐5分钟；再取俯卧位，针刺八髎穴，得气后再选口径3厘米的任何一种罐子吸拔，留罐5分钟；再针刺承山穴，得气后选口径2.5厘米的任何一种罐子吸拔，留罐5分钟。每天1次，15次为一疗程，间休1周后再行下个疗程。

【医生的叮嘱】

1. 初期和中期加强锻炼，训练提肛肌，以治疗腹泻、咳嗽等加大腹腔内压的疾病。
2. 理疗、针灸、拔罐均可治疗。
3. 后期应进行手术治疗。

细菌性痢疾

　　细菌性痢疾，简称菌痢，是由痢疾杆菌引起的以腹泻为主要症状的肠道传染病。主要临床表现为腹痛、腹泻、里急后重、脓血样大便，伴有发热。中毒型急性发作时，可出现高热并出现感染性休克症状，有时出现脑水肿和呼吸衰竭。

　　细菌性痢疾根据病程长短分为急性和慢性两种，急性分为普通型、轻型和中毒型；而慢性又分为迁延型、隐匿型和急性发作型三型。慢性痢疾有的会经久不愈，有的会反复急性发作，严重影响身体健康，并长期成为传染源。

　　细菌性痢疾全年均可发病，但有明显季节性。夏秋季有利于苍蝇孳生及细菌繁殖，且人们喜食生冷食物，故夏秋季多发。发病以儿童为主，其次为中青年。该病是我国的多发病之一。病后仅有短暂和不稳定的免疫力，人类对本病普遍易感。

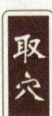取穴

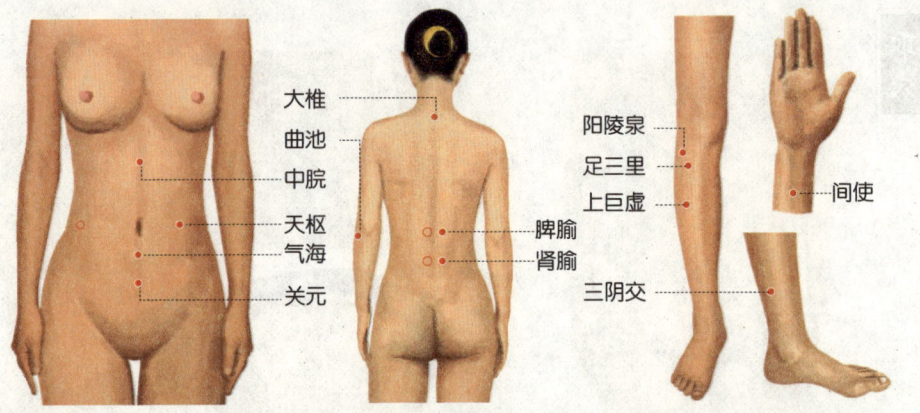

大椎 曲池 中脘 天枢 气海 关元 脾俞 肾俞 阳陵泉 足三里 上巨虚 三阴交 间使

【拔罐方法】

1. 急性细菌性痢疾：先仰卧位，泻法，针刺和吸拔腹部穴位，然后俯卧位，针刺和吸拔腰背部穴位。留罐15分钟。每天1次，直至治愈。

2. 慢性细菌性痢疾：先仰卧位，双膝屈曲，轻刺激，针灸得气后，选口径3厘米的任何一种罐子吸拔，留罐10分钟。每天1次，15天为一疗程，间休1周再行下一个疗程。

【医生的叮嘱】

1. 对患者进行消炎、补液，对症处理。
2. 饮食要注意卫生。
3. 对患者进行隔离治疗，易切断传播途径。

肩周炎

取穴

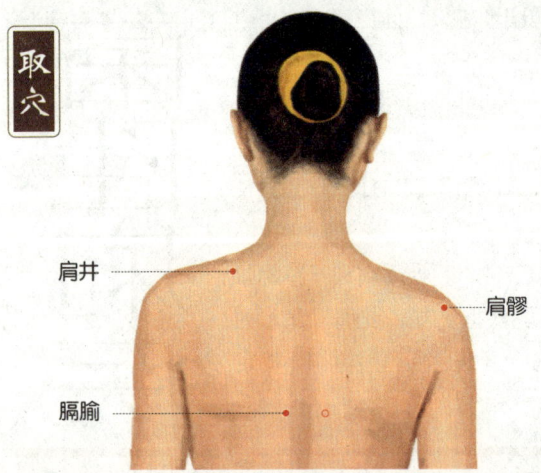

肩井 肩髎 膈俞

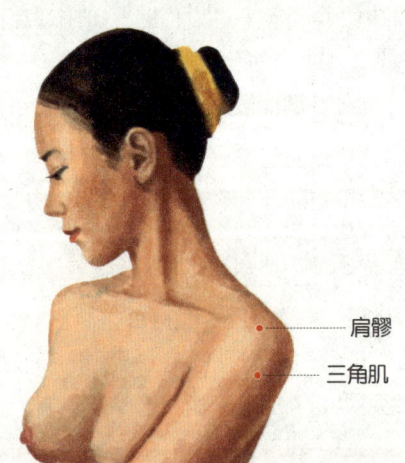

肩髎 三角肌

【拔罐方法】

患者取坐位，选准肩井、肩髎、三角肌、肩髃进行针刺，得气后再选口径3厘米的任何一种罐子进行重吸拔，留罐10分钟。每天1次，15次为一疗程，间休1周可进行下一个疗程。

【医生的叮嘱】

1. 治疗的重点是舒筋活络止痛。
2. 可同时进行理疗、按摩、封闭、针灸、训练运动、拔罐、中药熏蒸等。

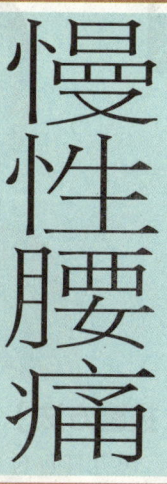

慢性腰痛

没有明显外伤史的腰部慢性软组织损伤，统称为腰部劳损，又称慢性腰痛。慢性腰痛病的类型很多，大致有韧带劳损、筋膜劳损、腰肌劳损、第三横突综合征及梨状肌综合征等等。且病程较长，时轻时重，反复发作，为骨伤科临床之常见病和多发病。

慢性腰痛的主要临床表现有腰部疼痛，或软弱无力，或牵掣酸胀不适，时轻时重，一般劳累后加重。患者腰部活动可无明显限制，或影响不大，病变部位常触及多处压痛点，并可见肌肉痉挛、拘急等。

慢性腰痛的发生发展是一个缓慢的过程，造成慢性腰痛的病因很多，主要的有急性扭伤未治愈迁延而致，腰部慢性肌肉和韧带的损伤，劳动时用力不当等，也有的由脊椎病变或肾及盆腔内生殖系统疾病导致。

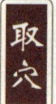

取穴

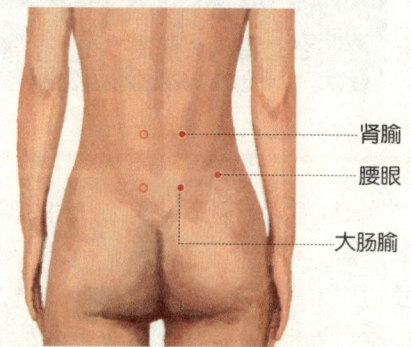

肾俞
腰眼
大肠俞

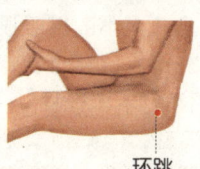

环跳　委中

【拔罐方法】

患者取俯卧位，先选准双腰眼、双肾俞、双大肠俞、双委中，或每天只选腰痛的一侧针刺，得气后再选口径3.5厘米的任何一种罐子吸拔，重拔泻法，留罐10分钟。然后再取侧卧位，疼痛侧在上，选准环跳穴针刺，进针5～6厘米，得气后选口径3.5厘米的任何一种罐子吸拔，留罐10分钟。每天1次，15次为一疗程，间休1周后可再行下一个疗程。

【医生的叮嘱】

1. 注意工作及生活中腰部的姿势，加强腰部肌肉的训练。
2. 同时进行按摩、理疗及舒筋活血止痛药物的治疗。

百日咳

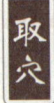

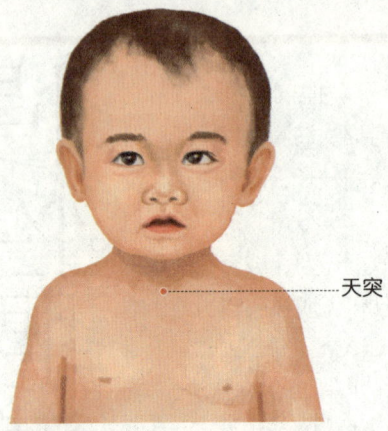

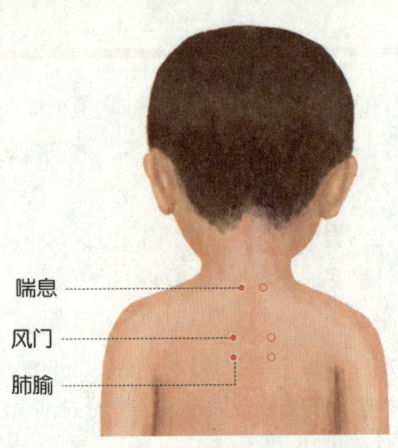

天突　喘息　风门　肺腧

【拔罐方法】

患儿仰卧位，肩垫高，充分暴露天突穴，用适合患儿大小的罐轻拔，留罐3分钟。然后俯卧位，用适合患儿大小的罐吸拔喘息、风门、肺腧，留罐3分钟。每天1次，15次为一疗程，间休1周后再行下个疗程。

【医生的叮嘱】

1. 对患者进行病因治疗，对症治疗。
2. 针灸、理疗、拔罐均可治疗此疾。

遗尿

遗尿俗称尿床、夜尿症，中医称之为遗溺、遗溲，是指尿液不能随意控制，而自行排出的一种病症。

遗尿表现有夜间尿床，白天尿多、尿频，并伴有睡觉深沉，不易叫醒，强拉下床仍迷糊不清，记忆力差，反应迟钝，注意力不集中等。多数尿床儿童存在不同程度的心理问题：性格内向、缺乏自信心、不爱与人交往、自卑、处事能力差，严重影响孩子的学习和健康成长。

引起遗尿的因素包括：1. 遗传因素：遗尿患者常在同一家族中发病，其发生率为20%～50%；2. 睡眠机制障碍：异常的熟睡抑制了间脑排尿中枢的功能；3. 泌尿系统解剖或功能障碍：泌尿通路狭窄梗阻、膀胱发育变异、尿道感染、膀胱容量及内压改变等均可引起遗尿；4. 控制排尿的中枢神经系统功能发育迟缓。

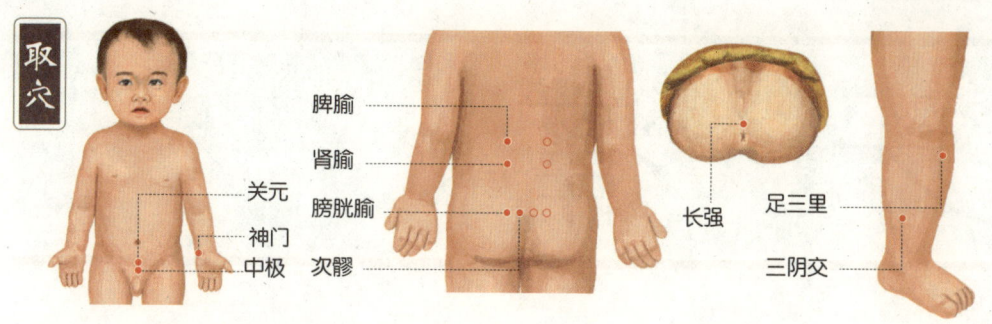

【拔罐方法】

选取肾俞、膀胱俞、关元、中极和三阴交。有梦者加拔神门；食欲不振者加拔脾俞、足三里；日久者加拔次髎、长强。以上都采用泻法，强刺激，重吸拔，留罐10分钟，每天1次，15次为1疗程，间休1周后再行下个疗程。

【医生的叮嘱】

1.患者要注意培养按时排尿的条件反射。
2.针灸、点穴、按摩、理疗、拔罐均可采用。

慢性鼻炎

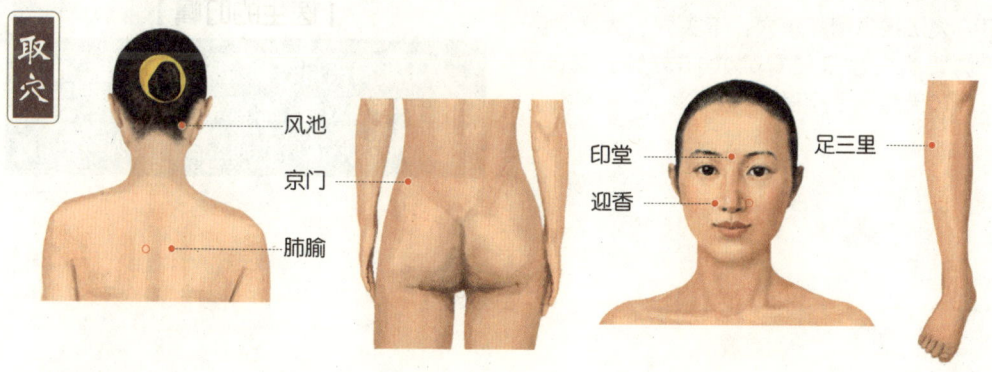

【拔罐方法】

患者取坐位，取口径1.5厘米的玻璃罐，用闪火法在双侧迎香穴、印堂穴、双侧足三里穴、双侧肺俞穴、双侧风门穴拔罐20分钟。隔日1次，20天为一个疗程。

【医生的叮嘱】

施治时以清热宣肺、通鼻窍为主。

牙 痛

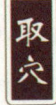

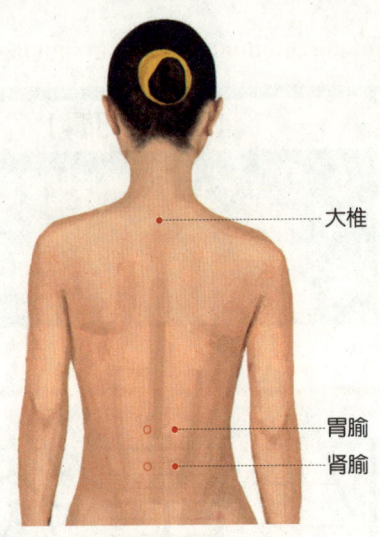

大椎

胃腧
肾腧

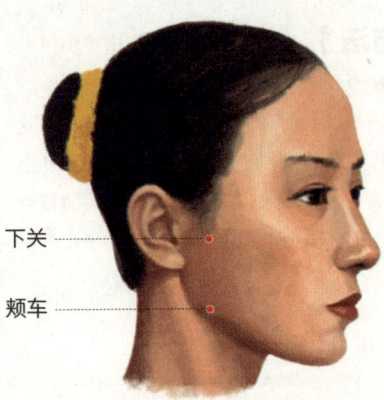

下关
颊车

【拔罐方法】

患者取坐位,取口径1.5厘米的玻璃罐,用闪火法拔患侧颊车穴、下关穴、大椎穴、双侧肾腧穴、双侧胃腧穴10分钟。每天1次,10天为一个疗程。

【医生的叮嘱】

1.此病采用药物治疗效果不佳,反复用拔罐疗法效果比较显著。

2.治法以消肿止痛、滋阴泻火为主。

附

家庭常用的拔罐器具

用什么来做吸拔的罐子呢？民间应用都是很随便的，有的用小瓷杯，有的用玻璃小茶杯，有的用各种不同规格的陶瓷或玻璃做的罐头瓶子，更多的是用"米升"（家里日常量米用的竹筒），这些都可以达到治疗目的。其实，只要能够吸牢皮肤，而又不损伤皮肤的类似东西，都可以用来做吸拔的罐子，瓷的、陶的、玻璃的、竹子的都可以。一般医疗机构最常用的是特制玻璃罐。下面简单介绍几种常见的吸拔罐。

玻璃罐

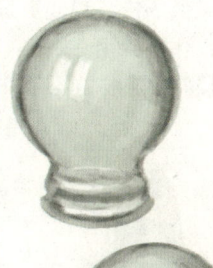

这种罐子是用玻璃在玻璃制品加工厂特殊制作的。形如笆斗，肚子大口小，口边外翻，有大、中、小三型。

市面上出售的玻璃罐分别为1、2、3、4号，以1、2号最适宜，1号容积为40毫米，2号容积为80毫米，口径一般是4～8厘米。

优点：罐子质料透明，最适于刺络拔罐应用，吸着后可以从外面看到皮肤的变化、出血多少，容易估量吸拔的力量，便于掌握情况。并且价格便宜，易消毒，耐高温高压。

缺点：易破碎。

陶瓷罐

这种罐子在民间应用较普遍，其材料为陶土，在陶瓷厂特殊制作，罐口光滑圆整，口底平，肚子大，如陶瓷鼓，有大小不等的各种规格。因为其状像缸，所以也有人叫它"小缸""瓷鼓"。

优点：宜于消毒，吸拔力强，价格便宜。

缺点：因不透明，无法观察出血量，故不宜用做血罐。另因罐口内陷，吸拔力大时患者会感到罐口边缘处过分压痛。

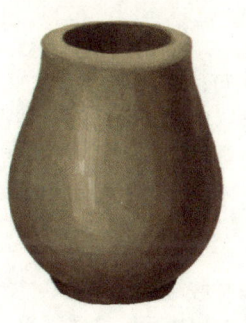
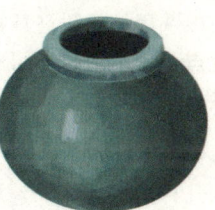

竹罐	大致分为两种： 一种是用老竹逐节锯断，一端去节作口，一端留节作底。在竹制品加工厂里，刮去外青皮，车成圆柱形。然后按竹的大小分别制成4～6厘米、6～8厘米、8～10厘米、10～12厘米4种口径不同的罐子，这种罐子经久耐用，不易破裂。 另一种是选择质坚而老的小竹子，逐节锯断，一端留节作底，另一端去节作口，口径为1.5～5厘米，长为8～10厘米，刮掉外青皮，罐口磨光。这种小竹罐适用于吸拔四肢关节上的部位，口径稍大的也可吸拔在腰背部和臀部的穴位上。 民间应用各取所需，大小不一，无统一规格，怎么方便怎么做，可按一般习惯使用。当然能按不同规格、大小、形状的罐子来做治疗，那就更好了。 **优点：**取材容易，经济实用，轻巧，适于药煮，作药罐用。 **缺点：**不透明；必须注意保存，否则容易燥裂；吸拔力不够大。 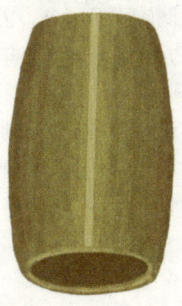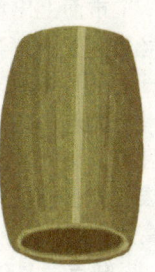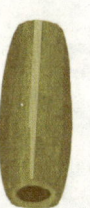
负压罐	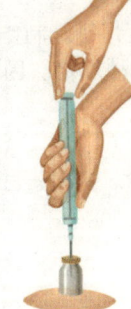负压罐是用抽气法将特别罐体形成负压，吸拔在穴位上，使皮下及浅层肌肉充血。一种是特制罐具，医药商店有售；一种是自制罐具，目前多为用青霉素小瓶去底磨平为罐口，用清洁的注射器将罐体抽成负压，按在所选择的穴位上。 **优点：**使用方便，没有烫伤的顾虑。 **缺点：**没有温热感，不能做手法。
代用罐	代用罐是日常生活中随手可用的应急器皿，如大罐头瓶、瓷酸奶瓶、茶杯等都可以选用。用时注意挑选罐口平滑的器皿，并视情况打磨光滑后再使用。 **优点：**就地取材，可应急需。 **缺点：**因为是随机取用，不好掌握，效果也不好观察。

除以上介绍的几种拔罐器具外，还有橡胶罐、牛角罐、木火罐、金属罐、电罐、瓷罐等多样罐具，都在实际应用中有其独到的特点和功用，这里不再一一介绍。

第四章 手疗治百病

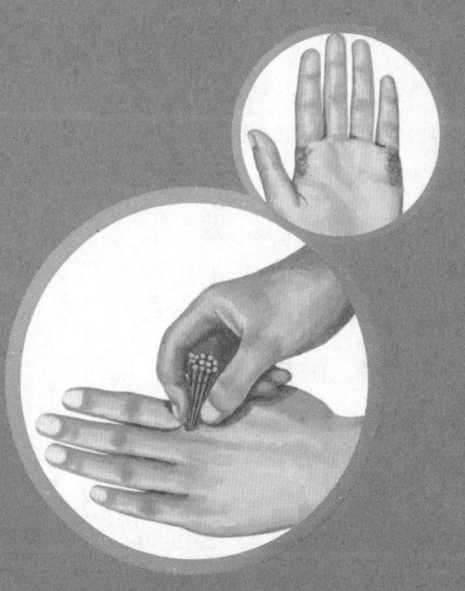
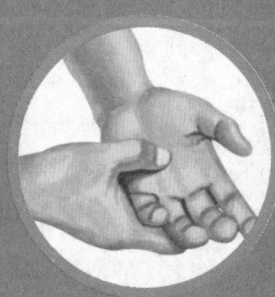

手疗治百病 治百病

手是人体非常重要的一个组成部分。手骨由54块骨骼、几十个关节、数十条肌肉和多条韧带组成。手掌皮下的血液循环极为丰富，有极为丰富的毛细血管网和末梢神经。手部有六条手经分布，分别是手太阴肺经、手厥阴心包经、手少阴心经、手阳明大肠经、手少阳三焦经和手太阳小肠经。其中手三阳经从手走头，与大脑及头面部各器官直接联系；手三阴经由胸走手，与心、心包、肺等胸部脏器密切联系；手三阳经和手三阴经分别在头面和胸腹部与足三阳经、足三阴经交接，并通过经脉循行与任、督脉相联系，从而与全身各脏腑、组织、器官相沟通。手部贯通十四经气，分布的穴位、经外奇穴、特定穴和病理反应点等近400个，病理反射区70多个。因此，双手特别敏感，且功能齐备，为人体使用最多的组织器官，与身体健康有着密切的关系。

人体是一个统一的整体，脏腑、组织、器官的生理功能和病理变化都能反映到手部。实际上，不论哪种疾病，多少跟内脏器官都有关联，而手掌又是观察内脏的窗口，它可以反映内脏发出的求救信号，让人防患于未然。因此当患上某种疾病时，双手总会出现相应的征兆。反过来说，观察手掌上的变化，同样也能明白内脏现状及其机能活动。如头脑血液循环不良者，可在指甲部出现黑红瘀斑；肝脏功能异常者，其中指与无名指间的皮肤会变粗、变硬；发生便秘时，五指不能轻松张开，食指靠近中指内侧根部会有酸痛感；微量元素锌缺乏时，手指尖可出现糜烂、脱屑；胃肠功能不好者，其食指的半月甲呈粉红色等。

以上说明了人体双手与全身各脏腑、组织、器官有着密切的联系，双手确实能反映某些脏腑、组织和器官的病理变化。因此，我们可以直接从手上获取信息，即刻进行分析、判断人的健康状况，并通过手疗治疗相关的疾病。

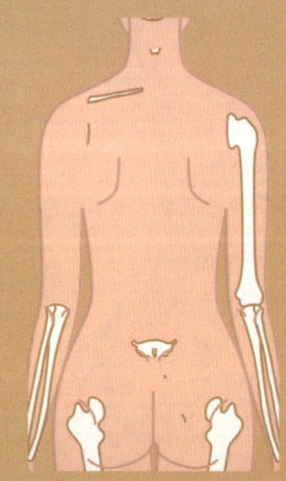

3种流行的手部疗法

人的双手分布有丰富的神经与血管。中医学认为，手为手三阴经与手三阳经经脉交会之处，还有更多的经外奇穴与有效刺激点。手通过经络直接或间接与十二经脉、五脏六腑相通。现代医学认为，手部位结构精细，血管神经丰富，皮下脂肪较少，对外界刺激反应敏感，有利于药物的渗透与吸收。手是一个相对独立的部分，但人体的每个脏腑器官均在手上有相应的反应点，内在脏腑器官的信息可以通过这些反应点反映出来，故而对这些反应点进行按摩、刺激，就能有效地调整脏腑器官的功能，充分改善人体的生物功能，起到治疗疾病、养生保健、延年益寿的作用。

手掌刺激术

手掌中的某一点、某一区和内脏中的某一部位相关联，对这些点或区进行适当的刺激，能够收到很好的效果（见图①~⑥）。

实际治疗症状时，刺激可分强、弱、缓三种程度。

（1）强刺激——时间很短，刺激强烈，有刺痛感，如用指头按压，或用拧捏等方式。

（2）弱刺激——需要花费一定的时间给予适度的刺激，其要点是在感到若有若无的刺激时便停止，如用指头点按，或用不停的轻压方式。

（3）缓刺激——刺激与刺激间所间隔的时间较长，也就是要花较长时间进行刺激。重

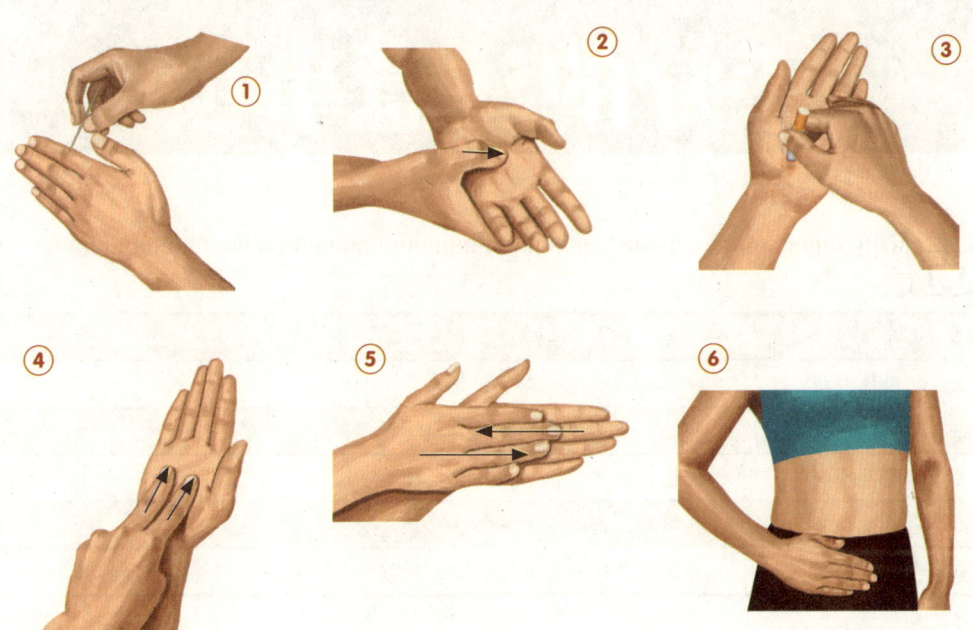

点在于一旦刺激,千万不可性急,必须耐心地持续进行。

以上三种刺激法除用手指外,还可使用牙签、发夹,甚至香烟头,这要看具体的场合来运用。

刺激的最大好处是方法非常简单,效果也非常显著。所以,当你发现某种症状时,马上刺激手掌,只要方法正确,必能收到预期的效果。

手掌按摩术

手,是动作既灵活又敏感的部分。手掌上有许多重要的穴位。从解剖学的观点来看,"穴位"是一种总合神经纤维组织的"神经丛"。神经和肌肉中或许有像"经络"那样接受刺激的线路。根据很多人多年的经验,目前已经明确了"疼痛与穴道""治疗与穴道"的关系。如果能够集中力量对这些穴位加以按摩或搓揉,便能疏通经络,改善气血运行,达到防治多种病症的效果。

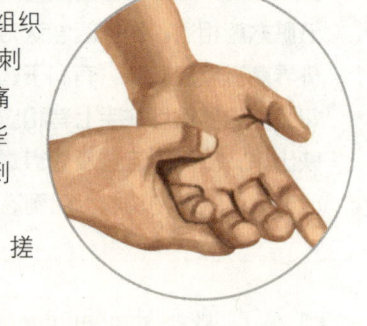

按摩穴位有种种好处,所以我们若经常两手相互按摩、搓揉,也是一种极好的保健法。

手掌贴放术

当人们在痛、病、衰弱时,会本能地将自己的手掌贴放在患部,并加以压迫,促进全身紧张,减轻痛苦。这样做的同时,会将神经和血液循环、血压以及内分泌的功能加以调整,从而促使病痛痊愈,我们就把它称为手掌贴放术。

在手掌贴放术里,如果是医患双方,则注重双方的气息相同,也就是彼此的呼吸要一致。

手疗的注意事项

适应证

1	炎症疾病	咽喉炎、鼻炎、肩周炎、胆囊炎、关节炎等
2	功能性疾病	月经不调、痛经、胃痉挛等
3	疼痛性疾病	神经性头痛、牙痛、胸痛、坐骨神经痛、腹痛等
4	神经性疾病	神经症、面肌痉挛、神经性耳聋等
5	急性疾病	高热惊厥、癫痫急性发作、急性胃炎等
6	慢性疾病	胃溃疡、慢性胃肠炎、腹泻、风湿病、关节炎、腰肌劳损等

禁忌证

手疗虽然适用范围广泛、疗效好、无副作用，但对某些病势急迫、病情严重的病症仍然不宜使用。以下几种病症需谨慎对待：

1. 严重的出血性疾病：如脑出血、子宫出血、内脏出血等。
2. 急性高热病症：如败血症等。
3. 妇女月经期及妊娠期。
4. 急性中毒：如食物中毒、煤气中毒、药物中毒、酒精中毒等。
5. 心肌梗死、严重肾衰竭、心衰竭等。
6. 某些外科疾病：如急性腹膜炎、肠穿孔、急性阑尾炎、骨折等。
7. 传染病：如霍乱、流脑、肝炎、结核、淋病等。
8. 慢性疾病的急性发作期：如高血压危象、低血压休克、糖尿病酮症酸中毒等。

上述病症，应及时采用药物、手术等治疗措施，待病情稳定后，再以手疗作为辅助手段进行调理性治疗。

特别提醒

1. 保持双手清洁温暖，指甲常修剪。
2. 暴饮、饱餐、洗澡1小时内及过度疲劳之余均不宜做手疗。
3. 治疗腰部、颈部及各种关节、软组织扭伤时，应边施手法，边嘱咐患者活动，病痛严重时还必须直接按摩患部。
4. 对症选穴后，采用指尖点按或按揉手法，力量要柔和深透，每次3~5分钟。
5. 手穴部位比较小，按摩时，有些穴位亦可用一些器械代替操作，如用牙签、笔尖等（必须光滑圆润）按压穴位。
6. 严重病症应以药物和其他疗法为主，手疗为辅。
7. 治疗中如出现一些反应，应及时处理。
8. 手疗要有毅力和恒心。

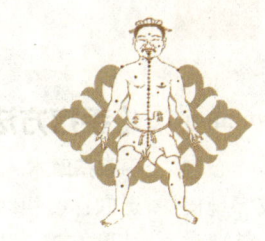

手疗治疗15种常见病

心脏病

心脏病是心脏疾病的总称，包括风湿性心脏病、先天性心脏病、高血压性心脏病、冠心病、心肌炎等各种心脏病。常见症状有：

1. 心悸：心悸是指在心前区感到的心脏咚、咚的跳动。通常正常人在静息状态下感觉不到心跳。
2. 气促：指呼吸次数增多而且急促。
3. 呼吸困难、哮喘：引起呼吸困难的疾病主要有心脏疾病、肺的疾病、呼吸道的疾病，其次是脑的疾病，贫血、糖尿病、尿毒症等。
4. 水肿：水肿是心脏疾病发展到某种程度后的主要症状之一。

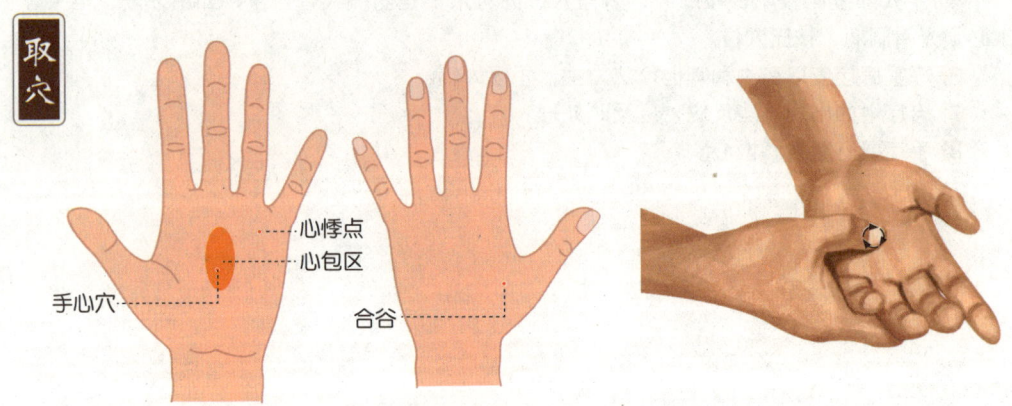

取穴：心悸点、心包区、手心穴、合谷

【手部征象】

手掌的正中心称为手心，又称"心包区"。如果指压心包区有压痛感，或出现皮肤过硬、过柔、过冷、过热等现象，就要注意可能心脏已经有异常。

【手疗方法】

手掌按摩术
选穴：心包区。
按摩方法：用手指按摩心包区，心悸点、手心穴、合谷，每手每穴3分钟，按摩后再用双手互擦心悸点、手心穴穴区，发热为度，每日数次。

高血压

【注意事项】

1. 诊断不清，请教医生。有的高血压病患者，血压不稳定或诊断不清，不知是否适合手疗，这种情况下，最好要先看医生，商量之后再决定是否可行。
2. 戒烟戒酒，节制饮食，忌食高脂肪食品，控制盐的摄入量，防止体重增加。
3. 适当参加体育锻炼，避免孤独疲劳，保证足够的睡眠。
4. 保持心情舒畅，心绪稳定。
5. 对于年龄较大的高血压患者应该禁止趴着看书、看电视，避免引起血中养分不足，肌肉收缩，血压升高，血管压力增高，从而造成脑血管破裂。
6. 患者起床后只能做一些轻微的动作，如甩手、散步等，慢慢增加活动量，以免马上运动造成心肌缺血等意外情况。

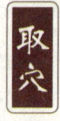

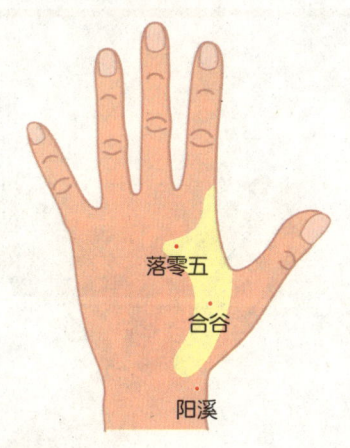

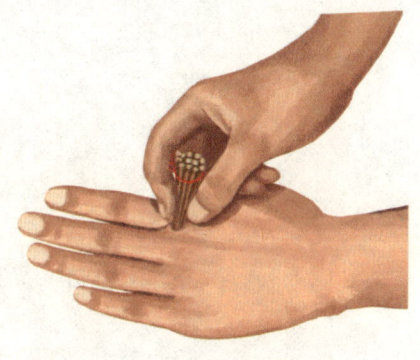

【手部征象】

拍打手背上的阳溪穴时，有剧烈疼痛的感觉。阳溪穴在手背上，也称为"血压反应区"，可以反映高血压的初期症状，是一个极为重要的穴道。

【手疗方法】

手掌刺激术
选穴：阳溪、合谷、落零五。

刺激方法：拿十根牙签捆成一束，对阳溪穴进行强刺激。剧痛感是因为废弃物质堆积在血管内，造成血液阻塞所引起的。所以，单纯的按摩并不能收到最佳效果。

随症配穴：血压反应区上，除了阳溪穴外，还有合谷穴和落零五穴。高压如果达到了180～200毫米汞柱应刺激合谷穴；若超过了200毫米汞柱，则应刺激落零五穴，也可以两穴依次刺激。

低血压

低血压是一种常见的以体循环动脉血压降低为主的临床症候群，是指动脉血压的收缩压（俗称高压）低于12千帕（90毫米汞柱），舒张压（俗称低压）低于8千帕（60毫米汞柱）。成人正常血压低于90/60毫米汞柱，老年人低于100/70毫米汞柱，也称为低血压。低血压可分为急性和慢性两种。

低血压患者主要临床表现：病情轻微症状有：头晕、头痛、食欲不振、疲劳、脸色苍白、消化不良、晕车船等；严重症状包括：直立性眩晕、四肢冷、心悸、呼吸困难、共济失调、发音含糊甚至昏厥，需长期卧床。

这些症状主要因血压下降，导致血液循环缓慢，远端毛细血管缺血，以致影响组织细胞氧气和营养的供应，二氧化碳及代谢废物的排泄，尤其影响了大脑和心脏的血液供应。长期如此使机体功能大大下降，主要危害包括：视力、听力下降，诱发或加重老年性痴呆，头晕、昏厥、跌倒、骨折发生率大大增加。乏力、精神疲惫、心情压抑、忧郁等情况会经常发生，影响了患者的生活质量。

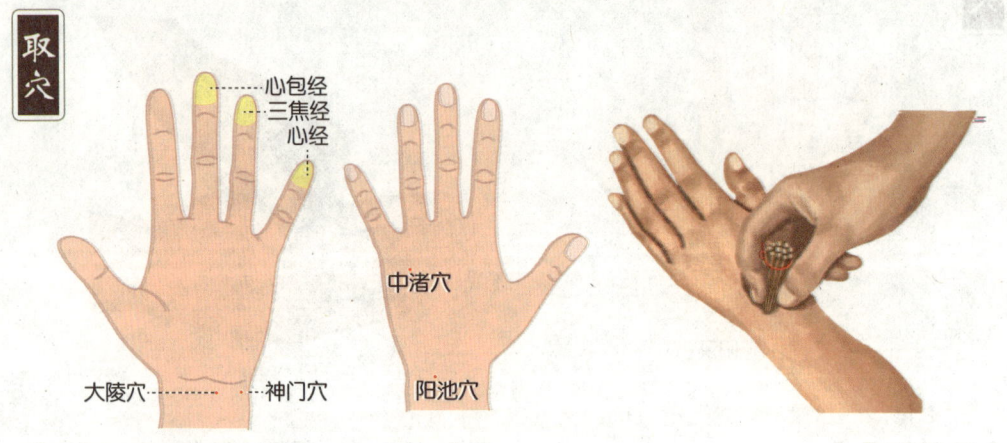

【手部征象】

中指近掌第一节右侧的带状区域有白色或花白色斑点。

【手疗方法】

手掌刺激术

选穴：心经、心包经、三焦经、神门、大陵穴、阳池穴、中渚穴。

刺激方法：拿牙签捆成一束，以和心脏有密切关系的心经、心包经及联结心包经的三焦经为中心，对手掌进行刺激。具体地说，就是分别刺激掌内手腕上的神门、大陵穴，手背手腕上的阳池穴，以及位于无名指和小指指背交叉下方处的中渚穴。

肩周炎

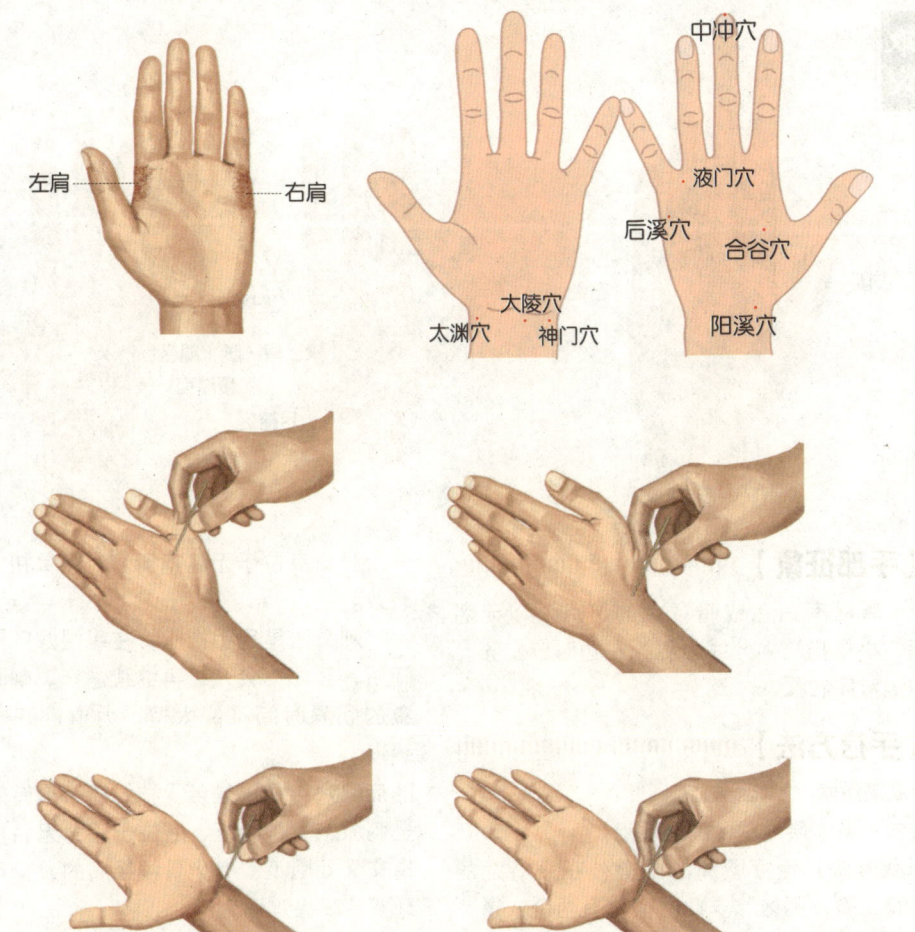

【手部征象】

左肩或右肩有白色、花白色、暗红色的斑点，偏棕黄则病程长。

【手疗方法】

手掌刺激术

选穴：太渊穴、合谷穴、阳溪穴、神门穴、液门穴、大陵穴、中冲穴、后溪穴。

刺激方法：抬起手腕，对上述穴道进行刺激。或用香烟头灸治，或用牙签刺激，若有疼痛感属正常现象。

腰 痛

取穴

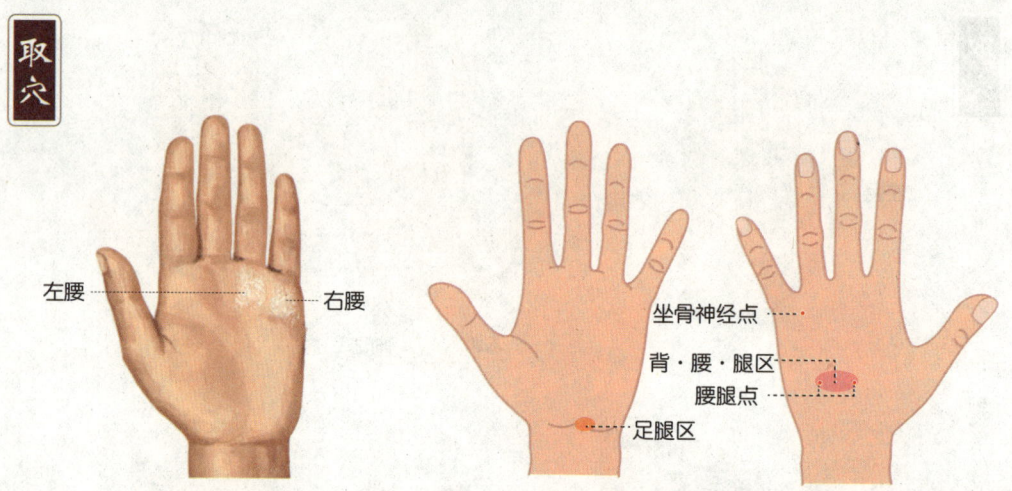

【手部征象】

腰区有白色或暗黄色的斑点。以无名指、小指指缝平分线为界，左边对应左腰，右边对应右腰。

【手疗方法】

手掌刺激术

选穴：背、腰、腿区的腰腿点。

刺激方法：治疗腰痛的中心处在手背上的"背、腰、腿区"。此区横排有两个穴道，统称为腰腿点。第一个腰腿点位于食指下侧，对坐骨神经痛等一般性腰痛很有效。另一个腰痛点位于无名指侧，对腰骨扭伤特别有效。

刺激法是用手指压，在缓慢深压一段时间后，暂停一会儿，再继续进行。刺激和刺激的间隔时间不能太短，力道最好是轻柔缓慢。

随症配穴：如果是坐骨神经痛，最有效果的是刺激坐骨神经点，它位于手背无名指和小指交叉处附近。有坐骨神经痛的人，可利用牙签或发夹加以刺激。

在手掌下侧靠近手腕处有一"足腿区"，对治腰痛有效。

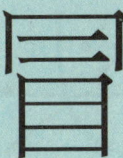

感　冒

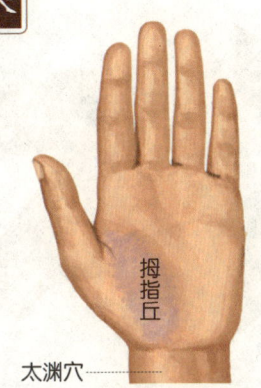
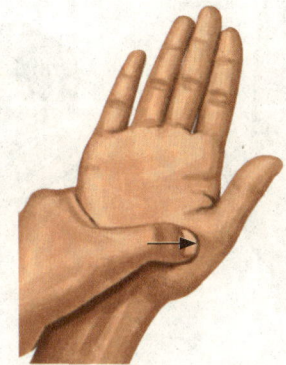
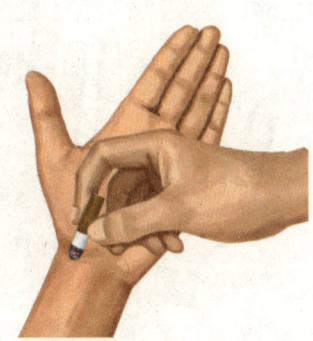

拇指丘

太渊穴

【手部征象】

位于拇指下方至手腕间的鼓起部分的拇指丘瘦扁，或呈紫色。

【手疗方法】

方法一：手掌刺激术

刺激方法：指压左右两手的拇指丘，指压时要略有痛感才行，指压一会儿后就会呈红润状，而且还会恢复原状。如果是轻微感冒，可依照此法简单治愈。

同时，刺激行经手腕内的肺经上的太渊穴，更可收到特殊的效果。刺激太渊穴可防止打喷嚏、咳嗽、流鼻水等情形，也可用香烟头灸治。

方法二：手掌贴放术

贴放方法：将手掌轻轻地贴放在上述通往肺部或其他呼吸器官的部位。贴放手掌时，尽量避免使施术部位产生压迫感，手掌与身体之间不要有空隙。这种方法对于感冒特有的症状（咳嗽、鼻塞、喉咙痛）具有缓和作用。

头 痛

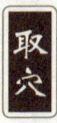

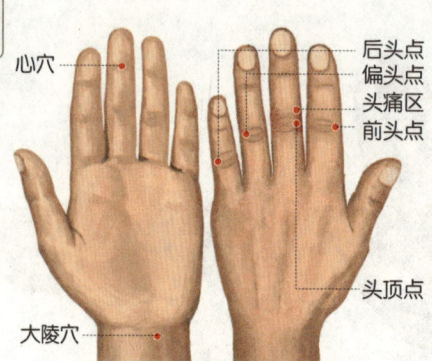

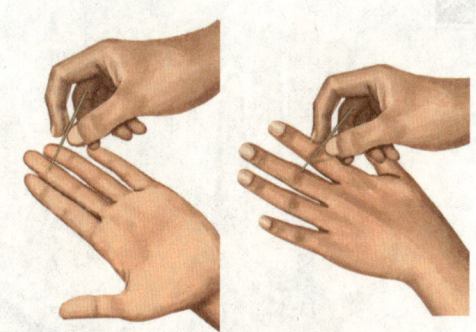

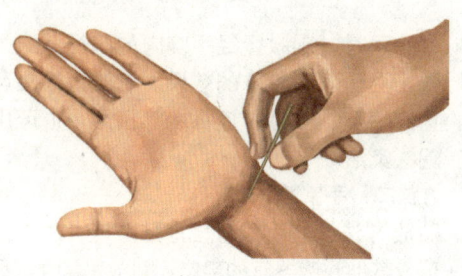

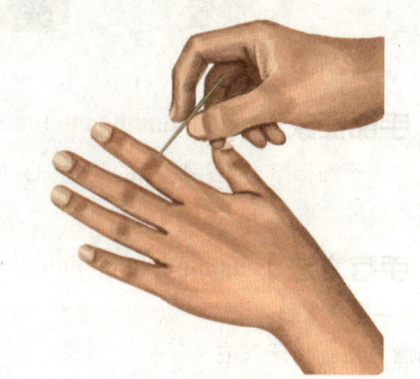

【手部征象】

在中指近掌节顶部两侧，是头痛区域。在头区有白色或暗红色斑点，即为头痛。

【手疗方法】

手掌刺激术

刺激方法：可用针、牙签或发夹等尖状物对心穴、大陵穴进行强刺激、反复刺激，就能抑制头痛，恢复头脑清晰。

随症配穴：可根据头痛的部位和情形，刺激不同的穴道。整个头部都痛时，刺激前头点；头心疼痛时，刺激头顶点；后脑疼痛时，刺激后头点；头两侧疼痛时，刺激偏头点；若是暴饮暴食或酒醉所引起的头痛，刺激前头点。

肺病

肺病是指肺脏的各种病证。由外邪侵袭，或痰饮内聚，或肺气肺阴不足所引起，也可因为其他脏腑、血脉病证转变而致。呼吸系统由呼吸道（鼻、咽、喉、气管和各级支气管）和肺泡组成。肺脏是呼吸系统的主要器官，肺部疾病属于呼吸系统疾病。治疗方法有祛风宣肺、清热润燥、肃肺化痰、温肺化饮、滋阴降火、益气养阴等。

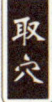

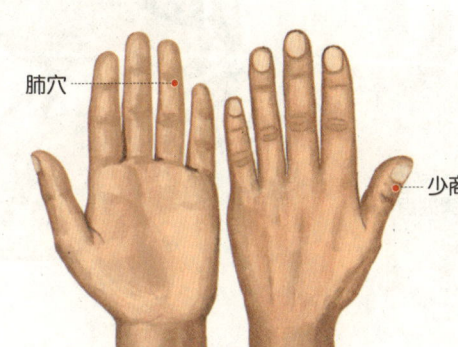

肺穴

少商穴

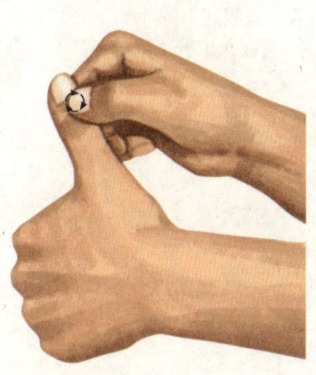

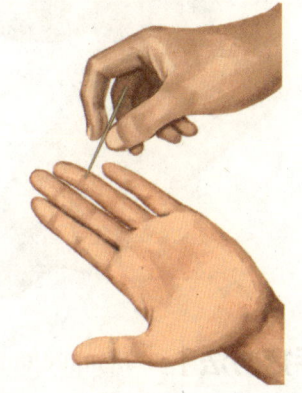

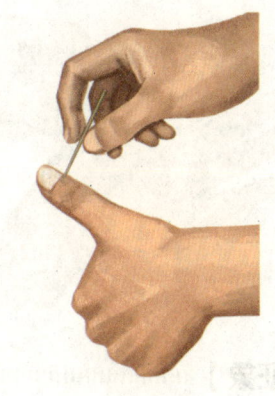

【手部征象】

纵断于拇指和食指间的生命线呈断续变色状态。

【手疗方法】

方法一：手掌按摩术
选穴：少商穴。

按摩方法：经常指压位于拇指指甲下方的少商穴，再仔细地按摩拇指的第一节，便可畅通肺经循环，进而改善呼吸器官机能。

方法二：手掌刺激术
分别用单根牙签扎刺肺穴、少商穴，每穴2分钟；用梅花桩刺激肺反射区，每穴2分钟，然后进行艾灸，每穴1~2分钟。

慢性鼻炎

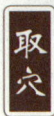

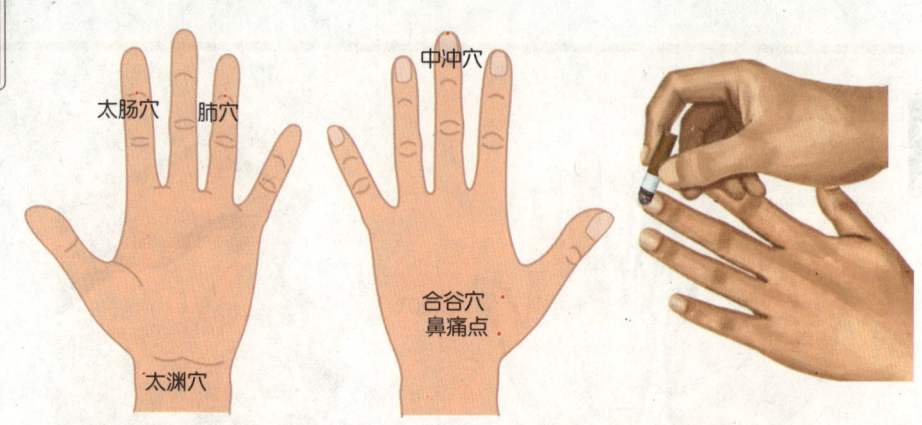

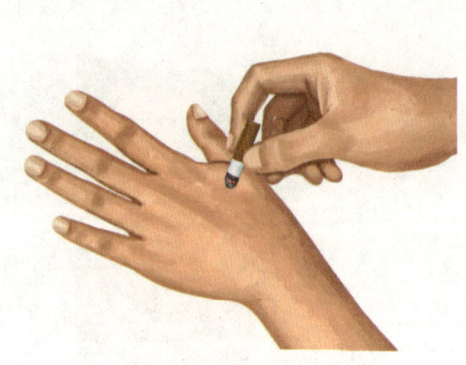
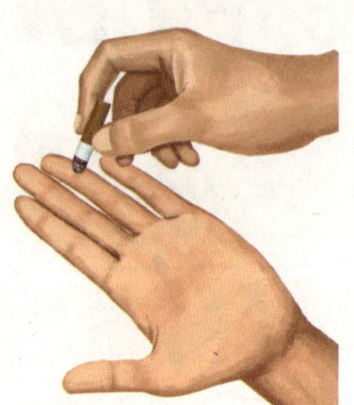

【手部征象】

中指根纹中点的略下方出现凸起的白色、黄色斑点。

【手疗方法】

手掌刺激术

刺激方法： 用强刺激法刺激合谷穴。可用香烟头灸治10～20次。如果一次不能根治打喷嚏、流鼻水的现象，务必刺激到完全治愈为止。和合谷穴一样具有奇效的，是大肠穴。

另外，如用香烟头灸治中冲穴、肺穴、太渊穴、鼻痛点，可立即缓和打喷嚏、流鼻水的现象。

肝胆结石

肝胆结石主要是指胆囊结石、胆管结石。胆囊结石发生于胆囊内；胆管结石可分为原发性胆管结石和继发性胆管结石。继发性胆管结石来源于胆囊内的结石下陷，分布于胆总管；原发性胆管结石来源于胆管系统，它分为肝内胆管、肝外胆管结石。肝内胆管结石多发生于右肝后叶与左肝外叶。肝、胆结石是目前现代医学公认的难题之一。肝胆结石按结石成分可分类为：胆固醇性结石、胆色素性结石及混合性结石（以上两种混合，约各占一半）。

追究根源，肝胆结石均与以下因素有关：饮食过量，口味重，饮水不足，肉、油、糖等摄取过多（使胆汁中的胆固醇增加），肥胖，年龄，长期节食，减肥，生育过多，遗传，情绪压力，劳心劳力，长期外食，整体生存环境污染等。以上种种因素，引致胆汁之成分及其酸碱度失去平衡，最终形成肝胆结石。

据最新的医学统计，肝胆结石患者有年轻化的趋势。而无症状的患者则占了绝大多数，发病率每年只有3%~5%。由于其病发症状与胃病相似，故时常被误诊为胃病，日久容易引发急性胆道疾病。

取穴

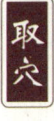
偏头点

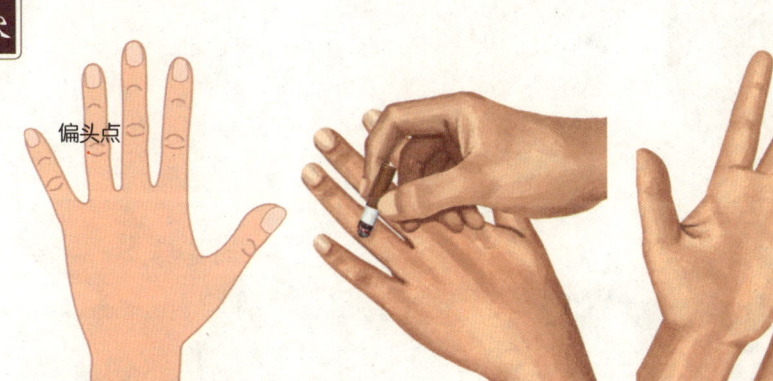

【手部征象】

位于无名指手背侧的第二关节上的偏头点周围的皮肤有硬化、呈紫色瘀血状等现象，指压时有压痛感。

【手疗方法】

手掌刺激术

刺激方法：先用梅花桩强刺激偏头点，每手每穴3分钟；再用香烟头灸治偏头痛，每手每穴2分钟；然后按摩三焦区，加力摩擦，有热感为止。上述穴位治疗每日数次。

胃溃疡

胃溃疡是指发生于贲门与幽门之间的炎性坏死性病变,是消化系统常见疾病。可发生于任何年龄,以45～55岁最多见,在数量上,男性和女性基本相同,男性稍多。

胃溃疡的典型表现为饥饿不适、饱胀嗳气、泛酸或餐后定时的慢性中上腹疼痛,严重时可有黑便与呕血。

胃溃疡比较明显的病因为幽门螺杆菌感染、服用非甾体消炎药以及胃酸分泌过多;另外还可以由遗传因素和情绪波动、过度劳累、饮食失调、吸烟、酗酒等因素引起。

胃溃疡的病情复杂延绵,又与精神情绪有关,病情加重或治疗不及时,会导致出血、穿孔、幽门梗阻等恶劣后果。

【取穴】

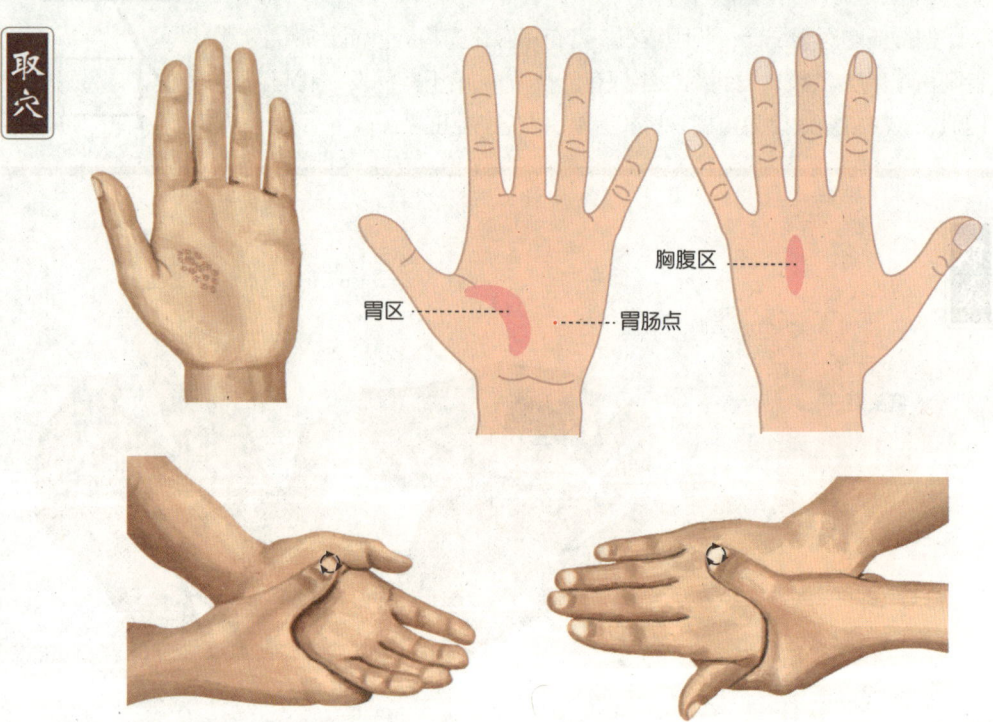

胸腹区
胃区
胃肠点

【手部征象】

在胃区有一个或数个暗棕色的圆形或椭圆形斑点。

【手疗方法】

手掌刺激术

刺激方法:按摩胃肠点、胸腹区,每手每穴5分钟;如胃痛可加按落零五、合谷两穴,每手每穴2分钟;症状较重者,用香烟头灸治胸腹区,每手每次3分钟,每日数次。

胃炎

胃炎是一种常见病，是胃黏膜炎症的统称，按临床发病缓急，一般可分为急性胃炎和慢性胃炎。急性胃炎发病急骤，轻者仅有食欲不振、腹痛、恶心、呕吐；严重者可出现呕血、黑便、脱水、电解质及酸碱平衡紊乱，有细菌感染者常伴有全身中毒症状。慢性胃炎常见症状为反复发作、无规律性的腹痛，疼痛经常出现于进食过程中或餐后，多数位于上腹部、脐周，部分患者部位不固定；轻者为间歇性隐痛或钝痛，严重者为剧烈绞痛；常伴食欲不振、恶心、呕吐、腹胀，继而影响营养状况。胃黏膜糜烂出血者伴呕血、黑便。

本病常见于成人，饮食不当、病毒和细菌感染、药物刺激等很多原因均可能引发本病。

取穴

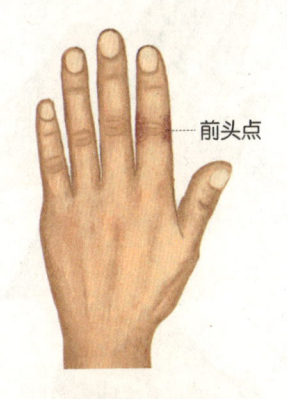
前头点

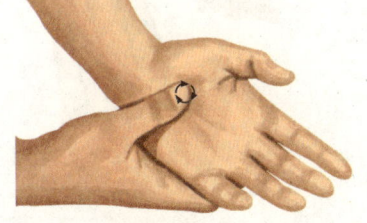

【手部征象】

在食指靠近拇指的第二关节上的前头点四周出现紫色瘀血状或有压痛感。

【手疗方法】

手掌刺激术

刺激方法：用梅花桩反复刺激前头点，强力按摩手心的胃肠点、胃反射区，每手每穴3分钟，每日数次。

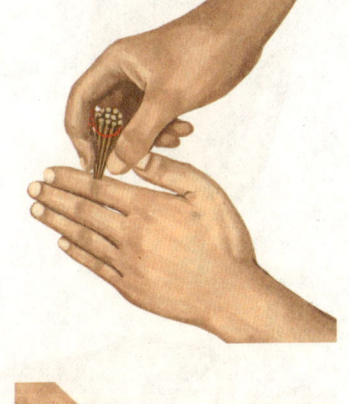

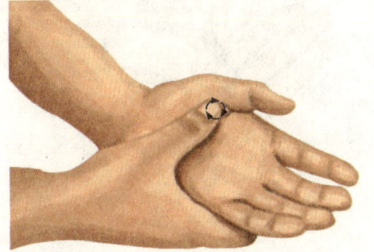

中耳炎

中耳炎，俗称"烂耳朵"，是鼓室黏膜的炎症。病菌进入鼓室，当抵抗力减弱或细菌毒素增强时就产生炎症。

中耳炎的症状表现为：耳内疼痛（夜间加重）、发热、恶寒、口苦、小便红或黄、大便秘结、听力减退等。如鼓膜穿孔，耳内会流出脓液，疼痛会减轻，并常与慢性乳突炎同时存在。急性期治疗不彻底，会转为慢性中耳炎，随体质、气候变化，耳内会经常性流脓液，时多时少，迁延多年。

中医将本病称为"耳脓""耳疳"，认为是因肝胆湿热（火）邪气盛行引起的。

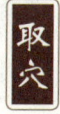

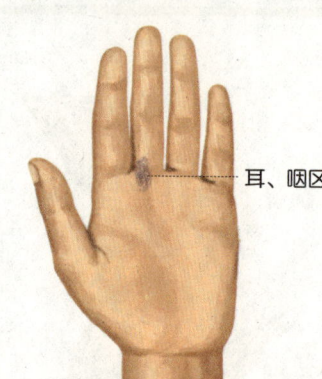

耳、咽区

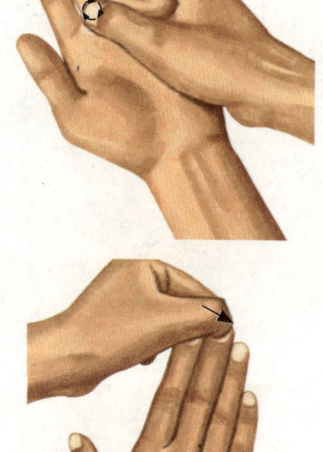

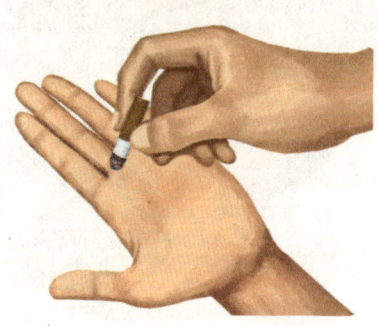

【手部征象】

在中指指根一带的"耳、咽区"有紫色的瘀血状，按之有强烈的压痛感。

【手疗方法】

手掌按摩术、手掌刺激术

治疗方法：首先，按摩"耳、咽区"，并用香烟头灸治7~10次；接着，用手指按压位于中指指甲下方的中冲穴。这样反复进行两三天后，瘀血状自然消失。可作为较好的辅助治疗方法。

神经衰弱

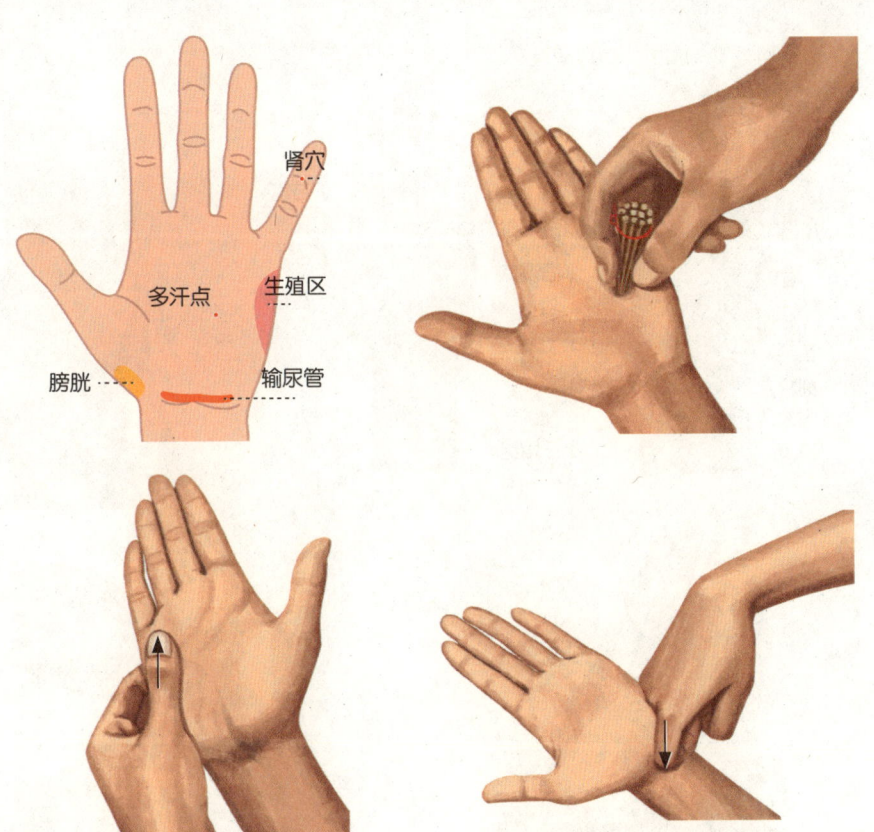

【手部征象】

失眠、多梦区（食指靠手掌的第三指节竖直平分3等份，右边三分之一为失眠区，左侧三分之一为多梦区）有花白、暗红、黄色凸起斑点。

【手疗方法】

方法一：手掌刺激术、手掌按摩术

选穴：多汗点（将手自然地握成拳形，无名指指尖按住的掌心处即为多汗点）、生殖器反射区、肾反射区、输尿管、膀胱反射区。

治疗方法：对多汗点用梅花桩强刺激；用手指捏按生殖器反射区；用食指关节角连按肾反射区、输尿管、膀胱反射区。以上均双手取穴，每次每穴区按摩2~3分钟。

方法二：手掌贴放术

贴放方法：将手掌轻轻地贴放在上述部位。贴放手掌时，尽量避免使施术部位产生压迫感，手掌与身体之间不要有空隙。其治疗重点就是使自律神经恢复正常。

颈椎病

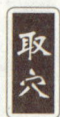

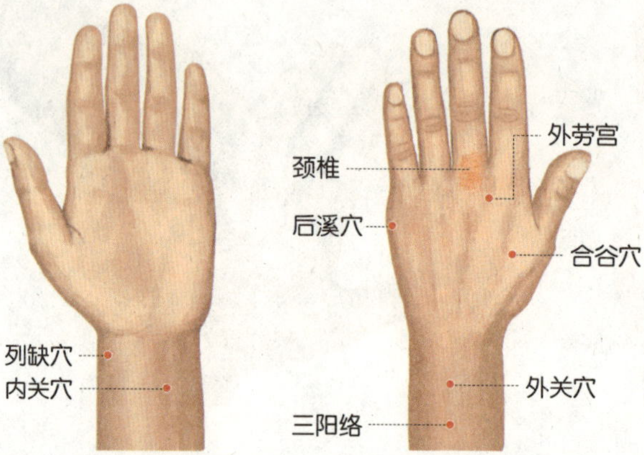

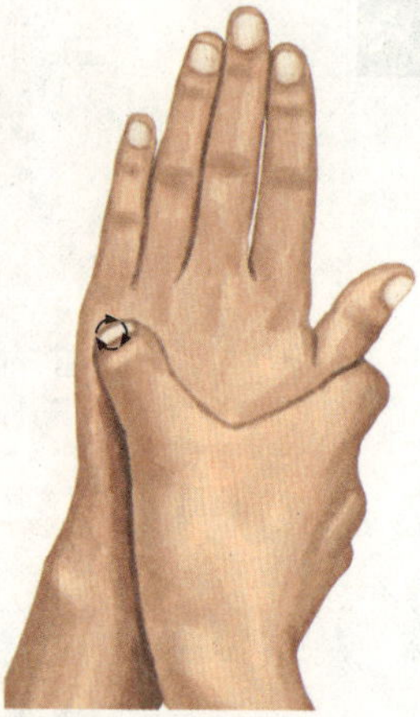

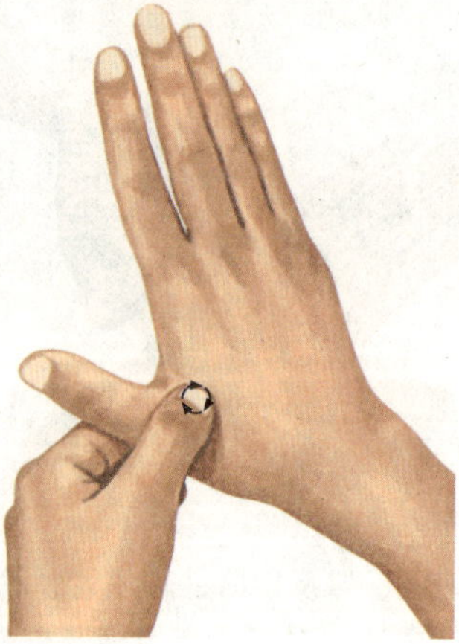

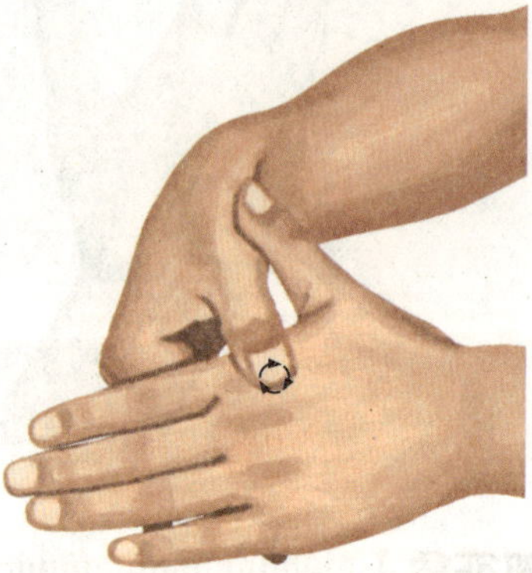

【手部征象】

手掌背面,第一掌指关节处(即颈椎区)有凸起或黄棕色斑点。

【手疗方法】

手掌按摩术

选穴:列缺、后溪、内关、合谷、外关、三阳络、外劳宫等。

按摩方法:按揉或拿捏列缺、后溪、合谷;用力点揉或掐内关、外关、三阳络、外劳宫。按摩上述穴位的同时轻轻地、慢慢地向各个方向转动头部,幅度由小渐大,这样效果会更好。每天按摩2次,10天为1个疗程。

第五章
足疗治百病

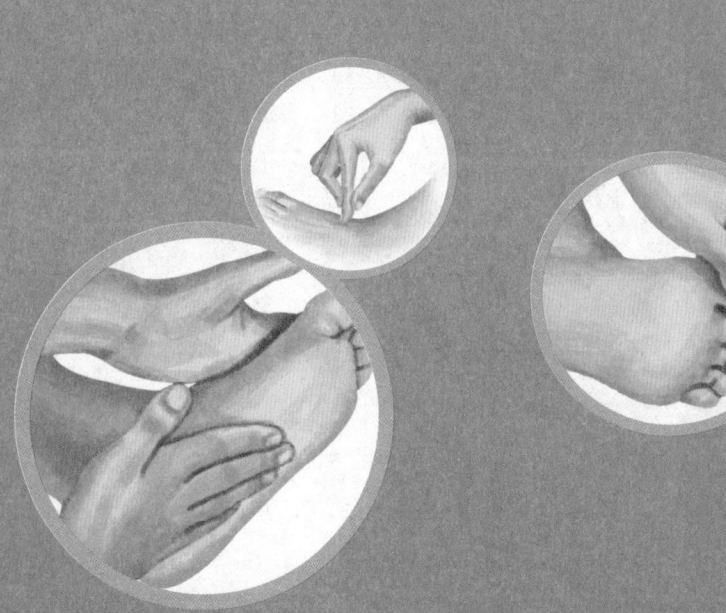

足疗治百病

足是人体的重要组成部分。足处在人体最低部位，它由52块骨骼、66个关节、40条肌肉和多条韧带组成。这些解剖特点使双足与身体健康有着密切关系。现代医学认为：双脚密布着丰富的毛细血管、淋巴管和神经末梢，与人体五脏六腑和大脑组织密切相关。通过对足部进行按摩或药物的贴敷、熏浴等疗法，可以调节脏腑功能，祛除病痛，保健养生。

一、按中医理论，人体重要的经络或是起源于足部，或是终止于足部，这些经络都与特定的脏腑器官相连接，主管特定功能。足部反射区就是人体内部脏腑组织器官在体表的有规律的特殊对应区。足部反射区的气、色、形、态的变化，反映了内部脏腑的病理状态。运用不同的按摩手法，刺激人体双足的反射区，可以调节机体内环境的平衡，发挥机体各组织器官潜在的原动力，从而调节机体各组织器官的生理功能，使人体气血运行畅通，新陈代谢正常，达到治病和保健的目的。

二、足部贴敷通过把中药加工成不同的制剂，然后根据疾病的需要，贴敷在足穴或对应区上，发挥药物的治疗效果，从而能起到消炎、消肿、驱除寒湿、减轻疼痛、消除疲劳等治疗作用。

三、熏浴法通过药物和热力较长时间地作用于足部，从而不仅在足部产生效应，而且通过经络气血，由表及里，从下而上，由皮肤到脏腑，达到通调上下内外、调节气血阴阳、扶正祛邪健身的目的。

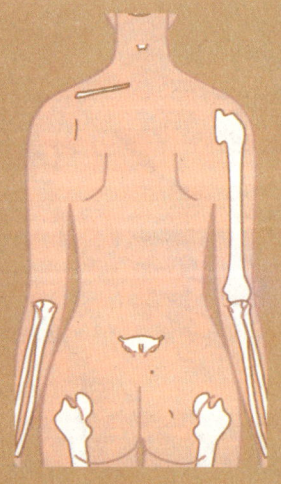

3种流行的足部疗法

按摩疗法

即足部反射区按摩。所谓"反射区",也就是指人体的各组织器官、五脏六腑,在其足、手、耳等部位均有相对应的解剖位置,这一解剖位置就称为"反射区"。

当一个人的某个组织器官或五脏六腑发生病理变化时,将在人体的足、手、耳等相对应的反射区上产生组织变异,如果对反射区进行按摩等刺激,就能获得治疗信息能量,继而通过经络传递,使之透入皮肤直达经脉,摄于体内,直达病所,从而调动和激发机体的免疫力,调节脏腑、组织、器官的生理功能,提高外治疗效,使人体得到保护、康复。

足部反射区按摩将按摩手法用于足部,与身体其他部位按摩疗法有着不同的特色。

【选区原则】

采用足部对应区按摩治疗疾病时,选取对应区的原则是根据病证受累的脏腑器官,并结合整体观念和辨证施治确定基本选区、重点选区和配区。

(1)基本选区:基本选区在治疗上强调提高机体免疫和排泄功能,将"毒素"或有害物质排出体外。因此,将腹腔神经丛、肾、输尿管、膀胱等对应区作为常规的基本选区。在足部对应区按摩起重要作用,无论治疗按摩或保健按摩,在按摩开始时和结束时都要反复按摩3遍。

(2)重点选区:各种病证所累及的部位和脏腑器官其相应的对应区即为重点选区。在操作过程中需增加按压的力度和时间,如"肩周炎"的重点选区是肩胛骨、肩关节、斜方肌;妇科病症的重点选区是子宫、卵巢、阴道等对应区。

(3)配区:根据具体病证和患者的身体情况,选择配合基本对应区、重点对应区起着辅助作用的对应区。如肝炎按肝病伤脾,施以疏肝健脾;眼病配区是肝脏对应区,即肝开窍于目;关节炎配肝、肾对应区,即肝主筋、肾主骨生髓;扁桃腺炎、气管炎等有炎症的疾病配以淋巴腺对应区,以增强免疫抗病功能。

【按摩手法】

按摩手法是以拇指或其他手指的指腹,或指并节的压力,在足部对应区内,均匀有规律地按压。现将临床上常用手法介绍如下:

1. 压法

(1)拇指尖施压法:此法较为常用。它可通过拇指第一关节的屈伸运动进行,因为拇指最为柔软、灵活,是最粗壮有力的手指,运动角度也比较大。拇指按压足底时,其余4个手指支在足背上;拇指按压足背时,其余4个手指支在足底上,使操作灵活,便于施力。

按摩时,将拇指关节在患者足部皮肤上弯曲成直角,着力点在偏离指甲尖端中央2~3

毫米处，垂直用力按压。接着去掉按压之力，手指放松，手指伸直与患者皮肤平行。这样一个动作完成。一系列动作不间断、有节奏、轻柔地进行，可将刺激能量均衡地施于对应区内。此法适合初学者，可用于各个对应区。久用此法，拇指经常处于紧张状态，易患腱鞘炎，可与其他手法交替使用（图①）。

（2）食指单勾施压法：将食指弯曲，拇指靠于食指末节，对食指有向上推力，保持食指指骨同手掌、小臂、大臂成一条直线，这样可以省力。食指关节按压时，压1次提起1次，解除压力。用力要均匀、渗透，使刺激持久，患者又能耐受，感到舒服。此法适于足底对应区、足内外侧面和足背部分对应区（图②）。

2. 搓法

（1）掌搓法：一般用在治疗开始时。操作是将手伸展开，由足底端向足尖部来回搓压，能缓解足部肌肉紧张，使足各个对应区都得到按摩，有加强脏腑器官功能的作用，有利于疾病的整体治疗（图③）。

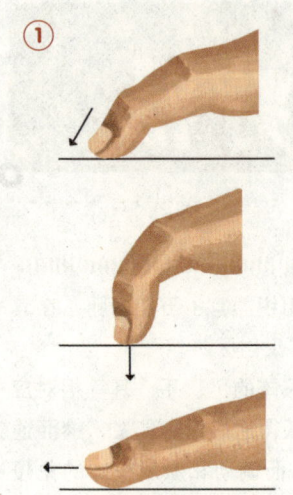

（2）拇指搓法：是以拇指指腹上半部，上下来回地搓压，适合于几个对应区相距很近，又都需要按摩者。如从肾对应区到输尿管到膀胱对应区、结肠对应区都需本手法按摩者（图④）。

3. 揉法

由于足对应区面积不大，只能适合于拇指揉法，操作时以拇指的上半部接触足的对应区，做圆形施转压揉，向左向右旋转皆可。它的特点是施力面积较压法大，适合对应区范围较大的部位。如腹腔丛、胃等对应区（图⑤）。

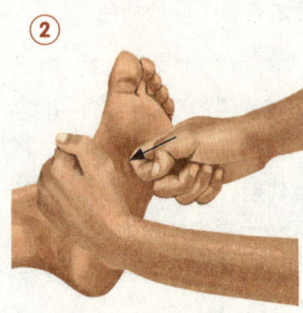

4. 叩法

（1）食指叩法：拇、食两指指腹相对，中指指腹放在食指指甲上，三指合并捏紧，食指端略突出，用腕力上下动作行点叩法。足底、足背对应区皆可应用（图⑥）。

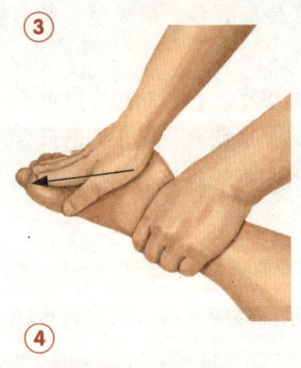

（2）撮指叩法：手指微屈，五指端捏在一起，形如梅花状，用腕部弹力上下动作行点叩法。此法适于足部肌肉少的对应区，足跟痛用叩法疗效较好（图⑦）。

5. 捏法

是以拇、食二指分别捏压在2个对应区上压揉，或者拇指在一个对应区点压，而食指在另一面起固定作用。适合于对应区相对的部位，如下部淋巴腺就可用此法（图⑧）。

6. 握法

是以除拇指以外，其他4个手指抓握在几个反射区上，四指同时用力点压。此手法适于几个相关对应区，且按顺序排列。如胸椎、腰椎和骶椎对应区可用此法，脚趾掌、侧面的眼、耳、鼻对应区也可用此法，用于治疗、保健皆可（图⑨）。

【注意事项】

（1）按摩的节奏：就是指按压对应区的频率。根据情况，具体问题具体分析：患者体质虚者，节奏要慢；实者节奏要快。虚为体质弱，一般状态差；实为体质强，一般状态好。

（2）力度：是按摩对应区时用力的大小。一般情况下，虚者用力要轻，实者用力要重。

（3）刺激量：是指按摩时对足对应区刺激的程度。可分为轻刺激、重刺激两种。每次按摩操作时，开始要轻刺激，治疗中间要重刺激，按摩结束前要用轻刺激。随着治疗的深入，患者耐受力的提高，治疗的刺激量要加大。

（4）按压的时间：是每个对应区治疗的时间，应因人、因对应区区别对待。一般地说，按压的时间约为50秒、30秒、20秒，但也不是绝对不变。它体现出重点穴位区要重点按压，时间要长，以此类推。两足做需要30～40分钟，每天可治疗1次，或隔日1次，10次为1个疗程，疗程之间可间隔1～2天，或连续做下一个疗程。

贴敷疗法

足部贴敷包括足穴和对应区两部分。是用中药加工成不同的制剂，根据疾病的需要，把配制好的药物剂型，贴敷在足穴或对应区上，达到治疗疾病的一种方法。

【选穴原则】

（1）根据病变部位选穴：根据病变部位在足部选取对应区。如眼病选眼的对应区，咳嗽、喘选肺和气管的对应区等。

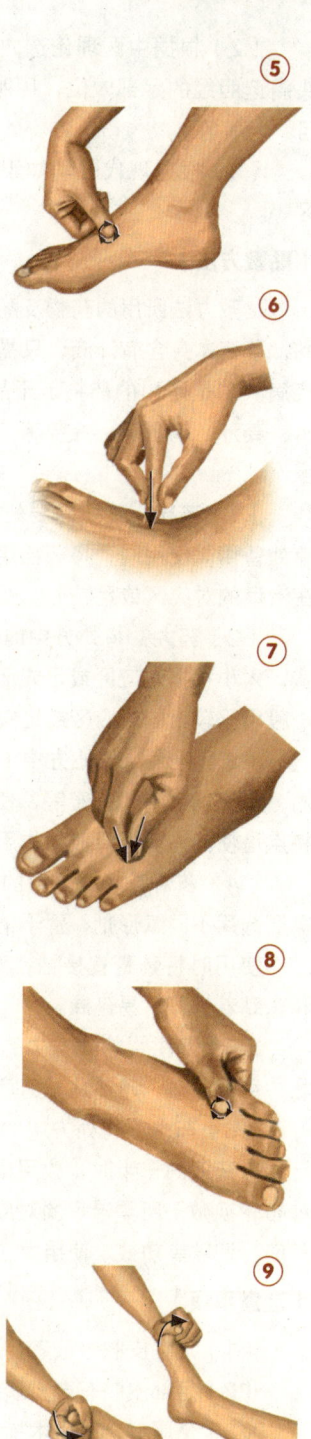

（2）根据中医理论选穴：根据中医学的脏腑经络学说及其生理病理关系选穴。如偏头痛选胆经的足部穴位，因胆经循行于头侧；目赤肿痛选肝经的足部穴位，因"肝开窍于目"，等等。

（3）根据现代医学知识选穴：如月经不调选脑垂体对应区；输液反应选肾上腺对应区等。

【贴敷方法】

贴敷方法所用的药物及配制，就包括药物的选择和赋形剂的使用。如果所用中草药是鲜品，草药本身含有汁液，只需将药弄碎压成糊状，即可贴敷于足对应区或腧穴上，进行治疗疾病。若是所用的药物是干品，需将药品粉碎，研成细粉末，而后加赋形剂，如酒、醋、水、姜汁、鸡蛋清、蜂蜜等，调匀就可使用。由于操作方法简单，患者可以自己配制，独立操作。

（1）药粉：把所需要处方中的药物粉碎成粉末状，混合均匀，用罐或瓶盛装后放置阴凉处备用。使用时，将药粉用水或其他赋形剂调和成饼、团、丸皆可，放在医用胶布上，贴在治疗的对应区或足穴上。

（2）药丸：将处方中的药物全部粉碎成粉末，加入酒、醋或鸡蛋清、蜂蜜等，揉成丸状，大小根据对应区或足穴而定，贴在治疗的对应区或足穴上，用医用胶布固定即可。此法一般用于较小的对应区或足穴上。

（3）药泥：将处方中的新鲜草药直接捣碎成糊状。或将草药干品粉碎成粉末，加入酒、醋、鸡蛋清、蜂蜜等，使之调成糊状，涂于对应区或足穴上，注意厚薄要均匀。药泥的特点是使药力缓慢释放、作用持久，易做成不同形状，贴在对应区或足穴上。

（4）药膏：将处方中的药物粉碎成细末，搅拌均匀后加入醋、酒或蜂蜜等，根据不同需要选用不同赋形剂，置于锅内加热，熬成膏状。

使用时将药膏直接粘在对应区或足穴上。药膏的特点是药力渗透性较强，药效释放柔和，黏着性好，易延展。

（5）药饼：将处方中的药物粉碎，调和均匀后，放入少量面粉，加水和成糊，压成饼状，用锅蒸热，趁热贴于治疗的对应区或足穴上。此法可增强疗效，加强药物的渗透。

（6）药水：将处方中的药物用温水先浸泡半小时，然后用大火煮开，当药液煮到水减至原来药液的一半时，改用小火煮，同时将干净软布或纱布浸入药液中。使用时，将软布或纱布轮换敷于所需治疗的对应区或足穴上。此法具有药物的作用，还有热效应，具有活血、舒筋、润肤等功效。使用本法时注意防止烫伤。

【注意事项】

（1）凡是皮肤过敏者，不能应用本法。

（2）足部皮肤有严重溃疡、糜烂及创伤者不能应用本法。

（3）急腹症、有手术指征者不能用本法。

熏浴疗法

足部熏浴法，包括足部熏蒸法与足部洗浴法两部分内容，属于中医的外治法范畴。

熏蒸法，又称蒸气疗法或中药蒸气浴，系利用药液加热蒸发的气体进行治疗的方法。

洗浴法，又称浸洗法。足部洗浴法是用药物煎汤，浸洗足部，以达治疗目的的方法。

【熏浴方法】

熏蒸法与洗浴法，可以分别运用，也可配合使用，既可先熏后浴，又可边擦边浴。总之，应根据具体情况，灵活运用。

熏蒸法：将加热煮沸的中药煎剂，倒入适当大小的容器中至1/2～2/3处，让患者将双足置于容器中，离药液一定距离，上部可覆盖毛巾，以防热气外透，便于保温，进行熏蒸。

洗浴法：将药物煎水，去渣取液，然后用此药液浸洗双足，或先熏后浴。

熏浴法每天可进行1～2次，每次30分钟左右。该法适用于各种癣，跌损所致的肢体肿胀、疼痛，风寒感冒汗不出，脚气冲心，小便不通，脱肛，阴挺，风湿性疾病，周围血管障碍，运动系统疾病，肥胖症，瘙痒症以及格林－巴利综合征。

【注意事项】

（1）熏蒸时足部与药液间要保持适当距离，并根据药液的温度不断调整，以温热舒适，不烫伤皮肤为度。

（2）洗浴温度以40℃左右为宜，防止烫伤。

（3）治疗时要注意保暖，免受风寒，熏浴后要将足部擦干。

（4）恶性肿瘤，癫痫，急性炎症，心功能不全，慢性肺心病等禁用熏蒸法。

足疗的注意事项

适应证

拔罐疗法的适应证非常广泛，现仅列出最常见的适应证如下：

1	单一的慢性病	慢性胃炎、神经衰弱（失眠）、高血压、眩晕、坐骨神经痛、肩周炎、腰腿痛、关节软组织损伤、颈椎病、鼻炎、慢性咽喉炎、前列腺病、闭经、月经不调、经前紧张症、网球肘、下肢浮肿等
2	急性疼痛性病症	心绞痛、偏头痛、急性咽喉痛、声音嘶哑、上呼吸道感染、急性扁桃腺炎、痛经、落枕、急性腰扭伤、踝关节扭伤、急性乳腺炎、急性胃肠炎、牙痛、急性软组织损伤、晕车、便血等
3	疑难杂症	脑出血、脑栓塞、心律不齐、冠心病、慢性肾炎、牛皮癣、糖尿病、再生障碍性贫血、子宫肌瘤、胆囊炎并胆结石、泌尿系结石等

禁忌证

1. 足部有新鲜或未愈合的伤口，或足部骨折。
2. 足部皮肤有皮肤病，如足部皮肤上的脓疮、溃疡等。
3. 各种急、慢性传染病。
4. 有出血性或出血倾向的疾病，如呕血、便血等，或白血病等。
5. 患者有心脑等疾病出现昏迷者，重度心脏病如出现心力衰竭者，肾脏病如出现肾功能衰竭者。
6. 皮肤高度敏感者、极度虚弱者、精神极度紧张者、精神病患者。
7. 妇女妊娠期间和月经期。

特别提醒

足疗虽然安全有效、方便实用，但仍需对症而治，不可滥用，否则可能产生不良反应或者副作用，所以实际应用时应予以注意。

1. 选择足疗法，要对症施治，不可随意滥用和泛用。
2. 足部熏浴时，注意要温度适中，防止皮肤被烫伤，尤其是生活不能自理者、感觉迟钝者更应注意。
3. 有些药物或配剂外用后可能会起疱，或局部皮肤发红、瘙痒，有的患者甚至会出现过敏反应。一旦出现这种症状，要停用药物，涂以消炎、抗过敏类药品，待皮肤恢复正常后再使用。为防止起疱，在使用一些有很强刺激性的药物时，可先涂一层石蜡油或植物油，以保护皮肤。
4. 对发热、出血患者等，足疗时要严密观察病情，采用必要的防护措施，防止意外。体质虚弱者、老年患者，要加强护理，防止晕厥及其他异常情况发生。
5. 足疗完毕后，应洗净患处，拭干。

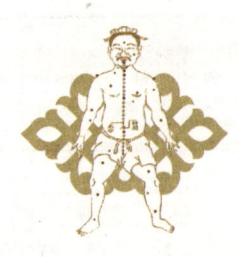

足疗治疗28种常见病

糖尿病

糖尿病是指胰岛素相对或绝对不足而引起的糖、脂肪、蛋白质以及继发的水、电解质代谢紊乱的一种疾病。初期可无症状，随后出现多饮、多食、多尿和身体消瘦或尿有甜味等症状；晚期并发酮症酸中毒、微血管病变、感染，各种神经损害以及广泛的动脉粥样硬化等。

中医学称本病为"消渴"，通常把以多饮症状突出的称为上消，主要表现为烦渴多饮、口干舌燥、尿频量多、舌尖红、苔薄黄、脉洪数；把多食症状突出的称为中消，主要表现为多食易饥、形体消瘦、口渴欲饮、大便秘结、舌苔黄燥、脉滑数；把多尿症状突出的称为下消，主要表现为尿量频数，混浊如膏脂，或尿有甜味，腰膝酸软，头晕乏力，口干舌红，脉细数。

糖尿病的易患因素多与遗传、饮食不节、过食肥甘、饮酒过度或精神长期刺激、劳欲过度等有密切关系。

【按摩方法】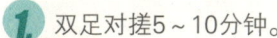

1. 双足对搓5～10分钟。

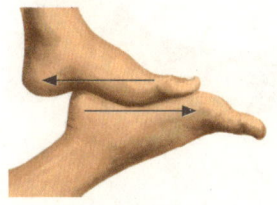

2. 揉压双足肾脏反射区2～3分钟。

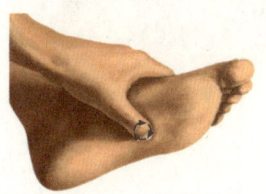

3. 揉压双足肾上腺反射区2～3分钟。

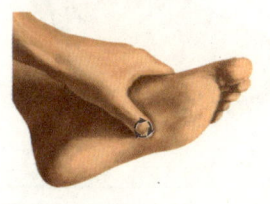

4. 揉压双足膀胱反射区2～3分钟。

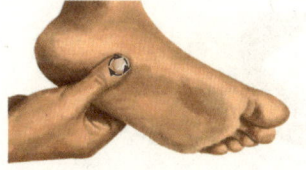

5. 推双足输尿管反射区2～3分钟。

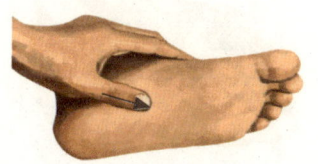

6. 屈食指点胃反射区3～5分钟。

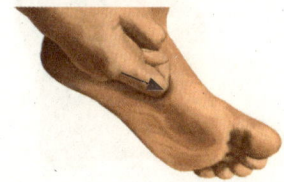

7. 屈食指点十二指肠反射区3~5分钟。

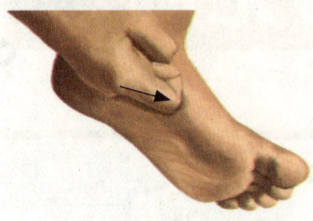

8. 拇指重推足底正中线3分钟。

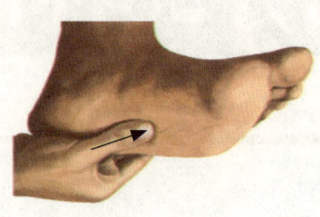

9. 双手拇指、食指揉双足大拇指5分钟。

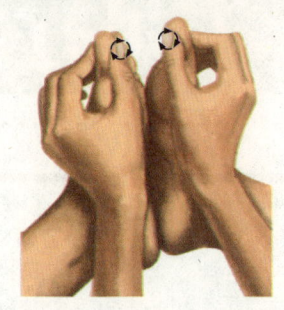

10. 按压脑垂体反射区5分钟。

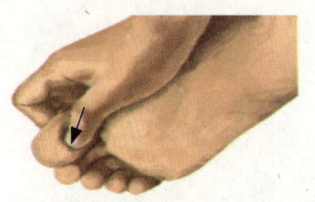

11. 按压胰腺反射区5分钟。

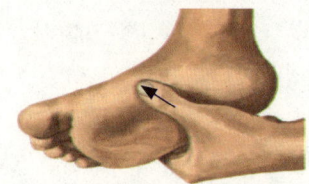

12. 拇指平推足大拇指从趾根至趾尖3~5分钟。

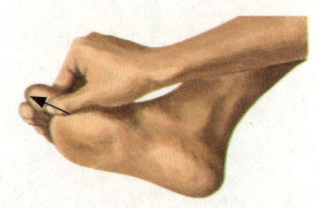

13. 捏揉足跟3~5分钟。

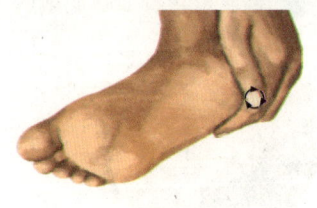

14. 按压涌泉穴5~8分钟。

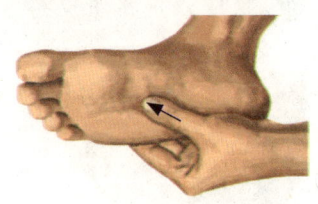

15. 揉太溪穴5分钟。

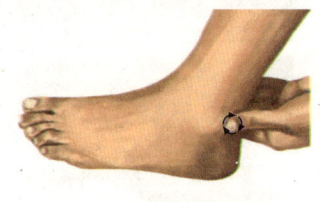

16. 揉然谷穴5分钟。

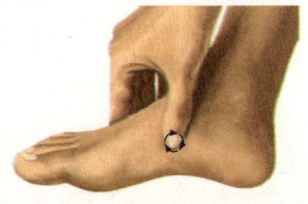

17. 拇指按揉内庭穴30次。

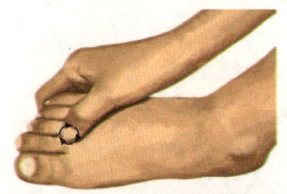

18. 拇指点按三阴交穴2~3分钟。

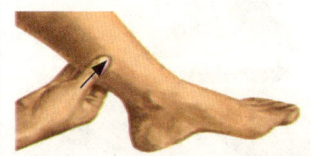

高血压

【按摩方法】

1. 揉头部反射区2~3分钟。

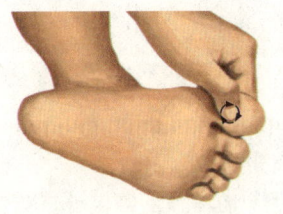

2. 按压耳部反射区2~3分钟。

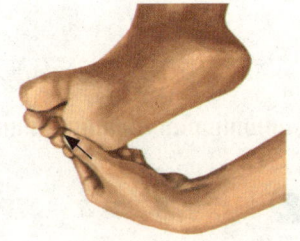

3. 推肾脏反射区2~3分钟。

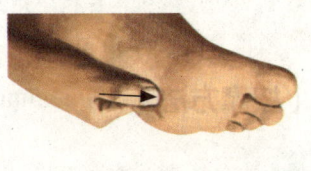

4. 推输尿管反射区2~3分钟。

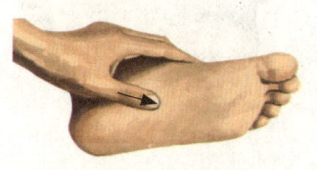

5. 推膀胱反射区2~3分钟。

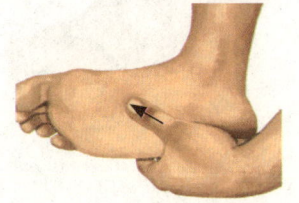

6. 点按平衡器官反射区2~3分钟。

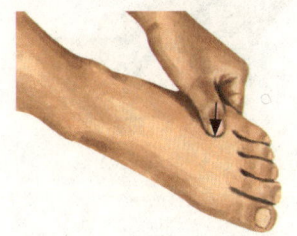

【足部贴敷】

有两种贴敷方法：

方法一：

【选方】吴茱萸、川芎各5克研为细末，鸡蛋清调如膏，摊于硫酸纸上，敷于头对应区及涌泉穴，胶布固定。

【选位】头反射区、涌泉穴。

【贴敷方法】将吴茱萸、川芎研为细末，加鸡蛋清调成膏状，摊于硫酸纸上，敷于头反射区及涌泉穴，用胶布固定。

方法二：

【选方】苦瓜藤10克，灯笼泡1把，捣烂敷头对应区、小脑对应区。

【选位】头反射区、小脑反射区。

【贴敷方法】将苦瓜藤、灯笼泡捣烂敷在头反射区、小脑反射区。

【足部熏浴】

【选方】茺蔚子、桑树皮、桑叶各10~15克。

【熏浴方法】以上药煎汤1500毫升，稍凉至不烫脚时，倒入盆中，把双脚放入盆内浸泡半小时。一般泡后30分钟开始降压，1小时后作用最强，维持4~6小时。浸泡1~2次后，血压即可恢复正常。

高脂血症

【注意事项】

1. 适当运动，以促进身体的新陈代谢，加快血液的循环量，避免体重超重，防止动脉硬化。
2. 培养良好的生活习惯，早睡早起，避免抽烟、喝酒，减少应酬，保持心情舒畅和情绪平稳。
3. 控制饮食，限制吃高脂肪食品。
4. 避免过度紧张，保持生活规律。
5. 对体重超过正常标准的人，应在医生指导下逐步减轻体重。

【按摩方法】

1. 双足取穴自下向上推按甲状腺反射区各5分钟。

2. 拇指用力按揉左足脾5分钟。

3. 拇指平推输尿管反射区1分钟。

4. 点按肾反射区0.5分钟。

5. 捏拿甲状旁腺反射区1分钟。

6. 捏揉胰腺反射区0.5分钟。

7. 指推按胃反射区0.5分钟。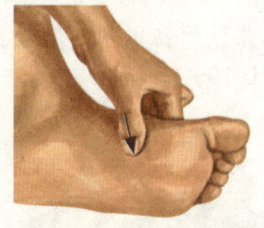

8. 按揉肾上腺反射区0.5分钟。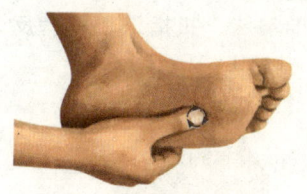

9. 按压颈部反射区1分钟。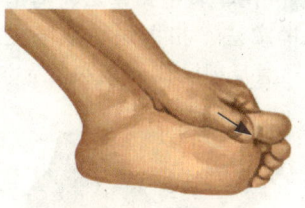

10. 按揉心反射区1分钟。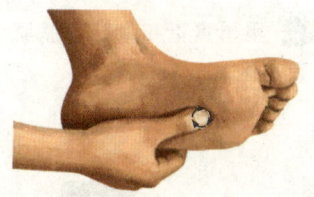

11. 揉大脑反射区1分钟。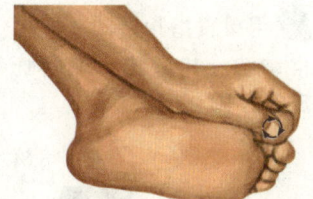

12. 拇指点按涌泉穴3~4分钟。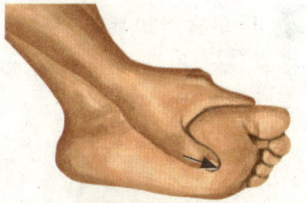

肥胖症

【注意事项】

1. 养成良好的饮食习惯,避免长期摄入高热量食物,禁止暴饮暴食。
2. 充分供应无机盐和维生素及高纤维食物。多吃蔬菜、水果,少吃过咸食物。
3. 坚持体育锻炼,以增强体质,控制体重。

本病分为轻度、中度和重度三级。

轻度肥胖:一般不伴有自觉症状。体重超过正常人标准20%~30%,脂肪率达30%~35%。

中度肥胖:多汗、易疲劳、活动后心悸。体重超过正常人标准30%~45%,脂肪率达35%~45%。

重度肥胖:头晕头痛,腹胀便秘,逐渐喜坐嗜卧,动则汗出气喘,性欲减退,月经不调,甚至闭经不孕。体重超过正常人标准50%,脂肪率超过45%。

附:正常人标准体重(千克)的计算公式是

[身高(厘米)－100]×0.9。

【按摩方法】

1. 用单食指扣拳法、拇指推掌法、扣指法，取肺支气管反射区10～15次。

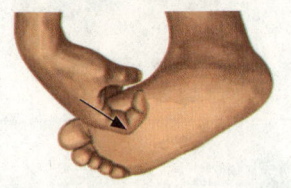

2. 用单食指扣拳法、拇指推掌法、扣指法，取脾反射区10～15次。

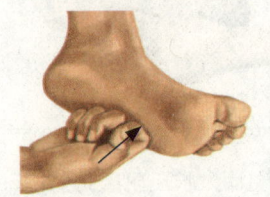

3. 用单食指扣拳法、拇指推掌法、扣指法，取肾反射区10～15次。

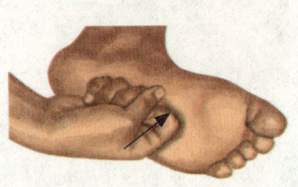

4. 用单食指扣拳法、拇指推掌法、扣指法，取输尿管反射区10～15次。

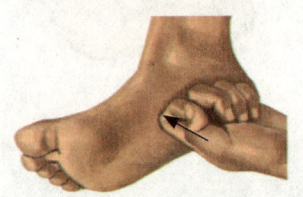

5. 用单食指扣拳法、拇指推掌法、扣指法，取膀胱反射区10～15次。

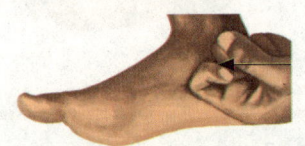

6. 用单食指扣拳法扣膀胱反射区10～15次。

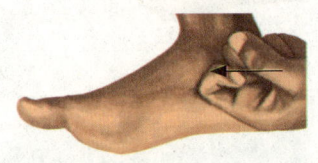

7. 用拇指平推法作用于肺支气管反射区10～15次。

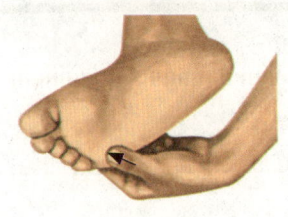

8. 用拇指端点按脾反射区10～15次。

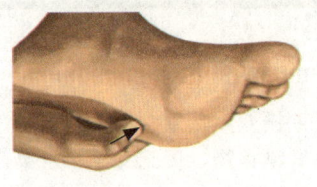

9. 用拇指平推法作用于输尿管反射区10～15次。

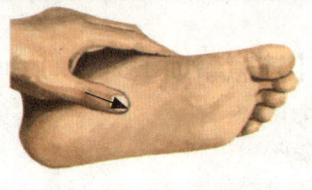

10. 用握足扣指法点肾反射区10～15次。

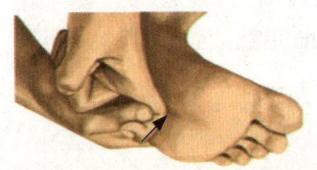

11. 用单食指扣拳法、拇指推掌法、扣指法，取心脏反射区10～15次。

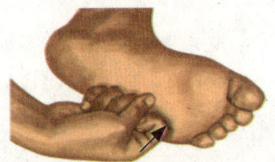

12. 用单食指扣拳法、拇指推掌法、扣指法，取脾反射区10～15次。

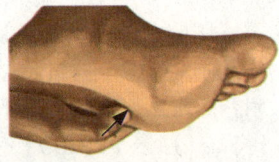

13. 用单食指扣拳法、拇指推掌法、扣指法，取肾反射区10~15次。

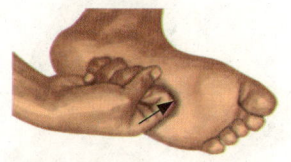

14. 用单食指扣拳法、拇指推掌法、扣指法，取膀胱反射区10~15次。

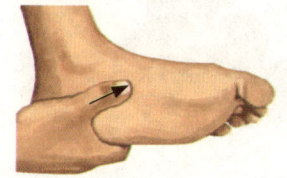

15. 用单食指扣拳法、双指拳法、握足扣指法，作用于脾反射区10~15次。

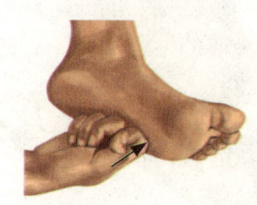

16. 用单食指扣拳法、双指拳法、握足扣指法，作用于胃反射区10~15次。

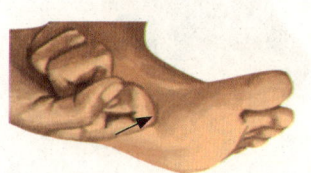

17. 用单食指扣拳法、双指拳法、握足扣指法，作用于肾反射区10~15次。

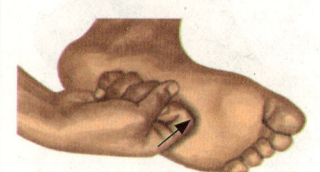

18. 用单食指扣拳法、双指拳法、握足扣指法，作用于小肠反射区10~15次。

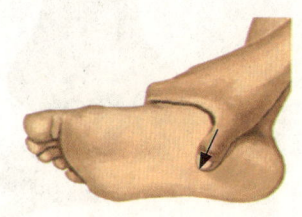

19. 用单食指扣拳法、双指拳法、握足扣指法，作用于肾上腺反射区10~15次。

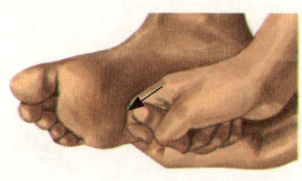

20. 用单食指扣拳，作用于胃反射区10~15次。

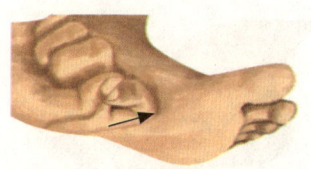

21. 用双指拳法，作用于小肠反射区10~15次。

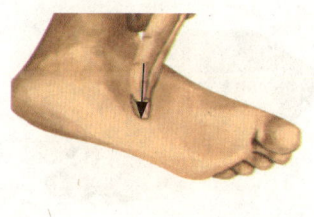

22. 用握足扣指法，作用于肾上腺反射区10~15次。

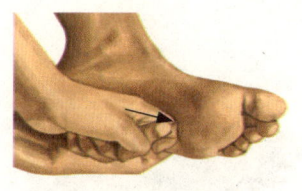

23. 用握足扣指法或屈食指点法，作用于肝反射区1分钟。

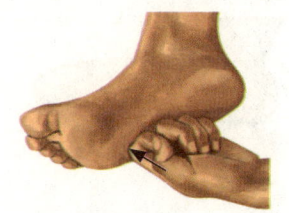

24. 用握足扣指法或屈食指点法，作用于胆反射区1分钟。

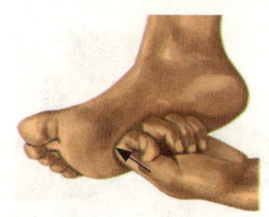

25. 用握足扣指法或屈食指点法，作用于脾反射区1分钟。

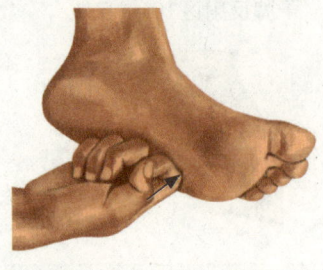

26. 用握足扣指法或屈食指点法，作用于肾反射区1分钟。

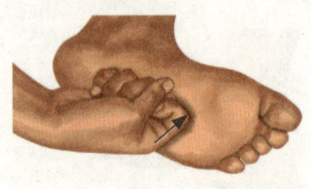

27. 用屈食指点法，点按肝反射区10~15次。

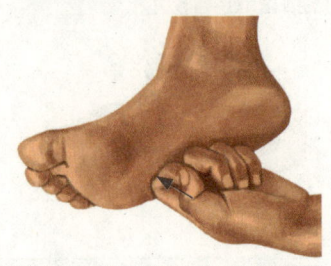

28. 用屈食指点法，点按胆反射区10~15次。

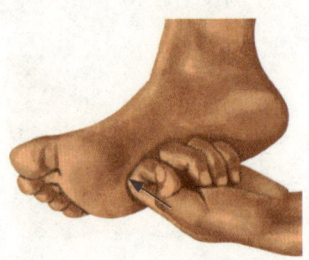

29. 用双指钳法、拇指平推法，推升结肠反射区10~20次。

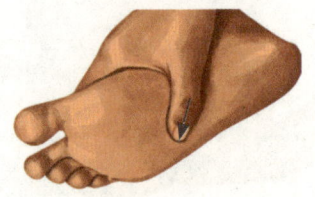

30. 用双指钳法、拇指平推法，推横结肠反射区10~20次。

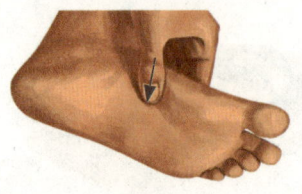

31. 用双指钳法、拇指平推法，推降结肠反射区10~20次。

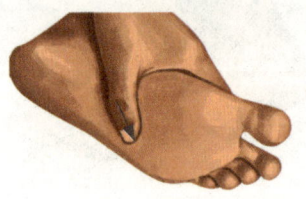

32. 用双指钳法、拇指平推法，推直肠反射区10~20次。

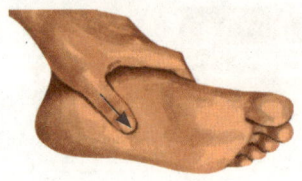

33. 用双指钳法、拇指平推法，推乙状结肠反射区10~20次。

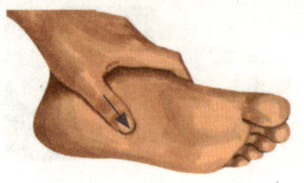

34. 用双指钳法、拇指平推法，推小肠反射区10~20次。

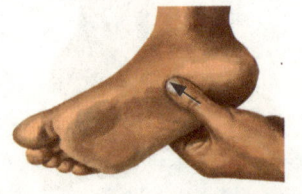

35. 用双指钳法、拇指平推法，推脾反射区10~20次。

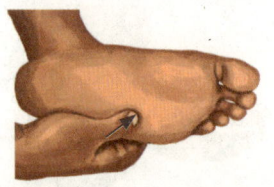

36. 用双指钳法、拇指平推法，推胃反射区10~20次。

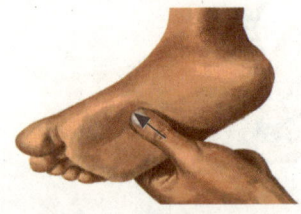

37. 拇指平推升结肠反射区10～20次。

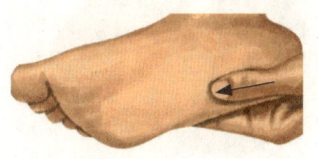

38. 拇指平推横结肠反射区10～20次。

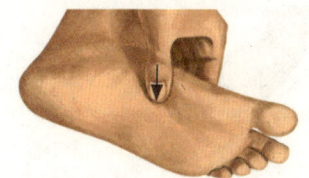

39. 拇指平推降结肠反射区10～20次。

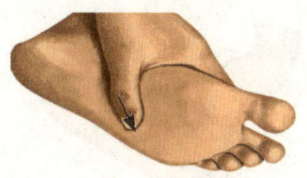

40. 拇指平推直肠及乙状结肠反射区10～20次。

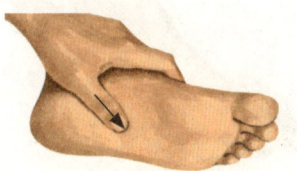

41. 用双指钳法，作用于小肠反射区10～20次。

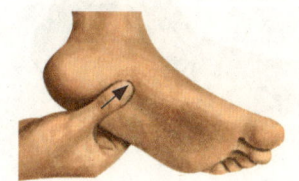

42. 用拇指平推法，推横膈膜反射区10～20次。

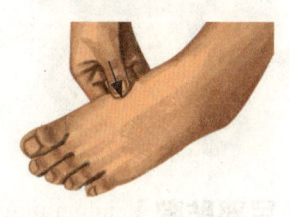

43. 用拇指平推法，推腹腔神经丛反射区10～20次。

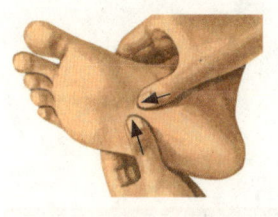

44. 用拇指平推法，推输尿管反射区10～20次。

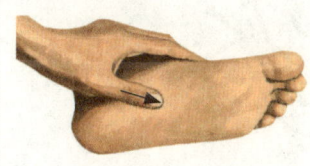

45. 用单食指钩掌法、拇指点揉法及捻法，作用于甲状腺反射区10～20次。

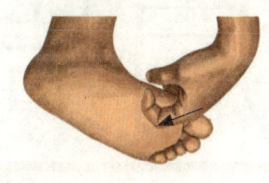

46. 用单食指钩掌法、拇指点揉法及捻法，作用于甲状旁腺反射区10～20次。

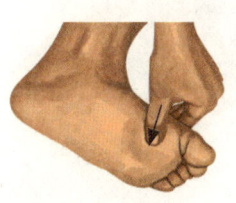

47. 用单食指钩掌法、拇指点揉法及捻法，作用于脑垂体反射区10～20次。

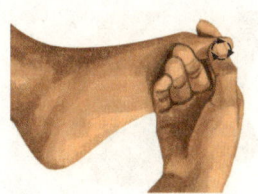

48. 用单食指钩掌法、拇指点揉法及捻法，作用于胰腺反射区10～20次。

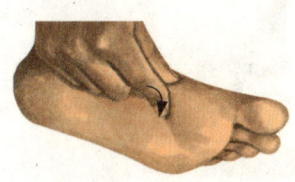

49. 用单食指钩掌法、拇指点揉法及捻法，作用于腹腔神经丛反射区10~20次。

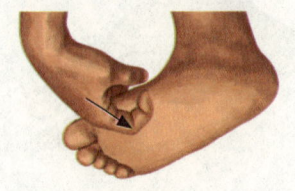

50. 用单食指钩掌法，作用于甲状腺反射区10~20次。

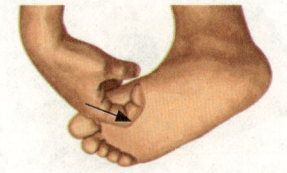

51. 拇指点按甲状旁腺反射区10~20次。

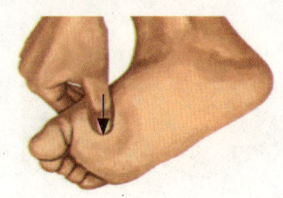

52. 拇指按揉脑垂体反射区10~20次。

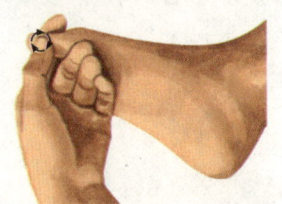

53. 用捻法，作用于胰腺反射区10~20次。

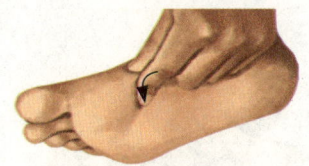

54. 拇指按太溪穴20次。

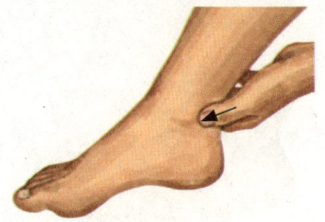

【足部贴敷】

【选方】大黄、芒硝各10克。
【选位】大肠反射区。
【贴敷方法】上药共研细面，以凡士林调成膏状，敷于大肠反射区。每次8小时，每晚1次，10次为一疗程。

肩周炎

【按摩方法】

1. 对搓双足底3分钟。

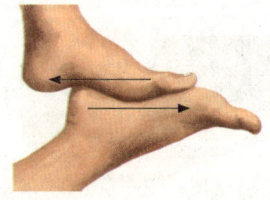

2. 按揉双足颈项反射区30次。

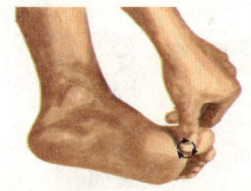

3. 按压双足脑垂体反射区30次。

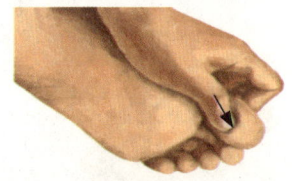

4. 推双足腹腔神经丛反射区30次。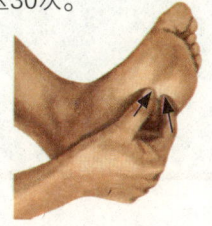

5. 推压双足肾上腺反射区30次。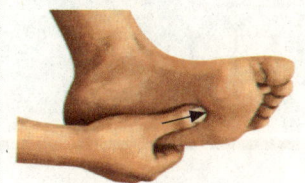

6. 推双足肾脏反射区50次。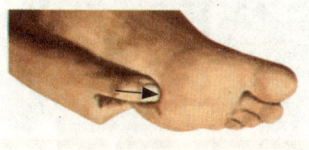

7. 推双足输尿管反射区30次。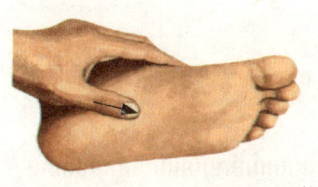

8. 推压双足膀胱反射区50次。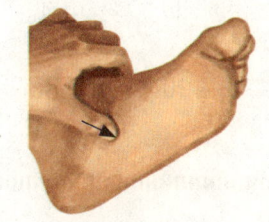

9. 拇食指捏肩关节反射区30次。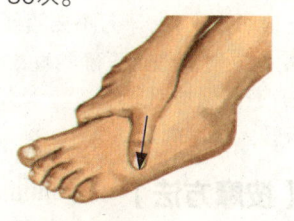

10. 拇食指捏髋关节反射区30次。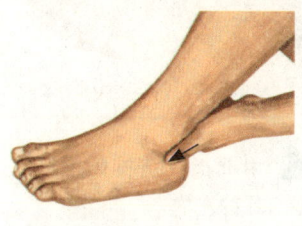

11. 拇食指捏肘关节反射区30次。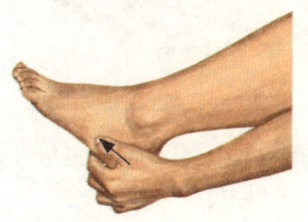

12. 拇食指捏小脑、脑干反射区30次。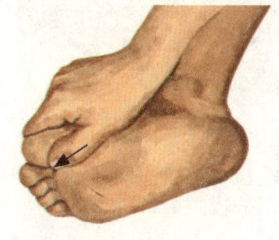

13. 拇指指推肩胛骨反射区20次。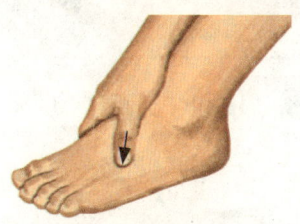

14. 食指推擦斜方肌反射区20次。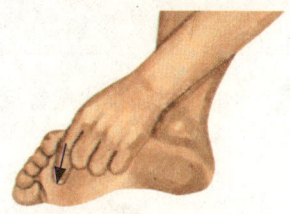

15. 拇指按太溪穴20次。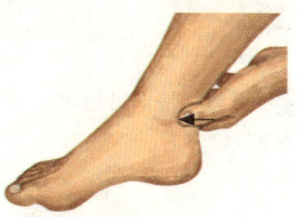

【足部贴敷】

【选方】丹参、当归、没药、乳香各20克。
【熏浴方法】上药水煎后趁热洗足，每次30分钟，每日2次。

颈背痛

【注意事项】

1. 颈动脉是由心脏通往脑部的主要血管，可能因逐渐老化、长期高血压或高脂血症发生血管病变。因此建议50岁以上的老年人，最好先通过健康检查，确认自己的颈动脉状况，一旦发现自己颈动脉狭窄，千万不要随便接受颈部按摩，以免导致中风。
2. 站立时要保持正确的直立姿势。
3. 不要保持同一个姿势太久，最好每15~30分钟就稍微活动一下，每两个小时就站起来进行较大幅度的运动。

【按摩方法】

1. 用拇指推法推肾上腺反射区3分钟左右。

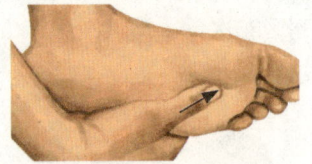

2. 用拇指推法推肾脏反射区3分钟左右。

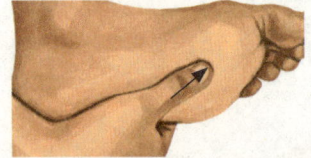

3. 用拇指推法推输尿管反射区3分钟左右。

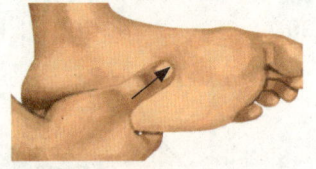

4. 用拇指推法推膀胱反射区3分钟左右。

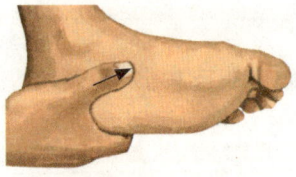

5. 用拇指按法按颈反射区3分钟左右。

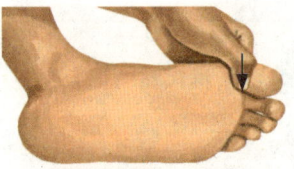

6. 用拇指推法推颈椎反射区3分钟左右。

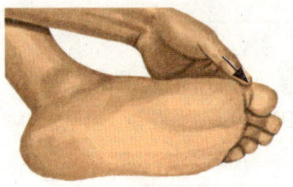

7. 用拇指按法按骶椎反射区2分钟左右。

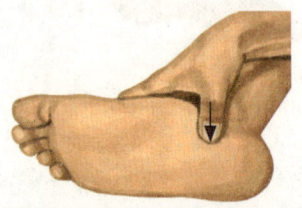

8. 用拇指推法推内尾骨反射区2分钟左右。

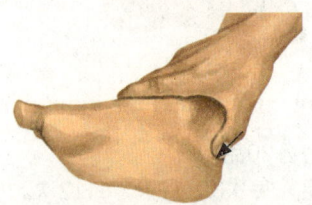

9. 用拇指按涌泉穴3~5分钟。

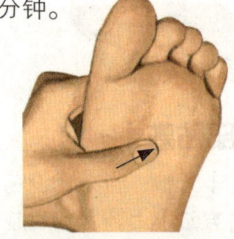

颈椎病

【按摩方法】

1. 按揉颈椎反射区30秒。

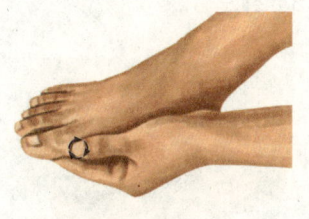

2. 按揉颈反射区30秒。

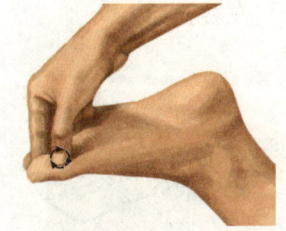

3. 推擦肾脏反射区30秒。

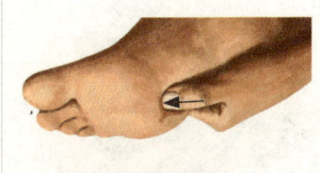

4. 推擦输尿管反射区30秒。

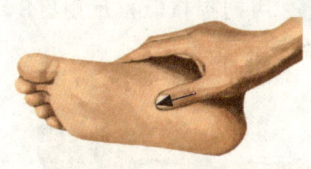

5. 推擦肩关节反射区30秒。

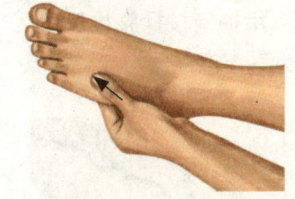

6. 拇指平推颈反射区30秒。

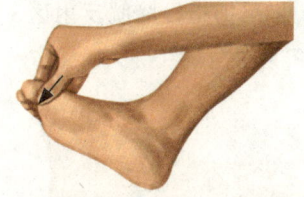

7. 拇指平推膀胱反射区30秒。

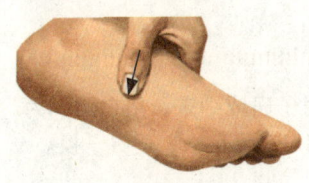

8. 点按肩关节反射区30秒。

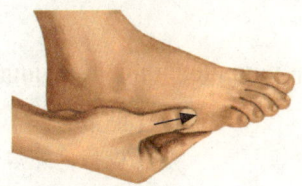

9. 点按额窦反射区30秒。

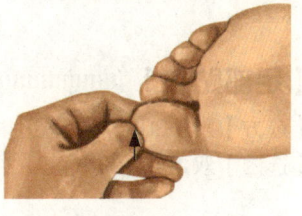

10. 点按头反射区30秒。

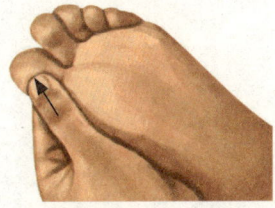

11. 点按小脑反射区30秒。

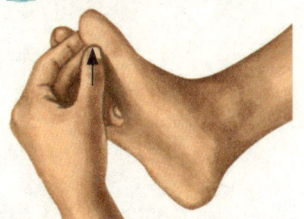

12. 擦足内侧缘反射区30秒。

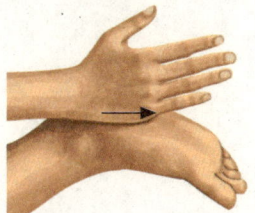

腰　痛

【按摩方法】

1. 用拇指推肾上腺反射区3分钟左右。

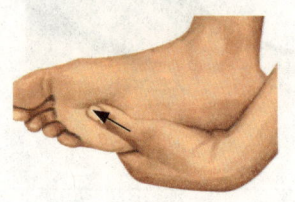

2. 用拇指推肾脏反射区3分钟左右。

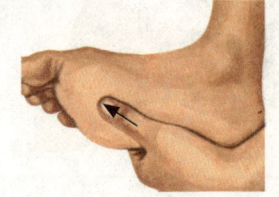

3. 用拇指推输尿管反射区3分钟左右。

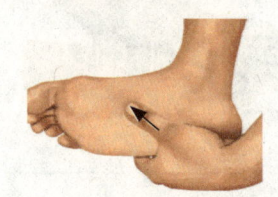

4. 用拇指推膀胱反射区3分钟左右。

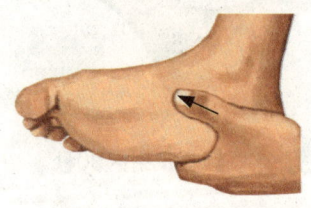

5. 用拇指按揉腰椎反射区6分钟左右。

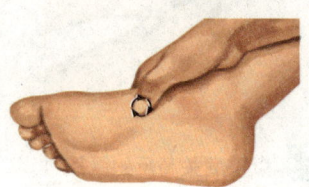

6. 用拇指按骶椎反射区3分钟左右。

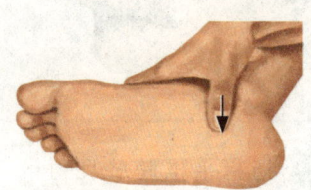

【足部贴敷】

【选方】附子30克，白酒适量。
【选位】双足心涌泉穴。

【贴敷方法】将附子研成细末，用白酒调为稀糊状，外敷于双足心涌泉穴，一日一换。

慢性鼻炎的几种症状：

慢性单纯性鼻炎，中医称为"鼻渊"，又名"脑渗""脑漏"。运动时减轻，睡眠和寒冷时加重，鼻腔阻塞严重时，还伴有鼻塞、嗅觉减退、头晕痛及闭塞鼻音、耳鸣、听力减退。

慢性肥厚性鼻炎，临床表现比单纯性鼻炎重，持续性双侧鼻塞，常有闭塞性鼻音、嗅觉减退，涕为黏液或脓性黏液，不易擤出，若下鼻甲后端肥厚，可压迫咽鼓管口，引起耳鸣及重听。鼻塞用口呼吸可导致咽炎和喉炎，部分患者可继发鼻窦炎。

慢性干燥性鼻炎，一种常见的职业性慢性鼻炎，一般认为是由于长期受外界的物理或化学物质的刺激，如长期粉尘的机械性刺激，空气过热、过干的影响等，导致鼻黏膜杯状细胞减少或消失而使鼻黏膜干燥。主要表现为鼻内发干，鼻腔分泌物减少、发痒、灼热感，常诱使患者挖鼻，引起小量鼻出血，嗅觉一般不减退。鼻镜检查可见鼻黏膜深红色，表面干燥无光，鼻道有丝状分泌物。鼻中隔前下区黏膜糜烂，可有小片薄痂附着，去之常出血。

萎缩性鼻炎，中医称为"鼻藁"，具有鼻和咽部干燥感，部分伴有鼻塞、鼻衄、嗅觉减退或消失、恶臭、头痛头昏等症状。

过敏性鼻炎，中医称"鼻鼽"，以阵发性发作，鼻内发痒、鼻塞、连续喷嚏、大量清水样鼻涕为主症状，伴有嗅觉减退、头晕、头胀、耳鸣、重听及流泪等，若反复发作，日久者可发现鼻黏膜呈息肉样变。

鼻炎

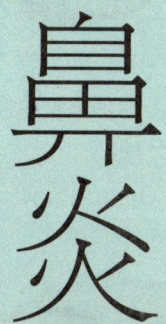

【注意事项】

1. 加强体育锻炼，促进体质强健，避免感受外邪，积极进行治疗。
2. 戒除烟酒，注意饮食卫生和环境保护，避免粉尘长期刺激。
3. 避免局部长期使用血管收缩剂，如鼻眼净等。
4. 鼻塞重时，不可强行擤鼻涕，以免邪毒入耳，引起中耳炎等病症。

【按摩方法】

1. 拇指按揉大脑反射区1分钟。

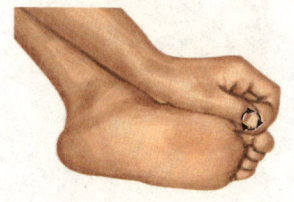

2. 拇指端按揉颈椎反射区2分钟。

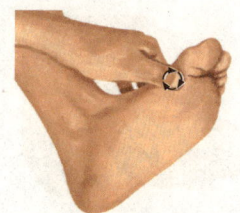

3. 食指按压鼻反射区3~5次。

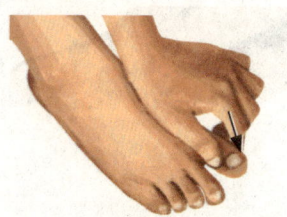

4. 拇指推按肺、支气管反射区，并在中趾根部敏感点处点按5~10次。

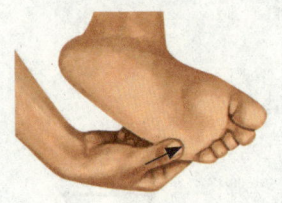

5. 拇、食指掐揉头、颈淋巴结反射区1分钟。

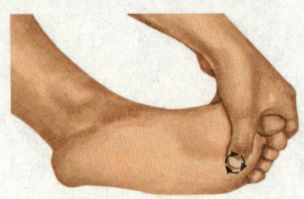

6. 握足扣指法点肾反射区1分钟。

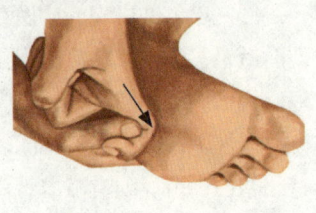

7. 拇指平推输尿管反射区1分钟。

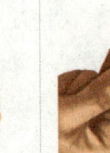

8. 单食指扣拳法叩膀胱反射区1分钟。

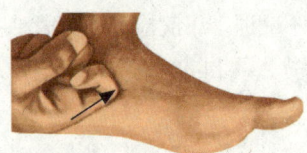

● **根据病情加减** ●

◎急性鼻炎

9. 拇指平推扁桃体反射区1分钟。

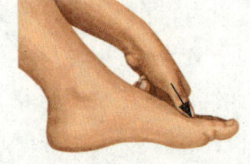

◎慢性单纯性鼻炎、慢性肥大性鼻炎

10. 双拇指推腹腔神经丛反射区3~5分钟。

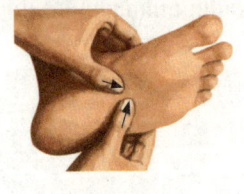

11. 拇指推胸部淋巴结反射区1分钟。

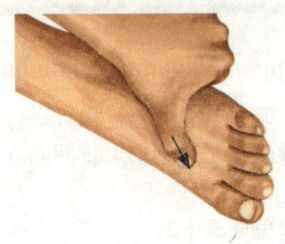

◎萎缩性鼻炎

12. 拇指端点按脾反射区1分钟。

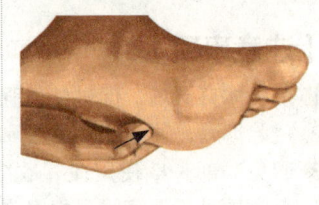

13. 拇指平推肾反射区1分钟。

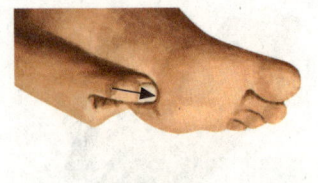

◎过敏性鼻炎

14. 点按肾上腺反射区1分钟。

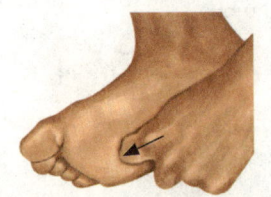

15. 双指钳法或按揉法用于甲状旁腺反射区1分钟。

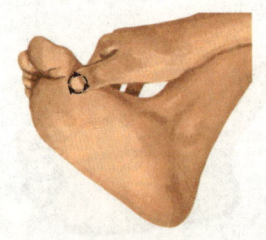

16. 拇指平推升结肠反射区1分钟。

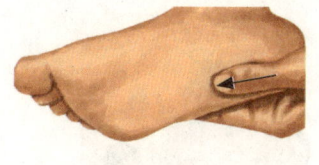

17. 拇指平推横结肠反射区1分钟。

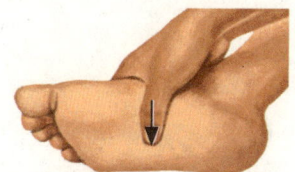

18. 拇指平推降结肠反射区1分钟。

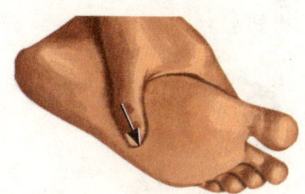

19. 提高免疫力加拇指按揉头颈部淋巴结反射区1分钟。

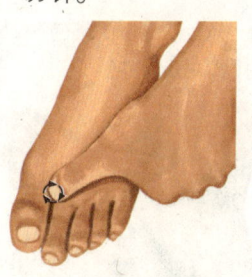

20. 拇指推按胸部淋巴腺反射区1分钟。

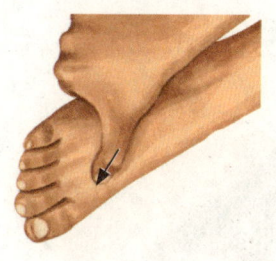

冠心病

【注意事项】

1. 治疗时选穴应以左侧为主，右侧为辅。手法一定要轻柔，切忌用力过重。
2. 适当参加体育锻炼，忌过度疲劳和精神刺激。
3. 避免长期精神紧张，过分激动。
4. 心力衰竭、急性心梗患者不适宜按摩治疗。
5. 合理饮食，控制热能摄入，避免超重。
6. 积极防治高血压、糖尿病、高脂血症、肥胖症等与冠心病密切相关的疾病。
7. 切忌暴饮暴食，忌烟酒。
8. 生活要有规律，保证充足的睡眠。

【按摩方法】

1. 拇指按揉心脏反射区5分钟。

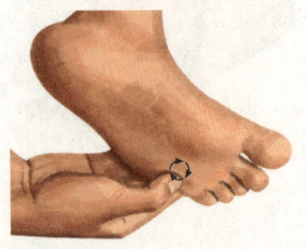

2. 按压小肠反射区3~5分钟。

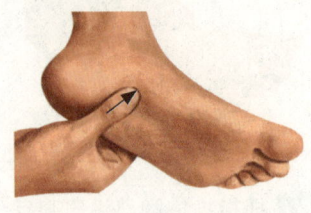

3. 按压胃反射区3~5分钟。

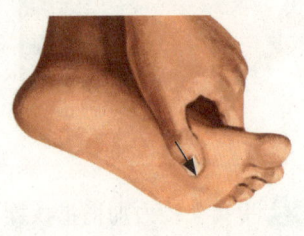

4. 按压十二指肠反射区3~5分钟。

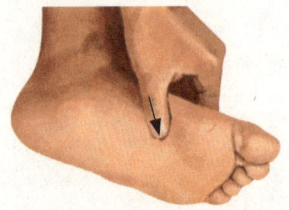

5. 按压脾反射区3~5分钟。

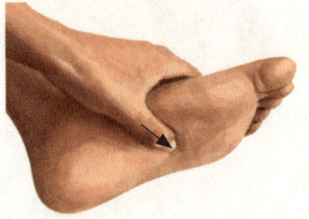

6. 按压足部腹腔神经丛反射区3~5分钟。

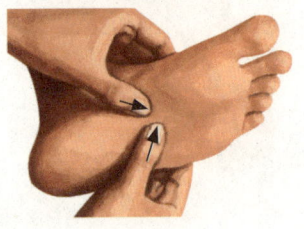

7. 拇指平推肾反射区3~5分钟。

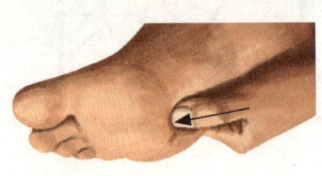

8. 拇指平推肾上腺反射区3~5分钟。

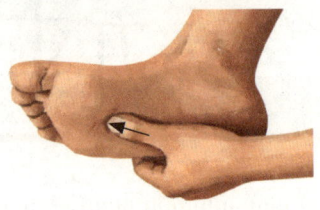

9. 拇指平推输尿管反射区3~5分钟。

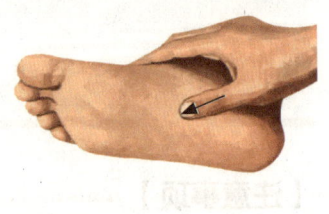

10. 拇指平推膀胱反射区3~5分钟。

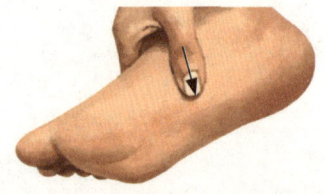

11. 拇指平推平衡器官反射区3~5分钟。

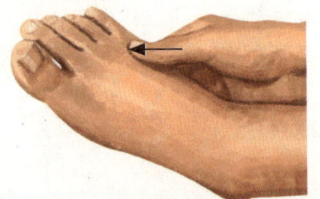

12. 拇指端点按太溪穴3~5分钟。

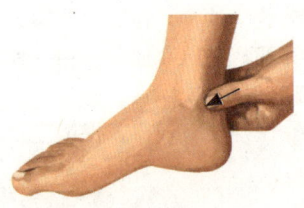

13. 拇指端点按胰腺反射区3～5分钟。

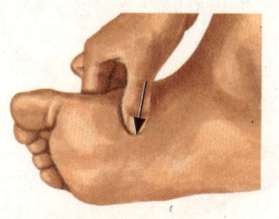

14. 拇指平推压涌泉穴3～5分钟。

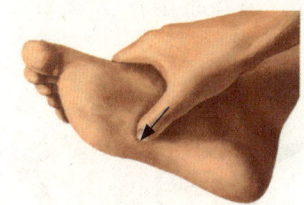

15. 拇指按揉第二、三足趾,并各旋转30～50次。

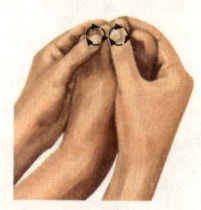

16. 推擦足底正中线300次。

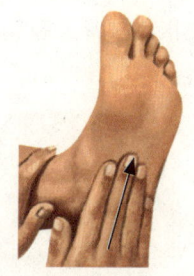

17. 用单食指扣拳法、拇指推掌法、扣指法,取心脏反射区10～15次。

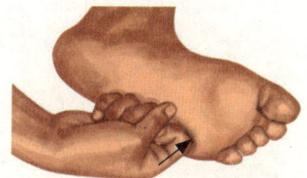

18. 用单食指扣拳法、拇指推掌法、扣指法,取脾反射区10～15次。

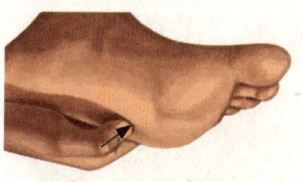

【足部贴敷】

【选方】大蒜60克,桃仁30克,冰片、生巴豆各20克,鸡蛋2个。

【选位】双足涌泉穴。

【贴敷方法】上药捣烂,鸡蛋清调成膏,装入油纱布袋内,烘热。敷双足涌泉穴约5分钟,每日1次。

风湿症

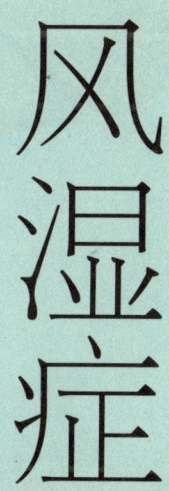

按现代的医学,所谓风湿症包括将近一百多种疾病,它们的共有特征是慢性、反复性、肌肉骨骼的问题,比方骨性关节炎、痛风、非关节性风湿症、类风湿性关节炎,还有风湿热等。

患者主要表现为全身或局部关节肿胀、触痛,有骨摩擦音(关节活动时产生的能触知或可听到的小噼啪声),关节外表温度低,关节畸形,关节活动度受限。X线检查,关节附近骨质疏松,关节软骨消失,关节间隙均匀狭窄。轻者关节酸痛、轻度疼痛,重者关节灼热、剧烈疼痛,或伴有关节腔渗液,甚至关节畸形。可伴有高热或中等发热等全身症状,以膝、肩、肘、腕、踝关节受累为主。

在中医学中称之为痹症。中医理论认为痹症的发生多是由于外感风、寒、湿邪,或嗜食肥甘厚味生冷,导致湿浊内生,浸淫筋脉、关节而生,或由于气血不足,筋脉骨髓失养所致。在西医学中,认为其致病因素包括感染、免疫功能低下、代谢障碍、内分泌失调、骨质退化、潮湿环境等。

【按摩方法】

1. 拇指推肾脏反射区30秒。

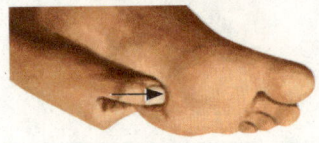

2. 拇指推输尿管反射区30秒。

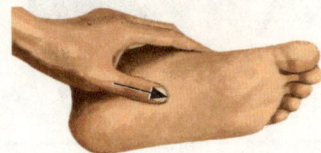

3. 拇指推膀胱反射区30秒。

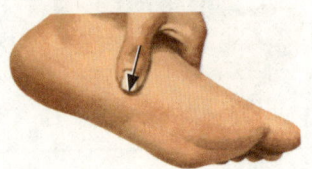

4. 拇指点按上身淋巴反射区30秒。

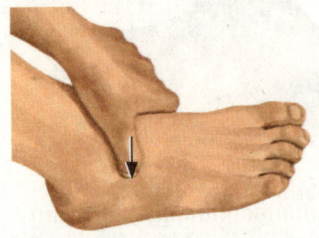

5. 拇指点按下身淋巴反射区30秒。

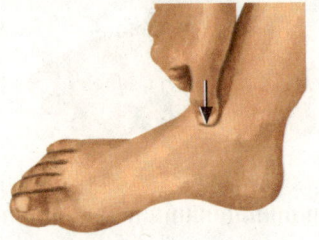

6. 屈食指点按肾上腺反射区30秒。

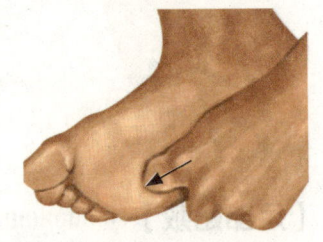

7. 拇指按揉肩反射区30秒。

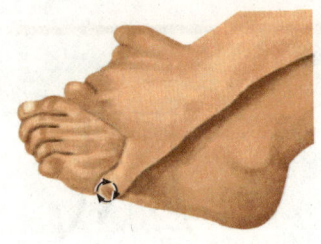

8. 拇指点按髋关节反射区30秒。

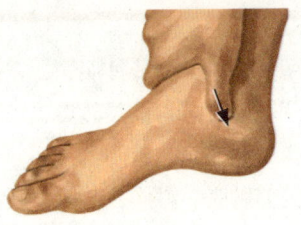

9. 拇指点按膝反射区30秒。

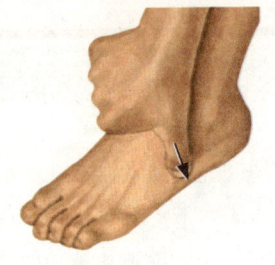

10. 拇指按揉肘关节反射区30秒。

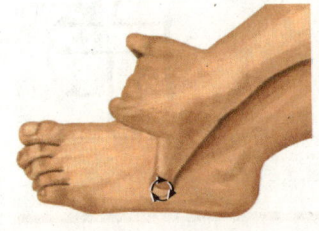

11. 拇指捻颈椎反射区30秒。

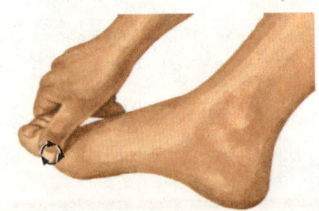

12. 鱼际擦胸椎反射区30秒。

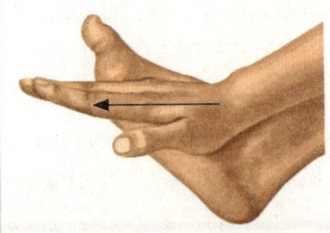

13. 鱼际擦腰椎反射区30秒。

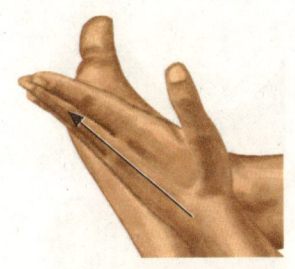

14. 屈指点按甲状旁腺反射区30秒。

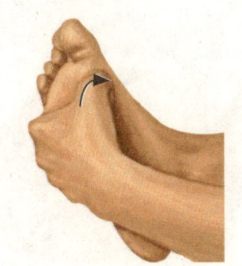

15. 拇指捏揉肝脏反射区30秒。

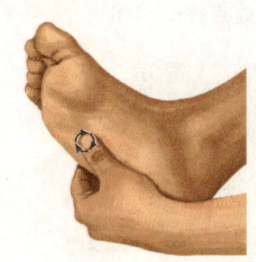

【足部贴敷】

【选方】一般使用一些通络、止痛、补阳的中药。

【选位】全身选穴，每次选20个穴位，风门、曲池、环跳、风市、委中等穴位较重要。

【贴敷方法】每年从夏至就开始贴敷，一直到处暑，两个月左右。10天贴一次，每次贴敷治疗时间2至4小时。一般贴敷两到三年即可有明显效果。

咳喘病

【注意事项】

1. 认真观察患者日常生活，从中找出过敏源，设法避免再接触。
2. 感冒往往是咳喘病的诱发因素，所以防止感冒是非常重要的。尤要注意冷热适宜，及时增减衣服。
3. 饮食宜清淡，避免过咸、过甜，忌冷饮、冷食，以防引起咳嗽，加重病情。
4. 忌烟戒酒，不闻煤烟味，不食用产气及刺激性食物。

【按摩方法】

1. 拇指推肾反射区1~2分钟。

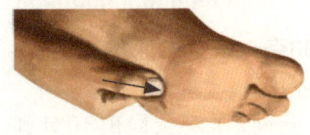

2. 拇指推输尿管反射区1~2分钟。

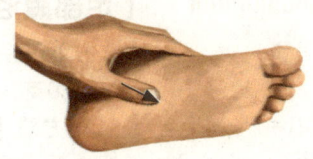

3. 拇指推膀胱反射区1~2分钟。

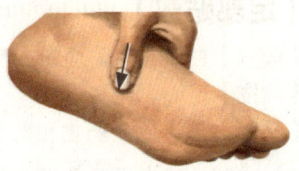

4. 拇指推按肺、支气管反射区，并在中趾根部敏感点处点按5~10次。

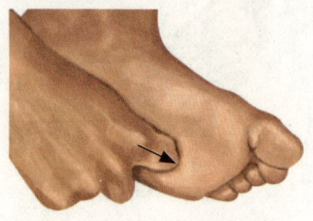

5. 拇、食指掐揉头、颈淋巴结反射区1分钟。

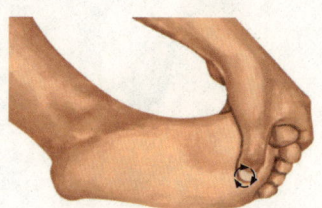

6. 拇指点按心脏反射区1~2分钟。

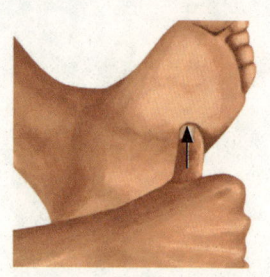

7. 拇指按揉甲状旁腺反射区1~2分钟。

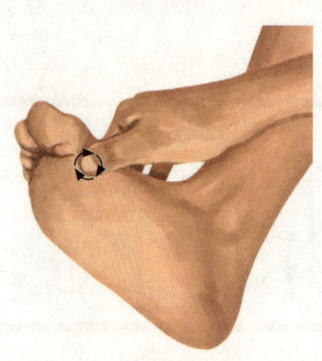

8. 拇指点按喉反射区1~2分钟。

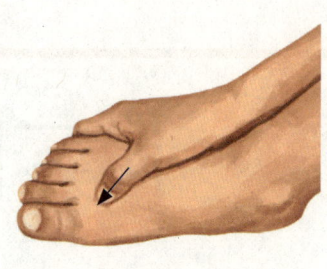

9. 用拇指按法按胸部淋巴结反射区3分钟左右。

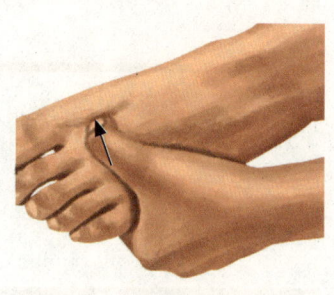

10. 大鱼际擦上身淋巴反射区1~2分钟。

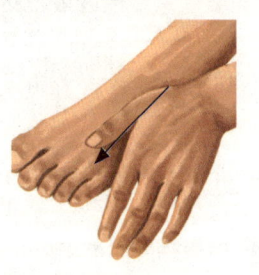

11. 拇指用力按揉脾反射区5分钟。

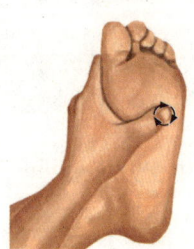

12. 点按肾反射区30秒。

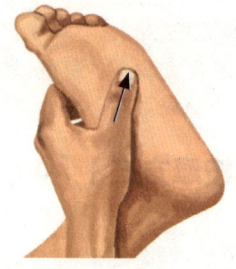

【足部贴敷】

【选方】白矾30克，面粉、醋各适量。
【选位】足心。
【贴敷方法】以上药物和匀做成小饼状，贴在两足心，布包一昼夜，隔天一次。

【足部熏浴】

【选方】鱼腥草60克，苏子、地龙各30克，五味子20克，沉香10克。
【熏浴方法】上药同2个鸡蛋同煎30分钟（沉香后下），去渣，食蛋，以汤浸洗双足，每晚1次。

腹 泻

【注意事项】

1. 忌食生冷刺激、油腻以及不容易消化的食物,这段期间应多吃一些较清淡的食物。
2. 不吃不洁和过期的食物。
3. 不宜过度疲劳,饮食、生活要规律。
4. 严防肠道传染病发生。

【按摩方法】

1. 用拇指推法推肾上腺反射区3分钟左右。

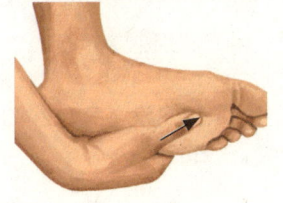

2. 用拇指推法推肾脏反射区3分钟左右。

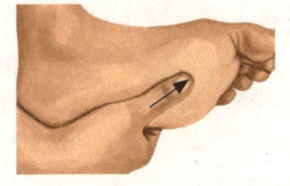

3. 用拇指按压输尿管反射区3~5分钟。

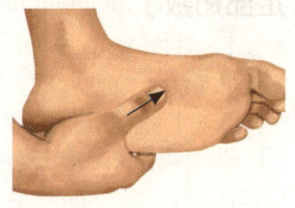

4. 用拇指推法推膀胱反射区3分钟左右。

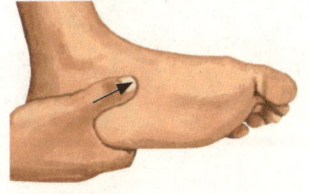

5. 用拇指按法按胃反射区2分钟左右。

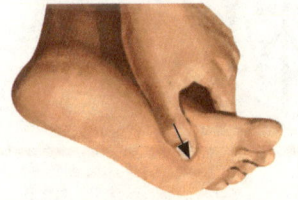

6. 用拇指推法推脾反射区5分钟左右。

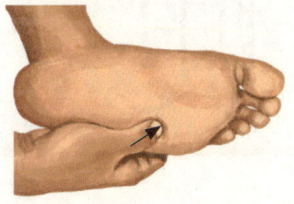

7. 用拇指推法推腹腔神经丛反射区2分钟左右。

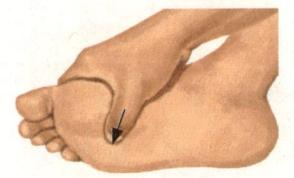

8. 用拇指推法从外侧向内侧推横结肠反射区、乙状结肠和直肠反射区各1分钟左右。

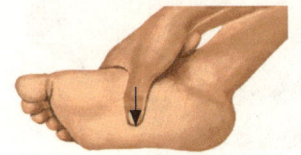

9. 用拇指推法推小肠反射区1分钟左右。

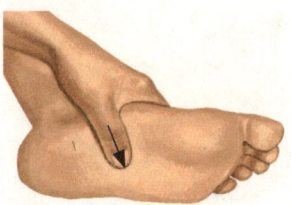

10. 用拇指推法推降结肠反射区1分钟左右。

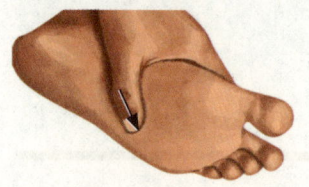

11. 用拇指推法推直肠反射区1分钟左右。

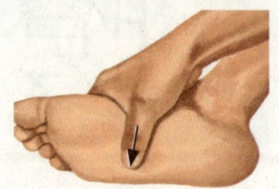

12. 用拇指推法推升结肠反射区1分钟左右。

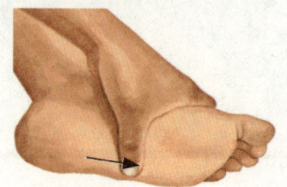

13. 用拇指推法推盲肠反射区1分钟左右。

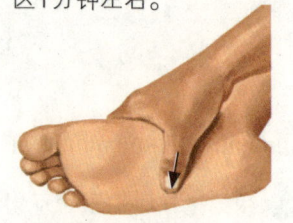

14. 四指弯曲，由足趾向足跟端刮3~5分钟。

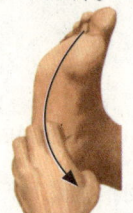

【足部贴敷】

【选方】枯矾50克，面粉20克，米醋适量。

【选位】涌泉穴、肚脐。

【贴敷方法】将枯矾研为细末，加入米醋、面粉，共调匀成稠糊状，分别涂于双足涌泉穴、肚脐，覆以纱布，用胶布固定。每日换药3~5次。

【足部熏浴】

【选方】吴萸30克，米壳、肉蔻、桂枝、木香、陈皮各20克。

【熏浴方法】上药水煎取汁足浴。每日2~3次，每次10~15分钟，1日1剂。

便　秘

【按摩方法】

1. 用拇指推法推肾上腺反射区3分钟左右。

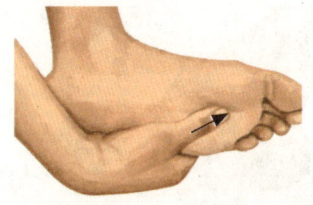

2. 用拇指推法推肾脏反射区3分钟左右。

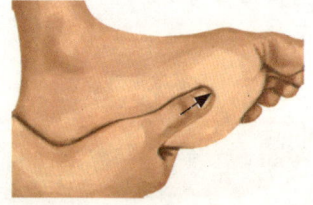

3. 用拇指推法推输尿管反射区3分钟左右。

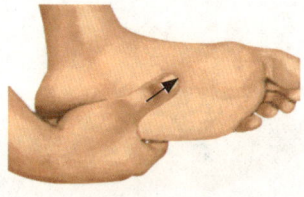

4. 用拇指推法推膀胱反射区3分钟左右。

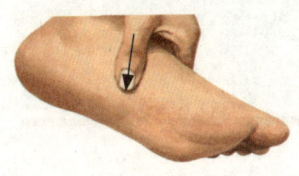

5. 用拇指按法按脾反射区1分钟左右。

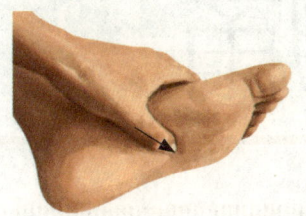

6. 用拇指按法按胃反射区1分钟左右。

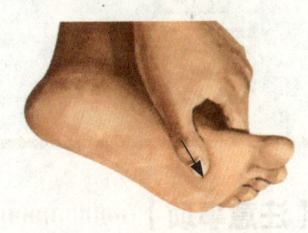

7. 用拇指按法按十二指肠反射区1分钟左右。

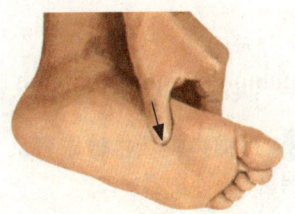

8. 用拇指按法按盲肠反射区1分钟左右。

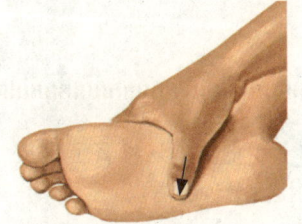

9. 用拇指按法按阑尾反射区1分钟左右。

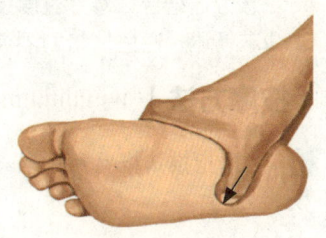

10. 用拇指推法推升结肠反射区2分钟左右。

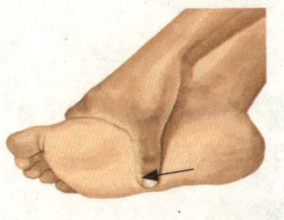

11. 用拇指推法推横结肠反射区2分钟左右。

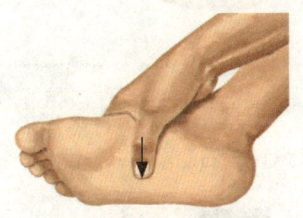

12. 用拇指推法推降结肠反射区2分钟左右。

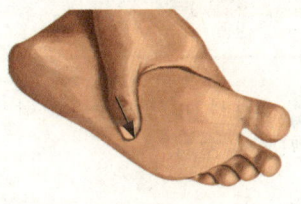

13. 用拇指推法推乙状结肠和直肠反射区2分钟左右。

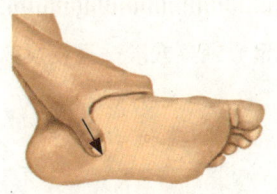

14. 用拇指推法推小肠反射区2分钟左右。

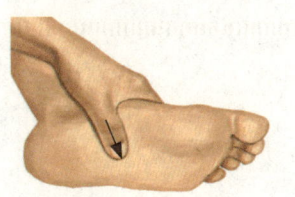

15. 双拇指推腹腔神经丛反射区3~5分钟。

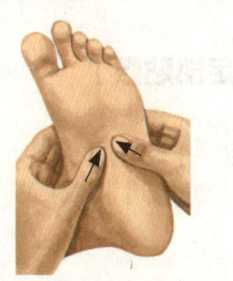

胃痛

【注意事项】

1. 注意饮食调节，忌暴饮暴食。
2. 忌食不洁、生冷、不易消化和刺激性的食物。
3. 生活起居要有规律，保持心情乐观、舒畅。
4. 注意劳逸结合，避免过度疲劳。
5. 情志畅达，避免情绪剧烈波动。

【按摩方法】

1. 用拇指推法推肾反射区3分钟左右。

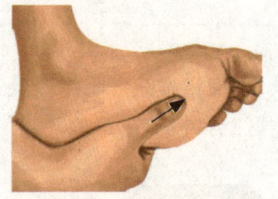

2. 用拇指推法推肾上腺反射区3分钟左右。

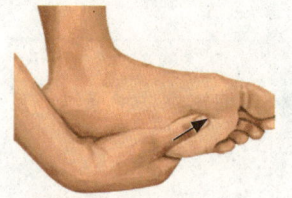

3. 用拇指推法推输尿管反射区3分钟左右。

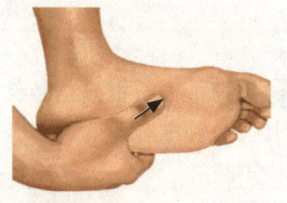

4. 用拇指推法推膀胱反射区3分钟左右。

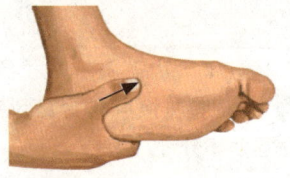

5. 用拇指按法按胃反射区5分钟左右。

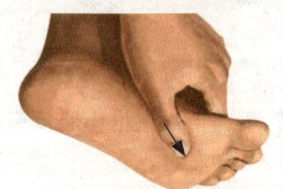

6. 用拇指推法推脾反射区5分钟左右。

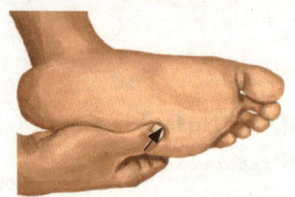

【足部贴敷】

【选方】吴茱萸适量。
【选位】涌泉穴。
【贴敷方法】将吴茱萸研为细末，用醋调为稀糊状，外敷于双足心涌泉穴。一昼夜换药1次，连续数日。

失　眠

【按摩方法】

1. 按脑反射区3～5分钟。

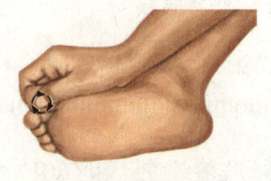

2. 按揉额窦反射区3～5分钟。

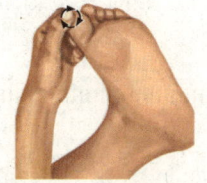

3. 按揉腹腔神经丛反射区3～5分钟。

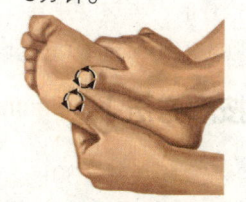

4. 按压肝反射区3～5分钟。

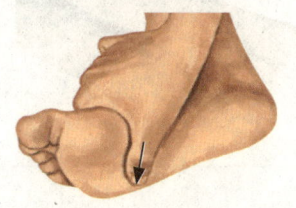

5. 按压脾反射区3～5分钟。

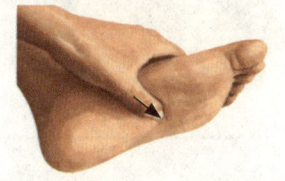

6. 按压肾上腺反射区3～5分钟。

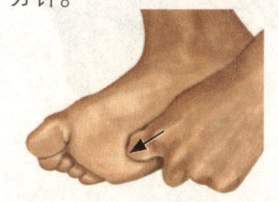

7. 按压甲状腺反射区3～5分钟。

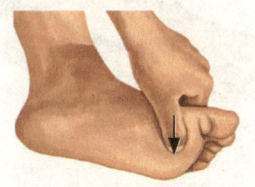

8. 推肾反射区15次。

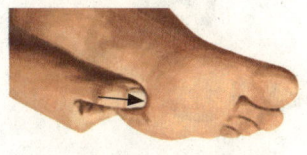

9. 推肾上腺反射区15次。

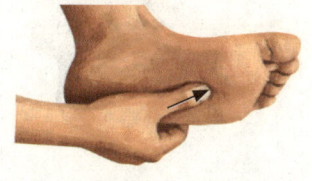

10. 推膀胱反射区15次。

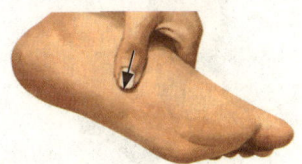

11. 推输尿管反射区15次。

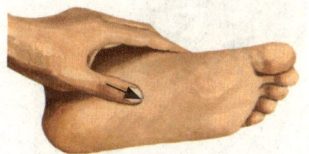

12. 用拇指指腹推按足底正中线15～20次。

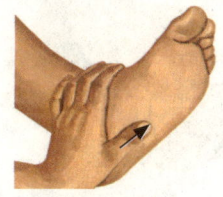

近 视

【注意事项】

1. 科学用眼,不在强光、弱光下看书,不在行走、摇动的车厢内看书;避免长时间看电视、近距离视物。
2. 治疗时,手要洗干净,注意力要集中。眼周手法操作,应避免手指触及眼球。
3. 脸上有疮疖或眼睛发炎时要暂停。

【按摩方法】

1. 捏揉眼反射区30秒。

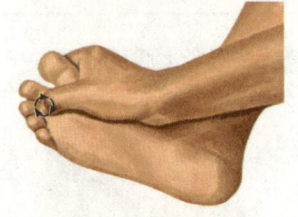

2. 捏揉头反射区30秒。

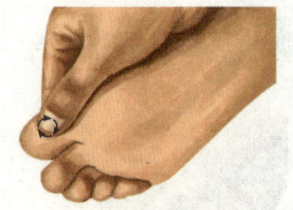

3. 推擦肾脏反射区30秒。

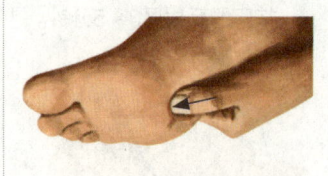

4. 推擦输尿管反射区30秒。

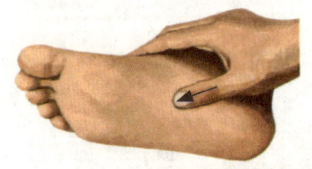

5. 推擦膀胱反射区30秒。

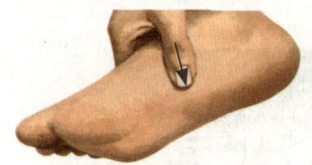

6. 点按肾脏反射区30秒。

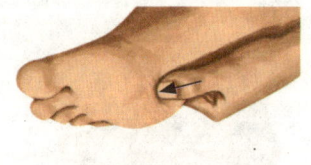

7. 点按肝脏反射区30秒。

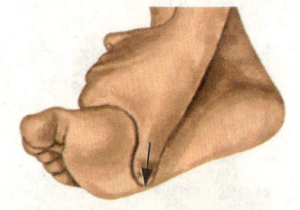

8. 屈拇指点额窦反射区30秒。

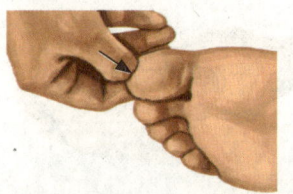

9. 屈指点按肾上腺反射区。

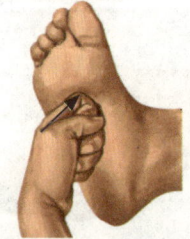

耳鸣耳聋

【注意事项】

1. 要预防感冒，如果发生鼻塞，要避免两侧鼻孔同时用力擤鼻涕而对中耳造成损伤。
2. 要戒烟、少饮酒、适当限制脂肪和钠的摄入量，保持心情舒畅。
3. 要做到生活有规律，睡眠充足，避免过度劳累和情绪波动。

【按摩方法】

1. 搓足底足背1分钟。

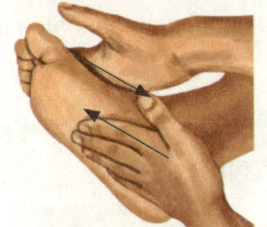

2. 按揉颈项反射区30次。

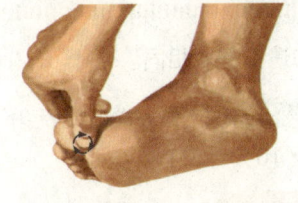

3. 按压脑垂体反射区30次。

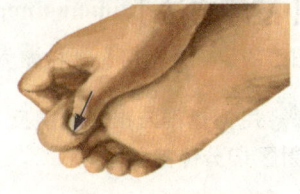

4. 捏腹腔神经丛反射区30秒。

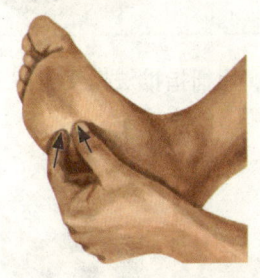

5. 推肾上腺反射区30次。

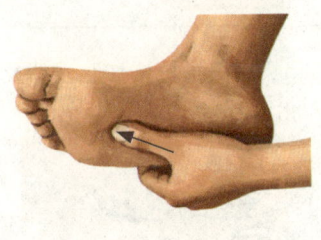

6. 推肾脏反射区30秒。

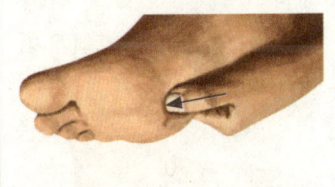

7. 推输尿管反射区50次。

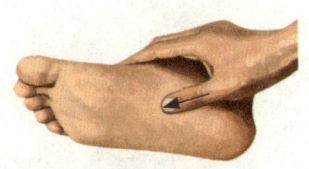

8. 推按膀胱反射区12～15次。

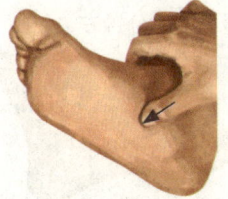

9. 捏小脑、脑干反射区30次。

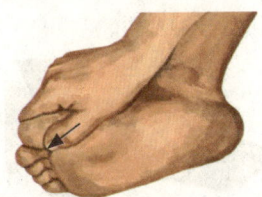

10. 按压颈椎反射区30秒。

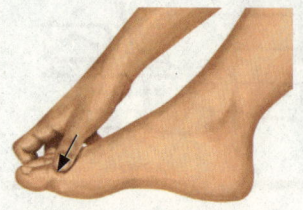

11. 捏揉耳反射区30次。

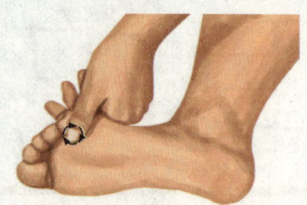

12. 擦足跟内侧和足底2分钟。

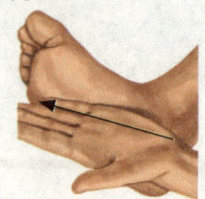

阳痿

【按摩方法】

阳痿的足部反射区自我按摩方法和遗精基本相同。

1. 用拇指推法推肾上腺反射区10分钟左右。

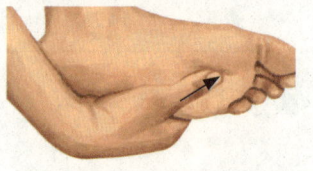

2. 用拇指推法推肾脏反射区10分钟左右。

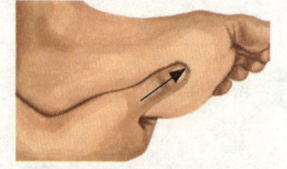

3. 用拇指推法推输尿管反射区10分钟左右。

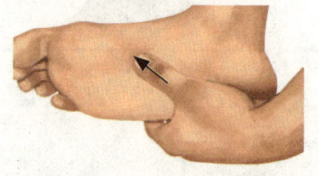

4. 用拇指推法推膀胱反射区10分钟左右。

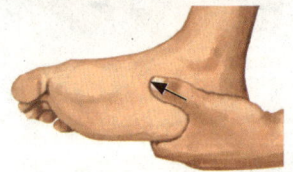

5. 用拇指按法按脑垂体反射区2分钟左右。

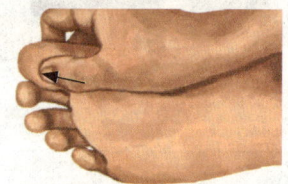

6. 用拇指推法推生殖腺反射区3分钟左右。

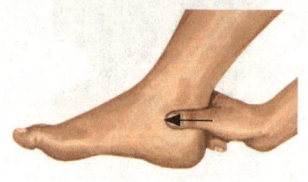

7. 用拇指推法推前列腺反射区3分钟左右。

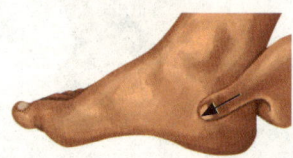

8. 用拇指按揉法按揉腹股沟反射区2分钟左右。

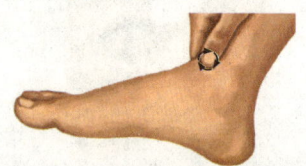

9. 点按肝脏反射区30秒。

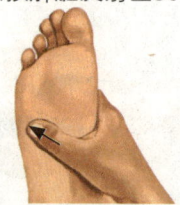

10. 揉捏头反射区30秒。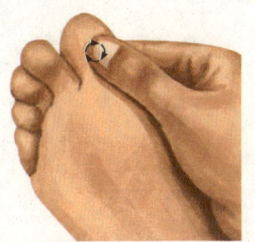

11. 拇指按揉太溪穴1~2分钟。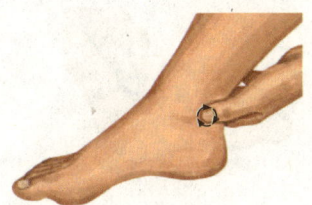

12. 拇指按揉太冲穴1~2分钟。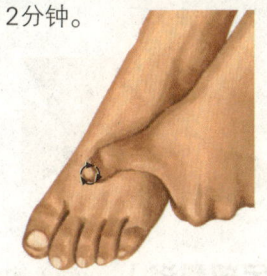

【足部贴敷】

【选方】吴茱萸200克。
【选位】脐下、足心涌泉穴。
【贴敷方法】将吴茱萸用酒拌匀，分为数份，用布包好，蒸热，趁热以药袋热熨脐下、足心涌泉穴，待冷后再更换。每次20~30分钟，每天2次。

遗 精

【按摩方法】

1. 用拇指推法推肾上腺反射区10分钟左右。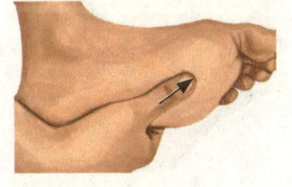

2. 用拇指推法推肾脏个反射区10分钟左右。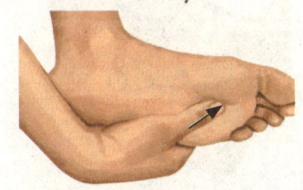

3. 用拇指推法推输尿管反射区10分钟左右。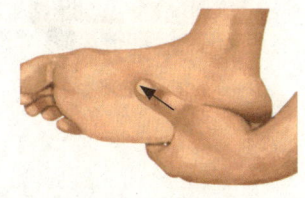

4. 用拇指推法推膀胱反射区10分钟左右。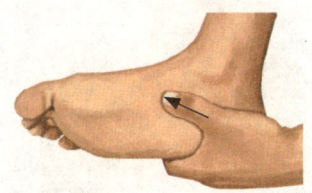

5. 用拇指按法按脑垂体反射区2分钟左右。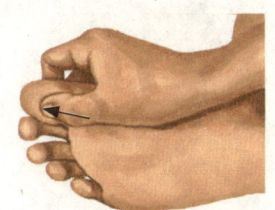

6. 用拇指推法推生殖腺反射区3分钟左右。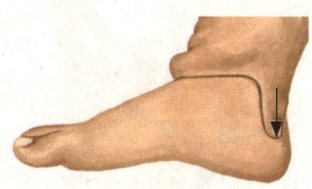

7. 用拇指推法推前列腺反射区3分钟左右。

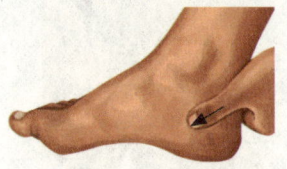

8. 用拇指按揉法按揉腹股沟反射区2分钟左右。

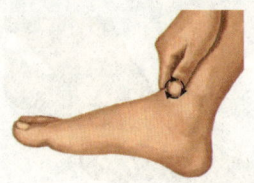

9. 拇指按揉太冲穴2~3分钟。

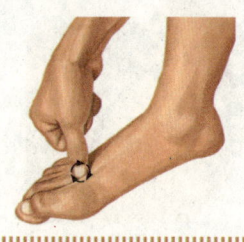

【足部熏浴】

【选方】清水适量。

【熏浴方法】将清水加热至50~60℃，倒入木桶内或瓷盆内，患者正坐，脱去鞋袜，赤足在热水中浸洗。每次8~10分钟，每晚睡前1次，睡前要保持心境平静。

前列腺病

【按摩方法】

1. 对搓双足底3~5分钟。

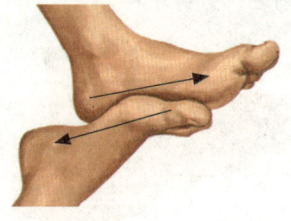

2. 揉压双足肾脏反射区2~3分钟。

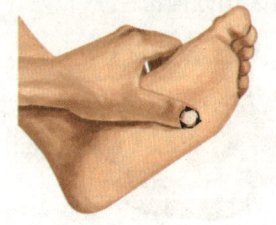

3. 揉压双足膀胱反射区2~3分钟。

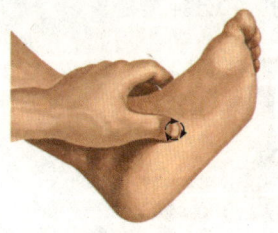

4. 推双足输尿管反射区2~3分钟。

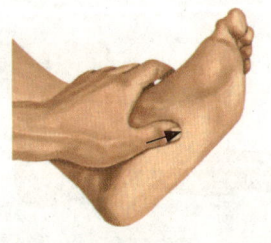

5. 屈食指揉压肾上腺反射区2~3分钟。

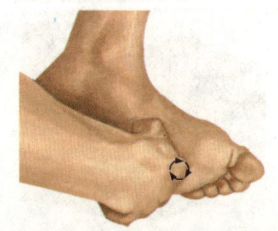

6. 屈食指点性腺反射区2~3分钟。

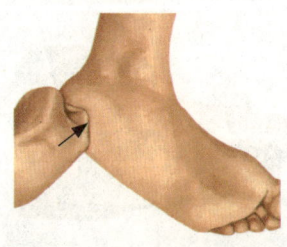

7. 按压脑垂体反射区3~5分钟。

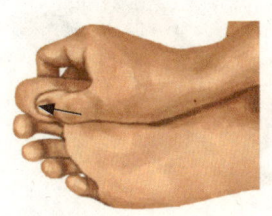

8. 按压睾丸反射区3~5分钟。

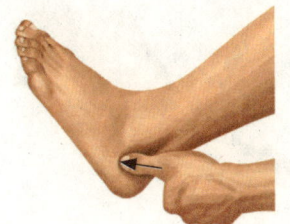

9. 推尿道、阴道反射区2~3分钟。

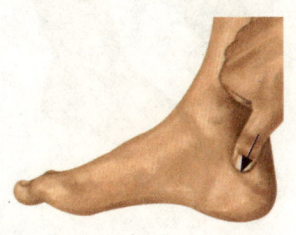

10. 拇指推前列腺反射区3~5分钟。

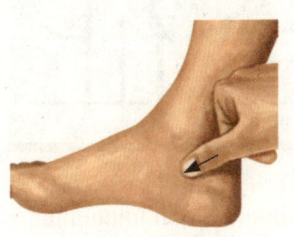

11. 对搓双足跟内侧5分钟。

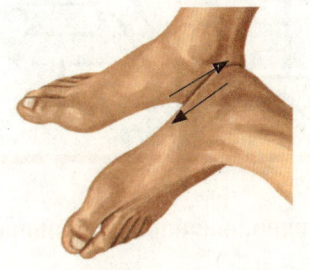

12. 擦肾脏反射区3~5分钟。

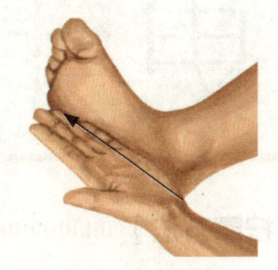

———— • 根据病情加减 • ————

◎急性前列腺炎

13. 按压盆腔淋巴结反射区1分钟。

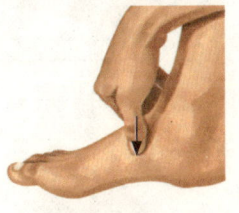

14. 按胸部淋巴腺反射区15次。

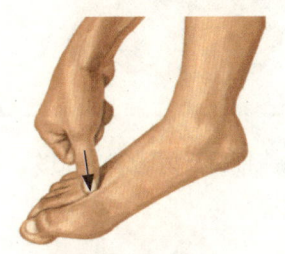

◎慢性前列腺炎

15. 按脾反射区1分钟。

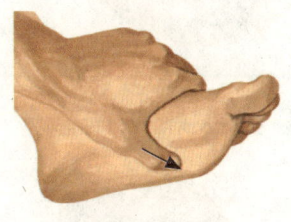

16. 捏腹腔神经丛反射区15次。

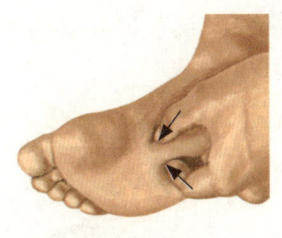

◎前列腺肥大

17. 点按生殖腺反射区1分钟。

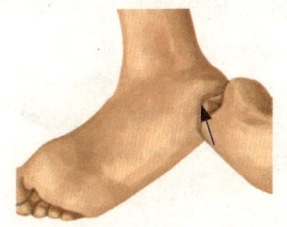

18. 推压放松腹部反射区20次。

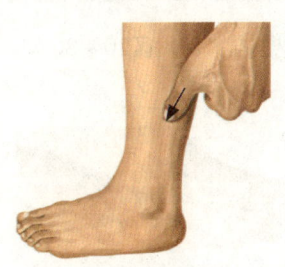

19. 拇指按揉太冲穴2~3分钟。

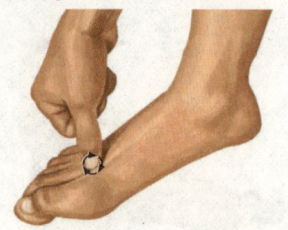

20. 拇指按揉太溪穴2~3分钟。

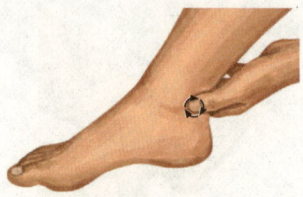

21. 用小鱼际擦涌泉穴2~3分钟。

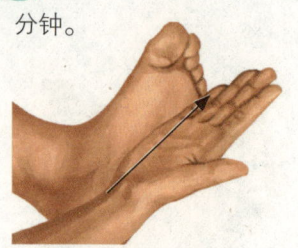

更年期综合征

【按摩方法】

1. 按脑垂体反射区1分钟。

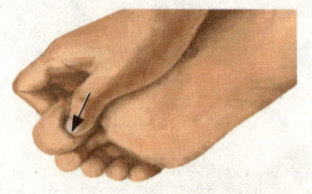

2. 揉大脑反射区2分钟。

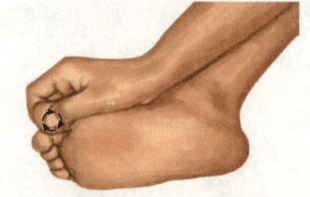

3. 揉甲状腺反射区2分钟。

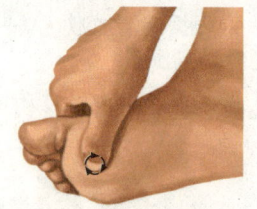

4. 揉肝反射区2分钟。

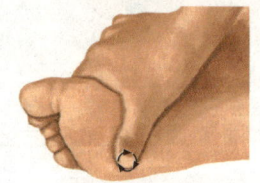

5. 推胃反射区20~30次。

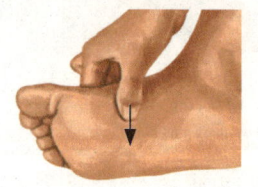

6. 推十二指肠反射区20~30次。

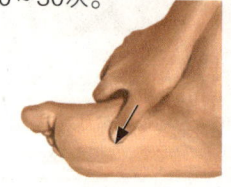

7. 推肾反射区20~30次。

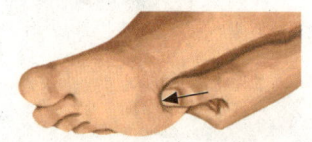

8. 推输尿管反射区20~30次。

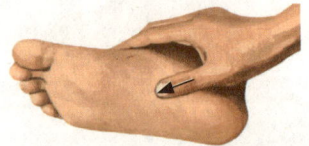

9. 擦肾反射区,以透热为度。

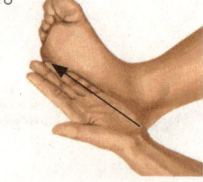

10. 按心反射区，以透热为度。
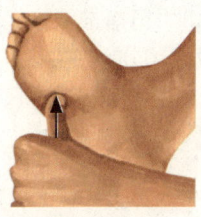

11. 推膀胱反射区20～30次。
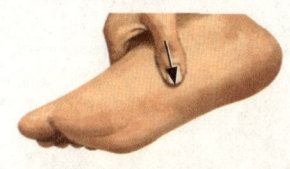

12. 点按生殖腺反射区20次。
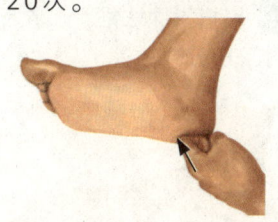

13. 点按盆腔淋巴结反射区20次。
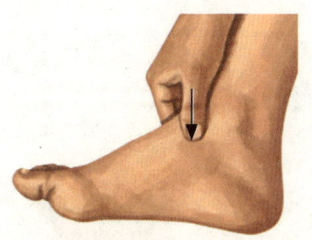

14. 捏腹腔神经丛反射区20次。
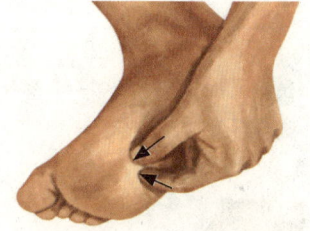

15. 搓足背和足底2～3分钟。
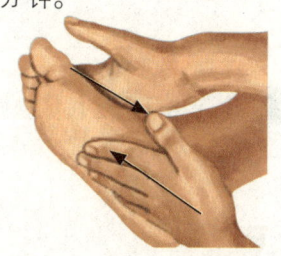

【足部贴敷】

【选方】百合10克，远志12克，丹参15克。
【选位】双足涌泉穴、三阴交穴。
【贴敷方法】上药共研细面，用醋调成膏状，敷于双足涌泉穴、三阴交穴。每日一穴，轮流交替，20次为一疗程。

月经不调

【注意事项】

1. 按摩宜在经期前后进行，按摩时动作不宜粗暴。
2. 平时注意劳逸结合，尤其是行经期不要过度疲劳。
3. 生活有规律，经期应保持情绪稳定，避免激动。
4. 注意经期卫生，以免感染疾病。
5. 注意饮食有节，不宜暴饮暴食或过多食肥甘滋腻、生冷寒凉、辛烈香燥的食物。
6. 避免人流过多、过频及经期、产后交合，否则易导致月经不调。

【按摩方法】

1. 用拇指推法推肾上腺反射区10分钟左右。

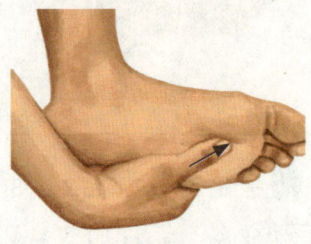

2. 用拇指推法推肾脏反射区10分钟左右。

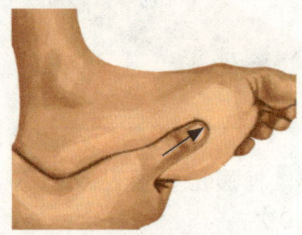

3. 用拇指推法推输尿管反射区10分钟左右。

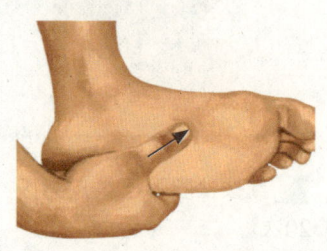

4. 用拇指按揉法按揉膀胱反射区3分钟左右。

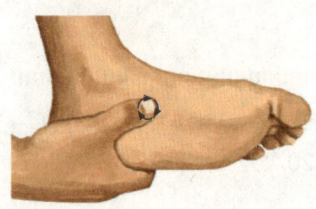

5. 用拇指按揉法按揉脾反射区3分钟左右。

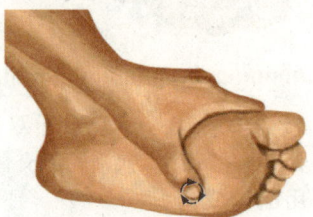

6. 用拇指推法推肝反射区5分钟左右。

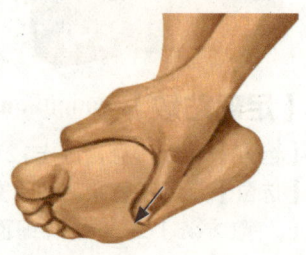

7. 用拇指按法按生殖腺反射区3分钟左右。

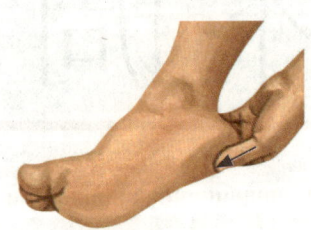

8. 用拇指按法按子宫反射区3分钟左右。

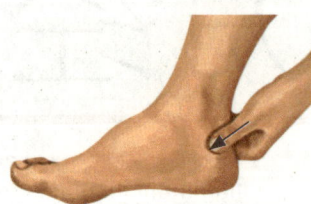

9. 用拇指按法按脑垂体反射区各3分钟左右。

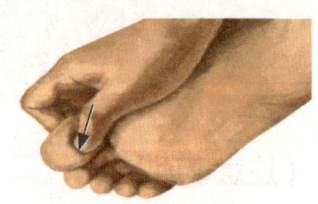

【足部贴敷】

有三种贴敷方法。
方法一：
【选方】乳香、没药、血竭、沉香、丁香各15克，青盐、五灵脂、两头尖各18克，麝香1克。

【选位】下腹部。
【贴敷方法】将诸药除麝香另研外，其余混合粉碎为末过筛，先取麝香0.2克，放下腹部对应区上，再取药末15克，撒布麝香上面，盖以槐皮。槐皮上预先钻小洞，将艾绒捏住，放槐皮上点燃灸之，1日1次。此法用于肝郁气滞型月经不调。

方法二：
【选方】大黄128克，玄参、生地、当归、赤芍、白芷、肉桂各64克。
【选位】下腹部。
【贴敷方法】上药用小磨麻油1000克熬，黄丹448克收，贴于下腹部区。此法用于血热妄行型月经不调。

方法三：
【选方】山楂、葛根、乳香、没药、山甲、川朴各100克，白芍150克，甘草、桂枝各30，细辛挥发油、鸡矢藤挥发油、冰片各适量。
【选位】下腹部。
【贴敷方法】先将山楂、葛根、白芍、甘草水煎2次，煎液浓缩成稠状，混入适量的95%乙醇的乳香、没药液。烘干后，与山甲、川朴、桂枝共研细末，再加入适量的细辛挥发油、鸡矢藤挥发油、冰片充分混合、过筛，备用。患者于经前3~5天，取上药0.2~0.25克，气滞血瘀型用食醋调糊，寒湿凝滞型用姜汁调，贴于下腹部。

经前期紧张症

【注意事项】

1. 注意劳逸结合，避免精神紧张，调节情绪，克服恼怒。
2. 参加适当的体育锻炼。
3. 注意休息，避寒保暖，少吃生冷食物。
4. 加强妇女生理卫生和经期卫生知识教育，正确认识月经期的生理、病理变化。
5. 病情严重者去医院检查，以便根据病因治疗。

【按摩方法】

首先要判断出患者的经前期紧张症属于哪种类型，然后根据类型选择适当的按摩方法治疗。

1. 用拇指推法推肾上腺反射区10分钟左右。

2. 用拇指推法推肾脏反射区10分钟左右。

3. 用拇指推法推输尿管反射区10分钟左右。

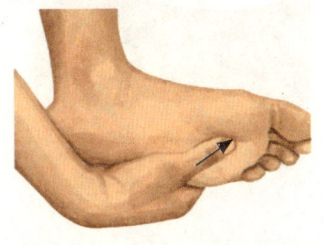
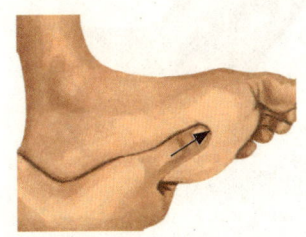
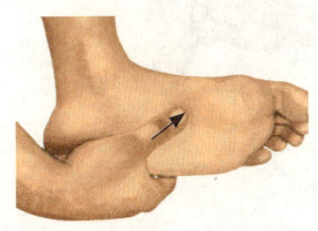

4. 用拇指推法推膀胱反射区10分钟左右。

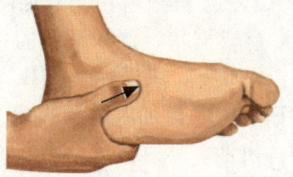

5. 用拇指推法推肝反射区5分钟左右。

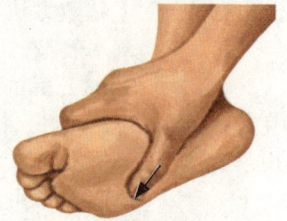

6. 用拇指推法推子宫反射区3分钟左右。

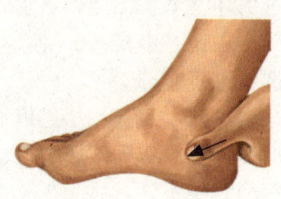

7. 用拇指推法推生殖腺反射区3分钟左右。

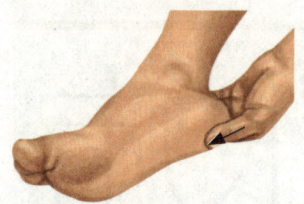

8. 用拇指按法按脑垂体反射区3分钟左右。

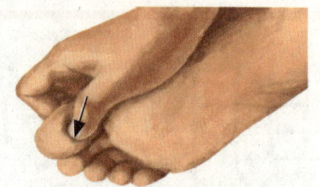

9. 用拇指推法推阴道、尿道反射区3分钟左右。

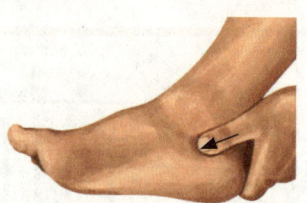

痛 经

【按摩方法】

1. 双指钳法，自外踝关节后方起向上用食、中指钳压放松腹部反射区5~7次。

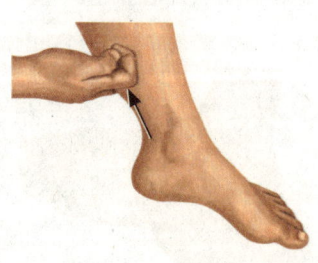

2. 指揉法，由外向内揉大脑反射区10~20次。

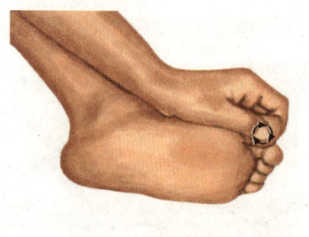

3. 拇指按揉脑垂体反射区10~20次。

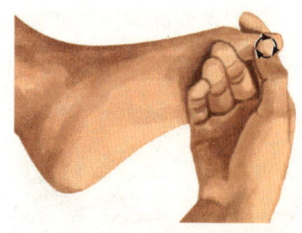

4. 拇指由足跟向拇趾方向推腰椎反射区10～20次。

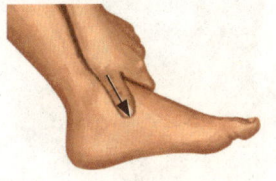

5. 拇指由足跟向拇趾方向推骶骨反射区10～20次。

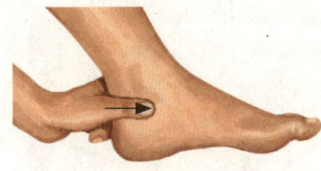

6. 拇食指推内、外尾骨反射区，拐弯处向下停顿并加压至发胀。

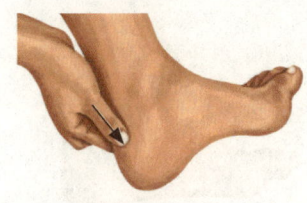

7. 以屈食指点法在生殖腺反射区按压5～10次。

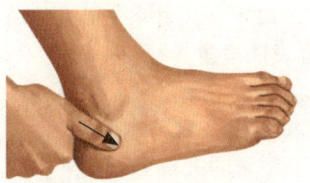

8. 拇指端点法，以拇指指腹部点肾反射区10～20次。

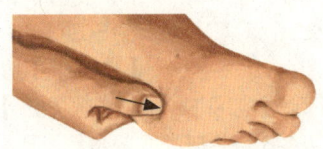

9. 拇指点按肾上腺反射区10～20次。

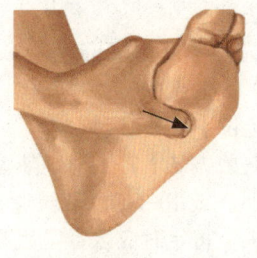

10. 由下向上以双拇指按揉法按揉腹腔神经丛反射区1～2分钟。

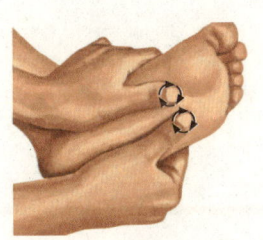

11. 拇指推压子宫反射区10～20次。

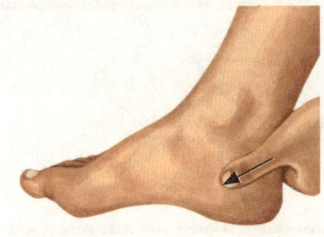

12. 拇指由足趾向足跟方向按揉输尿管反射区1～2分钟。

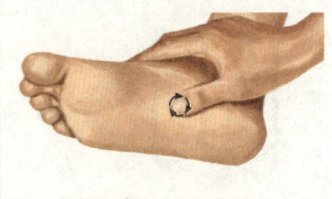

13. 屈食指按揉法，由足内侧向足外侧旋压膀胱反射区10～20次。

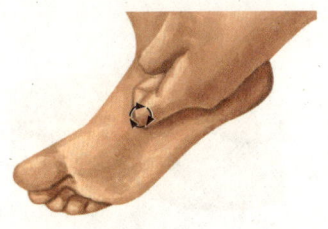

14. 滑按阴道反射区10～20次。

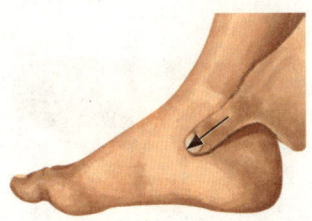

15. 四指握足跟，拇指分压腹部淋巴结反射区，按压10～20次。

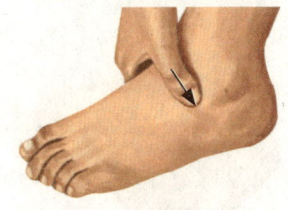

16. 拇指分压盆腔淋巴结反射区，压入骨缝中，出现胀感1分钟。

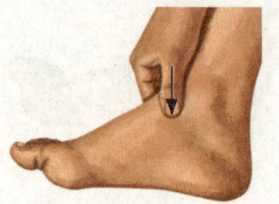

17. 用拇指推法推阴道、尿道反射区3分钟左右。

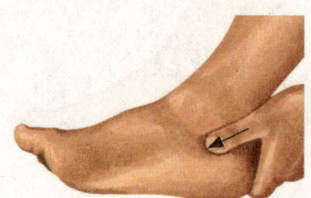

18. 用拇指推法推肾上腺反射区10分钟左右。

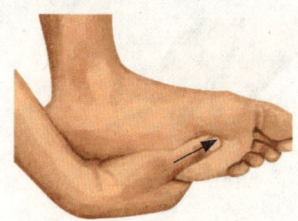

【足部贴敷】

有两种贴敷方法。

方法一：

【选方】寒湿凝滞型：取食盐300克（研末），生姜120克（切碎），葱头1个。

【选位】下腹部。

【贴敷方法】将上药炒热贴敷于足对应区下腹部。或取白芷、五灵脂、青盐各6克共研细末，将足对应区肾区用湿布擦净后，放药末在上面，上盖生姜1片，用艾灸，隔日1次。

方法二：

【选方】气滞血瘀、寒凝胞宫型：取方药葛根、乳香、没药、山甲、川朴各100克，白芍150克，细辛挥发油适量。

【选位】下腹部。

【贴敷方法】先将葛根、白芍水煎2次，煎成稠状，混入溶于适量的95%乙醇的乳香、没药液。烘干后与山甲、川朴共研细末，再加入细辛挥发油，充分混合、过筛。气滞血瘀者用食醋调糊；寒湿凝滞型用姜汁调后贴于足穴按摩区（同前）上。

闭 经

【按摩方法】

1. 用拇指推法推肾上腺反射区10分钟左右。

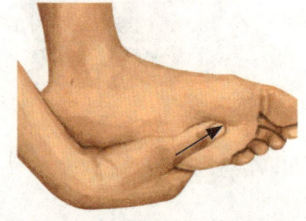

2. 用拇指推法推肾脏反射区10分钟左右。

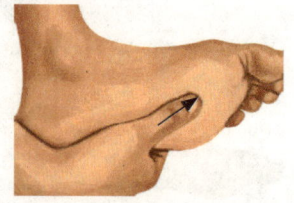

3. 用拇指推法推输尿管反射区10分钟左右。

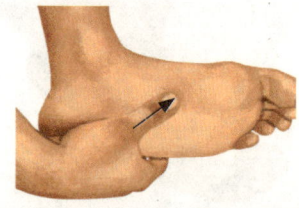

4. 用拇指推法推膀胱反射区10分钟左右。

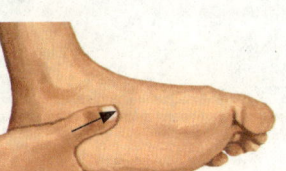

5. 用拇指按法按卵巢反射区3分钟左右。

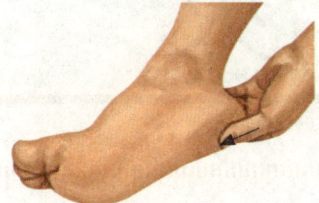

6. 拇指按揉法，由足趾向足跟方向按揉输尿管反射区1~2分钟。

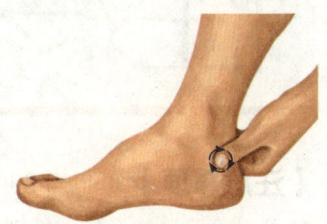

7. 用拇指按法按脑垂体反射区3分钟左右。

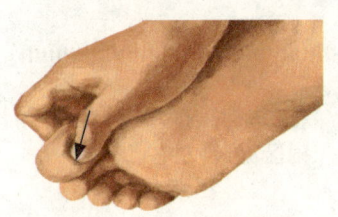

8. 用拇指推法推肝反射区5分钟左右。

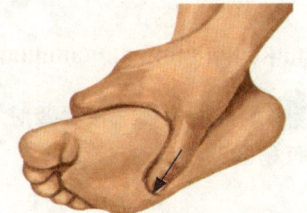

9. 用拇指推法推脾反射区5分钟左右。

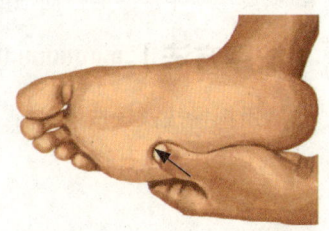

10. 拇指分压盆腔淋巴结反射区，压入骨缝中，出现胀感1分钟。

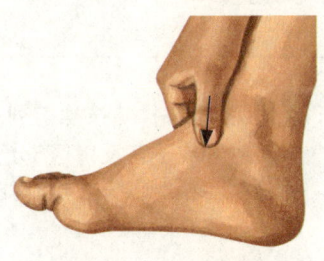

11. 双指钳法，自外踝关节后方起向上用食、中指钳压放松腹部反射区5~7次。

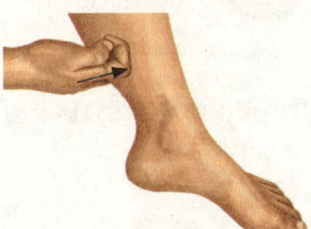

12. 用拇指推法推阴道、尿道反射区3分钟左右。

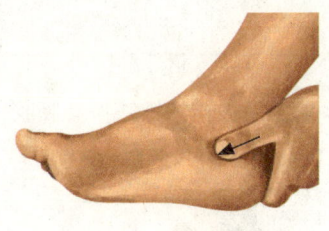

【足部贴敷】

【选方】气滞血瘀型闭经：大黄128克，芒硝64克，柴胡、栝楼根、桃仁、当归、生地、红花、穿山甲、莪术、三棱、川芎各32克，乳香、没药、肉桂各22克，川乌10克。

寒湿凝滞型闭经：白胡椒、黄丹、火硝各9克。

【选位】生殖腺。

【贴敷方法】气滞血瘀型闭经：所选药用麻油熬，黄丹收，花蕊石32克、血竭15克另研搅，敷于生殖腺等足对应区。

寒湿凝滞型闭经：所选药共研面，做成3个饼，连用3次，敷于生殖腺等足对应区。

性冷淡

【注意事项】

1. 要注意身体的锻炼,特别是进行体操训练,这样可以加强阴道肌肉功能,有助于增强性生活的快感和消除性冷淡。
2. 可作阴道肌肉训练,以提高阴道的狭缩功能。注意性交体位的改变,使人有一种新鲜感。
3. 提高性生活的质量,培养过夫妻性生活的兴趣。
4. 改变房事中女方的被动地位,使夫妻间的性交显得更丰富浪漫些。

【按摩方法】

1. 用拇指按揉法按揉肾脏反射区3分钟左右。

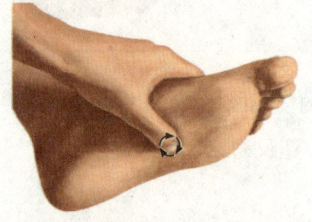

2. 用拇指按揉法按揉肾脏反射区3分钟左右。

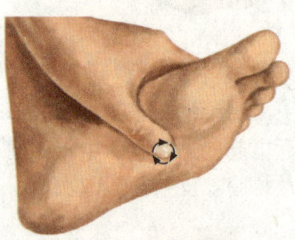

3. 用拇指推法推输尿管反射区3分钟左右。

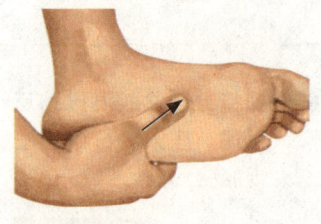

4. 用拇指按揉法按揉膀胱反射区3分钟左右。

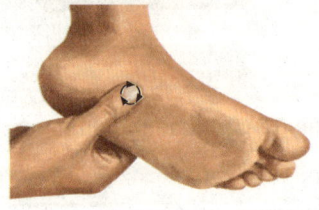

5. 用指摩法摩生殖腺反射区5分钟左右。

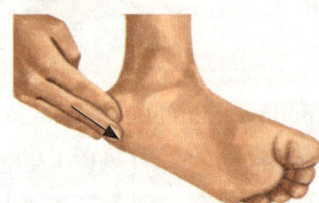

6. 用拇指按揉法按揉前列腺反射区或子宫反射区5分钟左右。

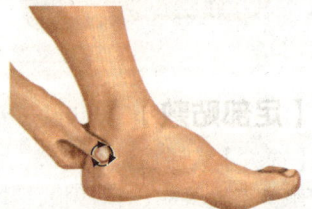

【足部贴敷】

【选方】吴茱萸6克,蛇床子15克,甘草20克。

【熏浴方法】煎汁足浴,同时进行坐浴熏洗外阴。每日1~2次,每次15~20分钟,7天为一疗程。

慢性盆腔炎

【按摩方法】

1. 用拇指推法推肾上腺反射区3分钟左右。

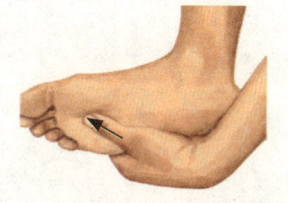

2. 用拇指推法推肾脏反射区3分钟左右。

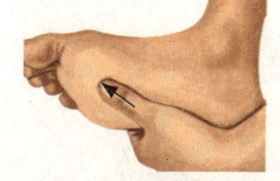

3. 用拇指推法推输尿管反射区3分钟左右。

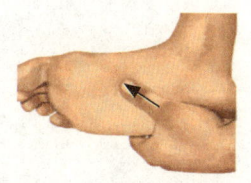

4. 用拇指推法推膀胱反射区3分钟左右。

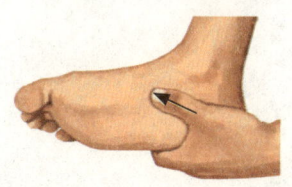

5. 用拇指按揉法按揉腹股沟反射区各3~5分钟。

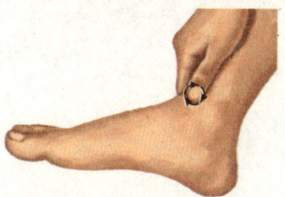

6. 用拇指按法按生殖腺反射区（卵巢反射区）3分钟左右。

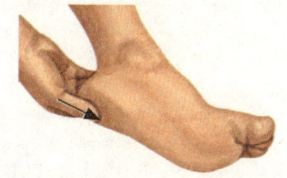

7. 用拇指推法推阴道、尿道反射区3分钟左右。

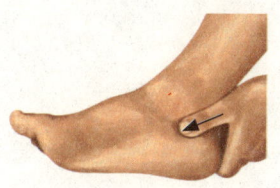

8. 双指钳法，自外踝关节后方起向上用食、中指钳压放松腹部反射区5~7次。

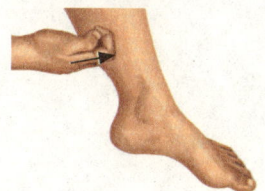

9. 用拇指按法按脑垂体反射区3分钟左右。

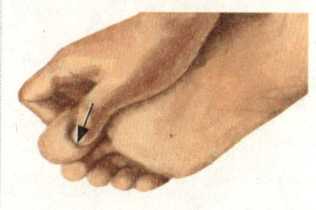

【足部贴敷】

【选方】取川椒、大茴香、乳香、没药、降香末各适量。

【选位】生殖腺。

【贴敷方法】将所备药物研成细末，用面粉调羹，高粱酒少许，调湿摊铺于纱布，置于足部生殖腺区。用热水袋热敷，每日2次。用于慢性盆腔炎有包块、用内服药不能显效者。

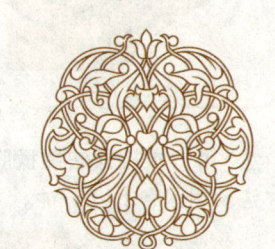